Spezifische Immuntherapie – Hyposensibilisierung

Spezifische Immuntherapie – Hyposensibilisierung

Interdisziplinäre Aspekte in der Behandlung allergischer Erkrankungen der oberen Atemwege

Herausgegeben von L. Klimek,
A. B. Reske-Kunz und J. Saloga

Bearbeitet von
Th. Fuchs
C. Gutgesell
F. Horak
J. Kleine-Tebbe
L. Klimek
G. Kunkel
J. N. Larsen
H. Løwenstein
H.-J. Malling
R. J. J. van Neerven
B. Niggemann
B. Przybilla
A. B. Reske-Kunz
H. Renz
F. Ruëff
J. Saloga
U. Wahn

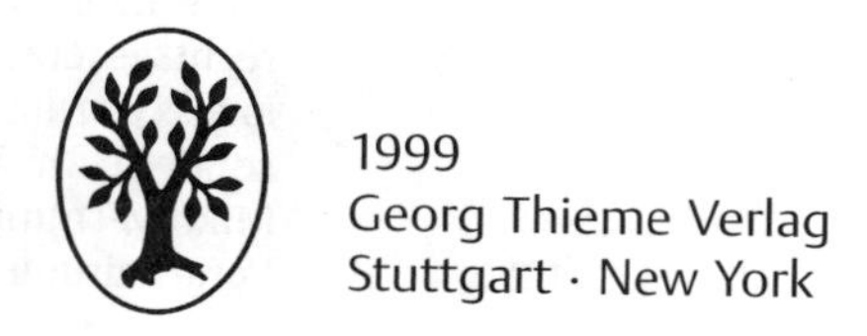

1999
Georg Thieme Verlag
Stuttgart · New York

Die Deutsche Bibliothek – CIP-Einheitsaufnahme

Spezifische Immuntherapie-Hyposensibilisierung : interdisziplinäre Aspekte in der Behandlung allergischer Erkrankungen der oberen Atemwege / hrsg. von L. Klimek ... Bearb. von Th. Fuchs ... [Zeichn.: Barbara Gay]. – Stuttgart ; New York : Thieme, 1999.

Umschlaggrafik:
Martina Berge, Erbach/Ernsbach

Zeichnungen:
Barbara Gay, Stuttgart

Wichtiger Hinweis: Wie jede Wissenschaft ist die Medizin ständigen Entwicklungen unterworfen. Forschung und klinische Erfahrung erweitern unsere Erkenntnisse, insbesondere was Behandlung und medikamentöse Therapie anbelangt. Soweit in diesem Werk eine Dosierung oder eine Applikation erwähnt wird, darf der Leser zwar darauf vertrauen, daß Autoren, Herausgeber und Verlag große Sorgfalt darauf verwandt haben, daß diese Angabe **dem Wissensstand bei Fertigstellung des Werkes** entspricht.
Für Angaben über Dosierungsanweisungen und Applikationsformen kann vom Verlag jedoch keine Gewähr übernommen werden. **Jeder Benutzer ist angehalten**, durch sorgfältige Prüfung der Beipackzettel der verwendeten Präparate und gegebenenfalls nach Konsultation eines Spezialisten festzustellen, ob die dort gegebene Empfehlung für Dosierungen oder die Beachtung von Kontraindikationen gegenüber der Angabe in diesem Buch abweicht. Eine solche Prüfung ist besonders wichtig bei selten verwendeten Präparaten oder solchen, die neu auf den Markt gebracht worden sind. **Jede Dosierung oder Applikation erfolgt auf eigene Gefahr des Benutzers.** Autoren und Verlag appellieren an jeden Benutzer, ihm etwa auffallende Ungenauigkeiten dem Verlag mitzuteilen.

Rüdigerstraße 14, D-70469 Stuttgart
Unsere Homepage: http://www.thieme.de

Printed in Germany

Satz: Mitterweger Werksatz GmbH,
D-68723 Plankstadt
(Apple Macintosh/Agfa Avantra)
Druck: Gulde-Druck GmbH,
D-72070 Tübingen

ISBN 3-13-112081-9 1 2 3 4 5 6

Vorwort

Die Verabreichung von Allergenen zu therapeutischen Zwecken wurde erstmals um die Jahrhundertwende von Curtis und später von Noon und Freeman in die Allergologie eingeführt. Gedanklich orientierten sich diese dabei an den Erkenntnissen aus Impfexperimenten von Pasteur und Jenner.

Interessanterweise hat sich in jüngster Zeit, nach fast einem Jahrhundert der Anwendung, ein Wandel in unserem Verständnis der Wirkweise dieses Therapieverfahrens vollzogen. Diese Entwicklung spiegelt sich auch in der Bezeichnung wider. Die Begriffe „De- und Hyposensibilisierung" wurden international durch „Immuntherapie" ersetzt. In einer Stellungnahme der Weltgesundheitsorganisation (WHO) wird nun bereits (wieder) von einer „Allergie-Impfung" gesprochen.

Impfstoffe werden als Immunmodulatoren eingesetzt. Dies gilt analog auch für die Verwendung von Allergenextrakten in der Immuntherapie. Die neueren Erkenntnisse über die Mechanismen der Immunantwort, beispielsweise die Bedeutung der TH1- und TH2-Zellen, die Zytokinregulation der Immunreaktionen und die spezifische Hemmung pathogener Immunantworten durch Toleranzinduktion, haben wesentlich zu unserem heutigen Verständnis allergischer Krankheiten und deren Modulation im Verlauf einer Immuntherapie beigetragen. Auf der Grundlage jüngerer wissenschaftlicher Erkenntnisse wurde auch die Indikation für die Immuntherapie neu definiert: Wir wissen heute, daß ein möglichst frıhzeitiger Therapiebeginn einer Ausweitung des Allergenspektrums und betroffener Organsysteme (Etagenwechsel) vorbeugen kann. Auch hier ist, einer Impfung vergleichbar, der prophylaktische Effekt unverkennbar.

Das vorliegende Buch soll die wesentlichen Aspekte der modernen Immuntherapie aufzeigen. Hierbei wurde besonderer Wert darauf gelegt, neue immunologische Erkenntnisse zur Wirkweise mit praxisnahen Hinweisen zu verbinden. International anerkannte Experten aus verschiedenen Fachbereichen haben daran mitgewirkt, die wesentlichen Aspekte der modernen Allergen-Immuntherapie zusammenzufassen und einen Ausblick auf zukünftige wissenschaftliche Entwicklungen zu geben. Hierfür gilt Ihnen unser besonderer Dank.

Wir danken ebenfalls den Mitarbeitern des Georg Thieme Verlags für die angenehme Zusammenarbeit und die rasche und gründliche Verwirklichung des Projekts.

Mainz, im Oktober 1998

L. Klimek
A. B. Reske-Kunz
J. Saloga

Anschriften

Fuchs, Th., Prof. Dr. med.
Hautklinik der Georg-August-Universität Göttingen
Von-Siebold-Str. 3, 37075 Göttingen

Gutgesell, C., Dr. med.
Hautklinik der Georg-August-Universität Göttingen
Von-Siebold-Str. 3, 37075 Göttingen

Horak, F., Prof. Dr. med.
HNO-Universitätsklinik
Währinger Gürtel 18–20, A-1090 Wien

Kleine-Tebbe, J., Dr. med.
Klinik und Poliklinik für Hautkrankheiten
Universitätsklinikum
Liebigstr. 21, 04103 Leipzig

Klimek, L., Dr. med.
Hals-Nasen-Ohren-Klinik
Johannes-Gutenberg-Universität
Langenbeckstr. 1, 55131 Mainz

Kunkel, G., Prof. Dr. med.
Klinikum Rudolf Virchow
Institut für Klinische Immunologie und Asthma-Poliklinik
Augustenburger Platz 1, 13353 Berlin

Larsen, J. N., M. D.
ALK A/S
Bøge Allé 10–12, P. O. Box 408
DK-2970 Hørsholm

Løwenstein, H., M. D.
ALK A/S
Bøge Allé 10–12, P. O. Box 408
DK-2970 Hørsholm

Malling, H.-J., M. D.
National University Hospital
Medical Department TTA 7551
Tagensvej 20, DK-2200 Copenhagen N

Neerven, van R. J. J., M. D.
ALK A/S
Bøge Allé 10–12, P. O. Box 408
DK-2970 Hørsholm

Niggemann, B., Priv.-Doz. Dr. med.
Kinderklinik des Klinikums Rudolf Virchow der Humboldt-Universität
Augustenburger Platz 1, 13353 Berlin

Przybilla, B., Prof. Dr. med.
Dermatologische Klinik und Poliklinik
Frauenlobstr. 9–11, 80337 München

Renz, H., Priv.-Doz. Dr. med.
Klinikum Rudolf Virchow
Institut für Klinische Chemie und Biochemie
Augustenburger Platz 1, 13353 Berlin

Reske-Kunz, Angelika, B., Prof. Dr. med.
Hautklinik
Johannes-Gutenberg-Universität
Langenbeckstr. 1, 55131 Mainz

Ruëff, F., Dr. med.
Dermatologische Klinik und Poliklinik
Frauenlobstr. 9–11, 80337 München

Saloga, J., Priv.-Doz. Dr. med.
Hautklinik
Johannes-Gutenberg-Universität
Langenbeckstr. 1, 55131 Mainz

Wahn, U., Prof. Dr. med.
Kinderklinik des Klinikums Rudolf Virchow der Humboldt-Universität
Augustenburger Platz 1, 13353 Berlin

Inhaltsverzeichnis

1 Anatomie, Physiologie und Immunologie der Atemwegschleimhäute

L. Klimek

Anatomische Grundlagen

Das Verständnis allergischer Atemwegserkrankungen basiert auf dem Wissen über Gemeinsamkeiten und Unterschiede von Anatomie, Physiologie und Immunologie der Schleimhäute des oberen und unteren Respirationstraktes.
Augrund des inhaltlichen Schwerpunkts dieses Buches sei nachfolgend die Nasenschleimhaut detailliert erläutert.

Die Nasenhaupthöhle wird von 3 verschiedenen Epithelien ausgekleidet:

Nicht verhornendes Plattenepithel bedeckt das Vestibulum nasi und reicht interindividuell unterschiedlich weit nach dorsal in die Nasenhaupthöhle hinein. Der Kopf der unteren Nasenmuschel ist oftmals ebenfalls hiervon bedeckt, manchmal der gesamte Bereich vor der Ebene der mittleren Muschel.

Olfaktorisches Epithel wird gefunden im Bereich der Riechrinne, an der oberen Nasenmuschel und im oberen Nasengang. Auch am medialen Aspekt der mittleren Nasenmuschel werden regelmäßig olfaktorische Rezeptorzellen nachgewiesen.

Respiratorisches Epithel kleidet die übrige Nasenhaupthöhle und die Nasennebenhöhlen aus.

Auf Plattenepithel und olfaktorisches Epithel soll im Rahmen dieser Übersicht nicht näher eingegangen werden, da diese in den sonstigen Atemwegen normalerweise nicht vorhanden sind und die physiologischen und immunologischen Besonderheiten der Atemwegsschleimhäute in Hinblick auf entzündliche, insbesondere allergische, Erkrankungen im wesentlichen von den Merkmalen des **respiratorischen Epithels** bestimmt werden.

Dieses ist gekennzeichnet durch ein mehrreihiges Flimmerepithel (zilientragende Epithelzellen), das einer deutlich abgrenzbaren Basalmembran aufsitzt. Die Flimmerepithelzellen differenzieren sich aus den Basalzellen (Ersatzzellen). Desweiteren sind Bürstensaumzellen und Becherzellen je nach Funktionszustand der Schleimhaut in unterschiedlicher Dichte in das Epithel eingestreut. Zwischen den Epithelzellen münden seromuköse Drüsen aus der Lamina propria. Im Epithel selbst, vor allen Dingen aber im subepithelialen Raum, sind zahlreiche immunkompetente Zellen vorhanden.

Die **zilientragenden Epithelzellen** (Flimmerepithel) sind die häufigsten Zellen des respiratorischen Epithels der Nasenschleimhaut. Sie sind von zylindrischer Form und besitzen jeweils ca. 50 bis 200 Zellausstülpungen (Kinozilien = Zilien). Diese verfügen über einen eigenen Bewegungsapparat (Axonema), der aus neun Mikrotubuluspaaren besteht, die kreisförmig um zwei Zentraltubuli angeordnet sind. Durch Verschiebungen benachbarter Tubuli gegeneinander unter ATP-Verbrauch entsteht eine gerichtete Ziliarbewegung mit einer Frequenz von 8–12 Hz (Abb. **1.1**). Die Zilien sind 5–10 µm lang und im Basalkörperchen (Kinetosom) dicht unter der Zelloberfläche verankert. Es sind reversible Zellorganellen, d. h. sie gehen bei bestimmten Störungen der Zellfunktion verloren.

Becherzellen sind modifizierte Zylinderzellen, die einen hochviskösen Mukus weitgehend unabhängig von nervaler Beeinflussung als Antwort auf unspezifische lokale Reizung sezernieren.

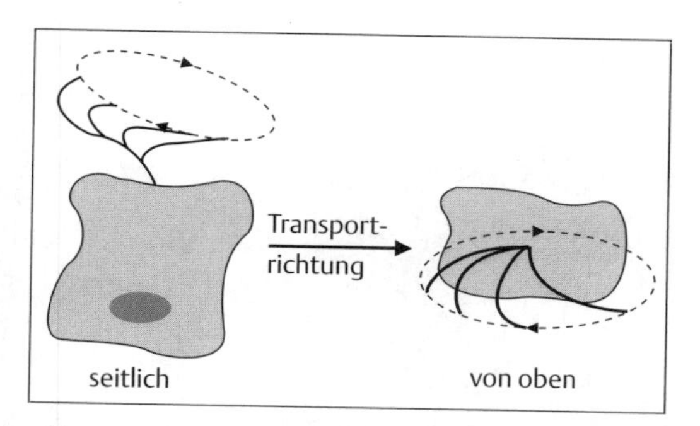

Abb. 1.**1** Zilientragende Epithelzellen: Einem schnellen Transportschlag folgt ein langsamer Erholungsschlag in Gegenrichtung

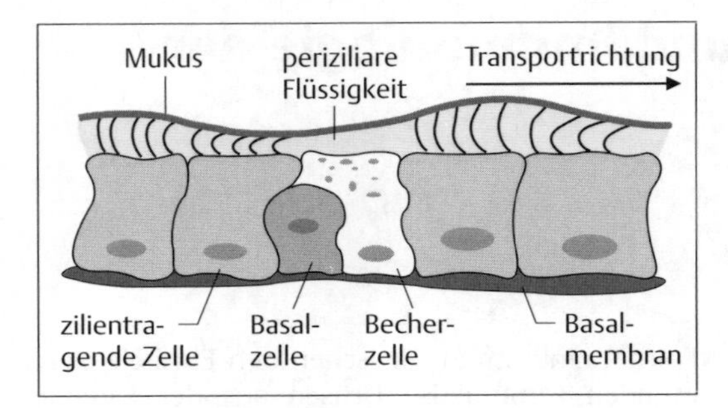

Abb. 1.**2** Mukoziliarer Transport

Ihre Anzahl und Funktion nimmt zu bei akut entzündlichen Nasenschleimhauterkrankungen (z.B. saisonale Rhinitis allergica).

Bürstensaumzellen tragen an ihrer Oberfläche zahlreiche Mikrovilli, über die sie Wasser und Ionen aus dem Nasensekret aufnehmen oder auch sezernieren können. Dies geschieht durch selektiven Transport von Natriumionen (15). Hierüber wird u.a. die Viskosität des Sekretes bestimmt.

Die submukösen **Drüsen** sind gemischt seromukös. Die Zusammensetzung und Menge des von ihnen freigesetzten Sekrets variiert in Abhängigkeit von nervalen Einflüssen. Zusammensetzung und zweischichtiger Aufbau der Mukusschicht (dünnflüssige periziliäre Schicht = Gleitschicht; muköse Schicht auf den Zilienspitzen = Transportschicht) sind entscheidend für das Funktionieren des mukoziliaren Transports (Abb. 1.**2**).

Die **Vibrissae** im Vestibulum nasi werden häufig in ihrer Filterfunktion überschätzt. Diese festen Haare im Naseneingang filtern jedoch nur vergleichsweise sehr große Partikel aus der Atemluft. Sie sind allerdings mechanosensitiv und können über einen Reflexbogen den Niesreflex auslösen (11). Somit kommt ihnen wohl eher eine Warnfunktion zu.

Physiologie

Die Nase dient der Klimatisierung (Befeuchtung, Erwärmung) und Reinigung der Atemluft und als chemosensorisches Organ dem Riechvermögen. Hierzu wird die Nase eines erwachsenen Menschen durchschnittlich von ca. 12000 l Atemluft täglich durchströmt (11). Sie wird somit einer großen Menge von potentiell schädlichen Gasen, Aerosolen und Partikeln ausgesetzt und stellt hierdurch eine wichtige Grenzfläche des Organismus zur Umwelt dar. Die Nasenschleimhaut muß daher über ein effektives Selbstreinigungs- und Abwehrsystem verfügen. Dies umso mehr, als sie durch ihre Filterfunktion für die Atemluft auf eine **Adhäsion** verschiedener Materialien ausgerichtet ist. So konnte in Expositionskammerversuchen mit inerten Stäuben gezeigt werden, daß bei Nasenatmung Partikel mit mehr als 15 μm Durchmesser zu ca. 90–95% in der Nase deponiert werden. Auch Partikel mit einer Größe von 5 μm Durchmesser werden von der Nase an-

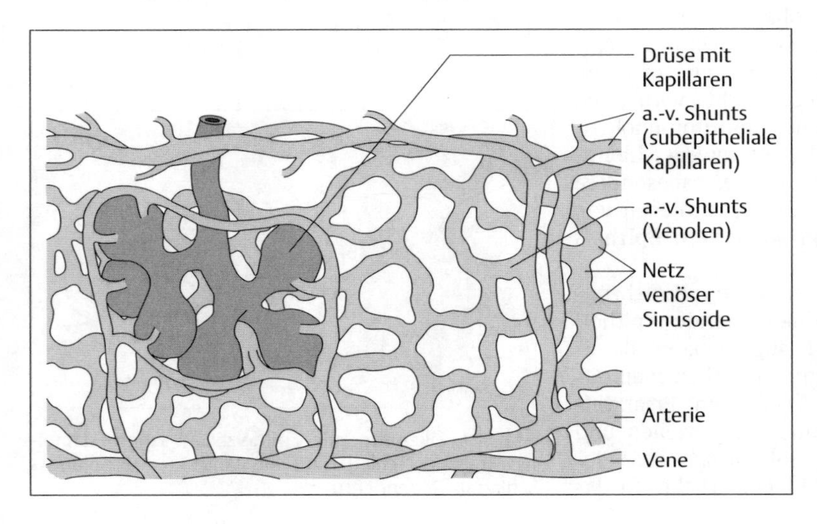

Abb. 1.**3** Das Gefäßsystem der Nasenschleimhaut ist von besonderer Bedeutung für die physiologische Funktion der Nase; v. a. durch das Netz venöser Sinusoide (nasale Kapazitätsgefäße) wird der nasale Volumenfluß, aber auch die Klimatisierung der Atemluft reguliert

nähernd vollständig ausgefiltert, während Partikel mit 1 µm Durchmesser nur zu 5% in der Nase abgelagert werden (11). Vergleichend weisen Pollen eine Größe von durchschnittlich 15–200 µm auf (s. Kapitel „Allergenkunde"). Ebenso werden wasserlösliche Gase (Formaldehyd, Ozon, SO_2) zu 99% in der Nase ausgefiltert (1).

Ein wichtiger Regulationsmechanismus für die Menge der die Nase durchströmenden Atemluft sind die **nasalen Kapazitätsgefäße** („Schwellkörper"). Sie befinden sich im Bereich der Nasenmuscheln, des Septums und der Nasennebenhöhlenostien und regulieren je nach Füllungszustand die Weite des Nasenlumens und hierdurch die Atemwegsresistance. Die Durchblutung (Menge des durchströmenden Blutes) ist hierfür weniger von Bedeutung als der Blutgehalt (Menge des ruhenden Blutes). Die Kapazitätsgefäße entsprechen venösen Sinusoiden, die von einer unregelmäßig angeordneten Schicht glatter Muskelzellen mit überwiegend α-adrenerger Steuerung umgeben sind. Sie sind a.-v. Shuntgefäßen parallel geschaltet und können je nach Bedarf gefüllt oder entleert werden (Abb. 1.**3**). Hyperkapnie, Hypoxie und sportliche Aktivität führen zu einer verringerten nasalen Resistance durch Entleerung dieser Sinusoide, die durch Sympathikusblockade (Stellatumblockade) aufgehoben werden kann (23). Neben Noradrenalin ist an der sympathischen Nervenübertragung das Neuropeptid Y beteiligt. Der Einfluß parasympathomimetischer Substanzen auf den Schwellungszustand der Nasenschleimhaut ist gering (12).

Für die Nasenschleimhautschwellung im Rahmen der allergischen Sofortreaktion ist jedoch die Erhöhung der Gefäßpermeabilität („vascular leakage", Abb. 1.**4**) mit nachfolgendem Schleimhautödem wesentlich bedeutender als die Füllung der Kapazitätsgefäße (24).

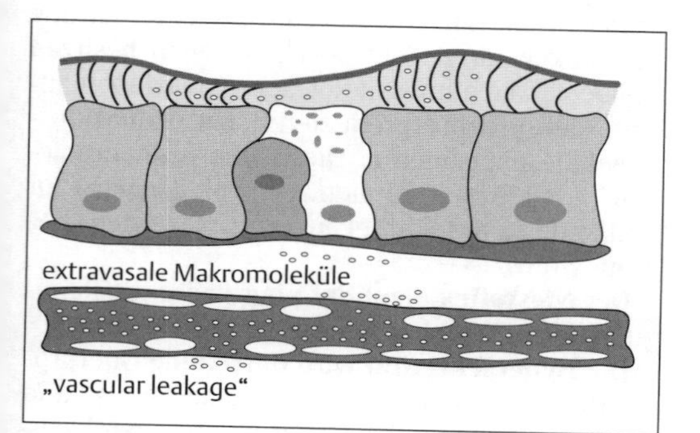

Abb. 1.**4** „Vaskular leakage"

Der biologische Rhythmus des alternierenden An- und Abschwellens der Schwellkörper beider Nasenseiten wird als **Nasenzyklus** bezeichnet. Hierbei handelt es sich um einen physiologischen Vorgang, der zu einer reziproken Änderung der Resistance beider Seiten führt, jedoch die Gesamtresistance nahezu unbeeinflußt läßt (Abb. 1.**5**). Dies ist wohl auch der Grund dafür, daß er von nasengesunden Personen nicht bemerkt wird (10, 25). Auch wenn dieser Rhythmus mehr episodischer als periodischer Natur ist (11), ist der Terminus „Nasenzyklus" weit verbreitet und anerkannt.

Der Nasenzyklus ist von klinischer Bedeutung u.a. im Rahmen der allergologischen Diagnostik bei der Bewertung des Ergebnisses nasaler Allergenprovokationen.

Die **sensible Innervation** der Nasenschleimhaut wird über den ersten und zweiten Trigeminusast gewährleistet (N. ethmoidalis anterior; Nn. pterygopalatini, die sich hinter dem Ganglion pterygopalatinum aufteilen in die Nn. nasales posteriores laterales et septi und den N. nasopalatinus). Diese trigeminalen Nerven besitzen myelinisierte Gruppe-C-Fasern. Sie sind zum Beispiel am **Niesreflex** beteiligt. Ihr Neurotransmitter die ist Substanz P. Über lokale Reflexkreisläufe dieser Nervenfasern können benachbarte Nervenäste antidrom erregt werden und Substanz P freisetzen (**neurogene Entzündung**) (17). Dies führt zur Gefäßweitstellung, Hypersekretion und erhöhter Gefäßpermeabilität.

Durch die enorme Belastung der Nasenschleimhaut mit potentiell toxischen Substanzen und pathogenen Mikroorganismen sind für die Gesunderhaltung der Nasenschleimhaut spezifische und unspezifische Abwehrmechanismen von besonderer Bedeutung (3, 5, 16, 19). Diese bewirken eine Selbstreinigung und sollen verbliebene Substanzen und Mikroorganismen unschädlich machen.

Immunologie

Wesentliche Aspekte der **unspezifischen Abwehr** der Nasenschleimhaut sind (nach Mygind [19]):

- **physikalische Mechanismen** wie Epithelschranke, Niesen, Hypersekretion und die zi-

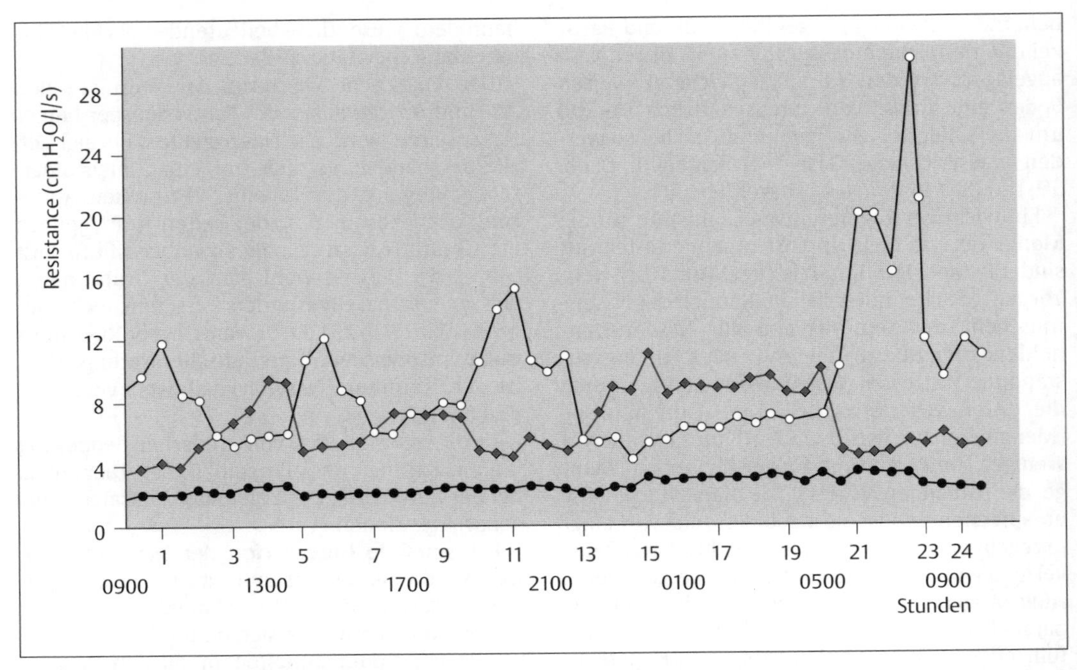

Abb. 1.**5** Periodische Änderungen der Resistance der rechten (–○–) und linken (–◆–) Nasenseite (Nasenzyklus) lassen die Gesamtresistance (–●–) unbeeinflußt (nach Cole)

liare Aktivität respiratorischer Epithelien als treibende Kraft des mukoziliaren Transportes,

- **humorale Mechanismen** durch den Lysozym- und Lactoferringehalt des Nasensekretes, verschiedene Proteasen und Hydrolasen, das Kinin- und das Komplementsystem, verschiedene Zytokine und Interferone, Akute-Phase-Proteine, Antiproteasen und Antioxidanzien,
- **unspezifische zelluläre Mechanismen**, getragen von neutrophilen, basophilen und eosinophilen Granulozyten, Monozyten, Makrophagen und natürlichen Killerzellen (vgl. Kapitel 2). **Vaskuläre Endothelzellen** spielen eine große Rolle im Rahmen der Steuerung der Einwanderung immunkompententer Zellen aus dem Blut ins Gewebe. Sie können hierbei sowohl fördernd (s. Adhäsionsmoleküle, Homing-Rezeptoren) als auch hemmend wirken. Hierzu bedienen sich Endothelzellen auch der Synthese verschiedener Zytokine (z.B. IL-1, IL-6, TNF-α, CSF) und Chemokine (IL-8, MCP).

Die **spezifische Immunität** setzt die vorherige Auseinandersetzung des Individuums mit dem Auslöser der Immunantwort voraus und wird hauptsächlich durch Lymphozyten und Antikörper vermittelt (vgl. Kapitel 2).

Unspezifische Abwehrmechanismen

Im Rahmen der unspezifischen Abwehr haben die **Epithelzellen** eine wichtige Bedeutung als physikalische Barriere und zur Aufrechterhaltung des mukoziliaren Transports. Daneben besitzen sie jedoch auch immunologische Funktionen, indem sie Zytokine produzieren und Adhäsionsmoleküle exprimieren. Diese Oberflächenmoleküle (z.B. ICAM-1) können auch von Erregern zur Adhärenz an das Epithel ausgenutzt werden (z.B. Rhinoviren).

Der **Niesreflex** dient der physikalischen Reinigung der Schleimhaut.

Die **Hypersekretion** wird durch eine Überproduktion der submukösen Glandulae nasales und der Becherzellen in Kombination mit einer Exsudation von Blutserum durch Schädigung der Endothelbarriere bedingt. Sie bewirkt ebenfalls eine mechanische Reinigung der Schleimhäute, kann jedoch durch ungünstige Zusammensetzung und Viskosität des Sekrets den mukoziliaren Transport beeinträchtigen.

Durch den **mukoziliaren Transport** wird das Sekret aus den Nebenhöhlen und der Nasenhaupthöhle physiologischerweise in den Nasenrachen transportiert, von wo es verschluckt wird. Die das Atemwegsepithel bedeckende 8–12 µm dicke Sekretschicht besteht aus einer oberflächlichen hochviskösen Mukusschicht (Gel-Phase) und einer darunterliegenden niedrigviskösen periziliaren Füssigkeit (Sol-Phase) (s. Abb. **1.2**). Die Gelphase stammt überwiegend von seromukösen Drüsen und Becherzellen, während die Sol-Phase durch transepithelialen Wasser- und Ionentransport gebildet wird (4). Das respiratorische Sekret setzt sich aus Wasser (95 %), Elektrolyten (1 %), Proteinen (1 %), Lipiden (u.a. Surfactant, ca. 0,8 %) und Carboanhydraten (ca. 1 %) zusammen (18). Ein optimaler mukoziliarer Transport erfolgt bei neutralem pH-Wert, der durch die Pufferkapazität des Sekrets begünstigt wird. Im Normalfall ist die Mukusschicht der periziliaren Flüssigkeit so aufgelagert, daß die Zilienspitzen beim Wirkungsschlag mit der Unterseite der oberflächlichen Schicht Kontakt bekommen und etwas in die Mukusschicht eindringen. Da die Zilien benachbarter Zellen zeitversetzt (metachron) schlagen, entsteht ein gerichteter Transport (18) (s. Abb. **1.2**).

Zu den **unspezifischen humoralen Abwehrmechanismen** gehört das **Lysozym**, das in serösen Drüsenzellen und polymorphkernigen Granulozyten gebildet wird und die Peptidoglykan-Schutzschicht grampositiver Bakterien spaltet (14). **Lactoferrin** bindet Eisen, das von den meisten Bakterien für das Wachstum benötigt wird (2).

Proteasen und Hydrolasen werden u.a. aus aktivierten neutrophilen Granulozyten freigesetzt und spalten Zellmembranbestandteile von Bakterien und Viren (8).

Die 20 Proteine des **Komplementsystems** kommen in Blut und Geweben vor und zerstören Fremdstrukturen oder erleichtern deren Phagozytose. So wird der Komplement-Faktor C3b an Oberflächenstrukturen von Bakterien und Viren gebunden, die dann durch Neutrophile und Makrophagen erkannt werden, da diese Rezeptoren für C3b besitzen.

Das **Bradykinin-Kallikrein-System** spielt bei der Abwehr viraler Infekte der Nase eine bedeutende Rolle und ist wesentlich für die Symptome des banalen Schnupfens verantwortlich (20, 26). Kinine sind proinflammatorische Substanzen, die durch Induktion einer Entzündungsreaktion weitere Abwehrsysteme aktivieren. Durch nasale Provokation mit Bradykinin lassen sich alle Symptome der akuten viralen Rhinitis hervorrufen (21).

Interferone haben in der Nasenschleimhaut wesentliche Bedeutung bei der Abwehr von Viren und werden in virusinfizierten Zellen vermehrt gebildet. In der virusinfizierten Zelle hemmen sie die Virusreplikation, im Interstitium wirken sie der Virusinvasion weiterer Zellen entgegen (9).

Wichtigster Mechanismus der unspezifischen zellulären Abwehr ist die Phagozytose. Zu ihr sind verschiedene Zellen in der Nasenschleimhaut (neutrophile Granulozyten, Monozyten/Makrophagen) befähigt (13). **Natürliche Killerzellen** zerstören virusinfizierte Zellen und spielen somit eine wichtige Rolle bei der Abwehr viraler Infektionen der Nasenschleimhaut.

Spezifische Abwehrmechanismen

Das spezifische Immunsystem der Nasenschleimhaut ist Teil eines alle Schleimhäute umfassenden lymphatischen Systems (mukosaassoziiertes lymphatisches Gewebe: MALT) (5). Es besteht aus humoralen und zellulären Elementen. In der Nasenschleimhaut sind als immunkompetente Zellen T- und B-Lymphozyten, dendritische Zellen, Makrophagen, Mastzellen, neutrophile und eosinophile Granulozyten neben den anderen Zellpopulationen enthalten (3). Bezüglich Funktion und Zusammenspiel dieser Zellen im Rahmen immunologischer Vorgänge sei auf Kapitel 2 verwiesen.

Dort sind auch die für die Funktion des „immunologischen Systems Nasenschleimhaut" wesentlichen Botenstoffe (Zytokine, Chemokine usw.) erläutert.

Hier sei nur darauf hingewiesen, daß die in jüngster Zeit erzielten Erkenntnisse auf dem Gebiet der Zellmigration wesentliche Fortschritte für das Verständnis der Schleimhautimmunologie ermöglicht haben.

Eine besondere Rolle bei der lokalen Abwehr von Bakterien und Viren an den Atemwegschleimhäuten spielt das **Immunglobulin A**, welches von Plasmazellen nahe der basolateralen Membran der Drüsenzellen in das Gewebe freigesetzt wird (2, 7). Von dort wird es mit dem Sekret ins Lumen transportiert. IgA ist ein neutralisierender Antikörper, d.h. IgA bindet an das entsprechende Antigen und hindert es, weitere Immunvorgänge zu induzieren. Hierdurch wird u.a. erklärt, daß auch pathogene Keime zur dauerhaften Flora der Nasenschleimhaut zählen können, ohne lokale Infektionen auszulösen. So finden sich bei bis zu 70% des Krankenhauspersonals Staph. aureus im Nasenabstrich. Darüber hinaus können Bacteroides-Arten, Neisseria meningitidis und Hämophilus-Arten bei Nasengesunden nachgewiesen werden (6).

Gemeinsamkeiten und Unterschiede der oberen und unteren Atemwege

Die Gesamtfläche beider Nasenhöhlen beträgt ca. 150 cm^2, während diejenige der unteren Atemwege ca. 100 m^2 beträgt (20). Während die Nase hauptsächlich als Filter und „Air-Conditioner" wirkt, werden Bronchien und Bronchiolen hauptsächlich für den Lufttransport, die Alveolen für den Gasaustausch benötigt. Dennoch unterscheidet sich die oben beschriebene zilientragende respiratorische Schleimhaut nur unwesentlich in Nase und Bronchien, v.a. auch hinsichtlich immunologischer Zellen und Mechanismen. Wesentlicher Unterschied im anatomischen Aufbau ist das **Vorhandensein glatter Muskulatur im Bronchialsystem**, wesentlich für Klinik und Therapie des Asthma bronchiale, während die Durchgängigkeit der Nase über venöse Sinusoide („Schwellkörper") reguliert wird (20).

Literatur

1 Andersen, I., G.R. Lundqvist, P.L. Jensen, D.F. Proctor: Human response to controlled levels of sulfur dioxide. Arch. environ. Hlth. 28 (1974) 31–35

2 Arnold, R.R., M.F. Cole, S. Prince, J.R. McGhee: Secretory IgM antibodies to streptococcus mutans in subjects with selective IgA deficiency. Clin. Immunol. Immunopathol. 8 (1997) 475–486

3 Bachert, C.: Die Schleimhaut der oberen Atemwege – zur Pathophysiologie der Entzündung. Europ. Arch. Oto-Rhino-Laryngol. (Suppl I) (1995)155–220

4 Basbaum, C.B: Regulation of airway secretory cells. Clin. Chest Med. 7 (1986) 231–237

5 Bienenstock. J.: Bronchus-associated lymphoid tissue. In Bienenstock, J.: Immunology of the Lung and Upper Respiratory Tract. McGraw-Hill, New York 1984

6 Brandis, H., G. Pulverer: Lehrbuch der medizinischen Mikrobiologie. Fischer, Stuttgart 1988

7 Brandtzaeg, P.: Immune function of human nasal mucosa and tonsils in health and disease. In Bienenstock, J.: Immunology of the Lung and Upper Respiratory Tract. McGraw-Hill, New York 1984

8 Bremm, K.D., W. König: Die Rolle des neutrophilen Granulozyten bei der mikrobiellen Infektabwehr. Dtsch. med. W.schr. 113 (1988) 392–402

9 Cate, T.R., R.G. Douglas, R.B. Couch: Interferon and resistance to upper respiratory virus illness. Proc. Soc. exp. Biol. Med. 131 (1993) 631–636

10 Cole, P., J.S.J. Haight: Posture and the nasal cycle. Ann. Otol. Rhinol. Laryngol. 95 (1986) 233

11 Cole, P.: The Respiratory Role of the Upper Airways. A Selective Clinical and Pathophysiological Review. Mosby Year Book, St. Louis 1992

12 Eccles, R., M. Bende, J.G. Widdicombe: Nasal blood vessels. In Mygind, N., U. Pipkorn: Allergic and Vasomotor Rhinitis. Munksgaard, Copenhagen 1987

13 Forsgren, A.: Phagocytosis in mucosal defense. Rhinology 21 (1983) 213–215

14 Glück, U.: Zur antimikrobiellen Wirkung von Lysozym auf der Nasenschleimhaut. HNO 37 (1989) 207–210

15 Knowles, M.R., C.E. Clark, N.D. Fischer, P.D. Kenan, H.C. Pillsbury, R.C. Boucher, S. Brofeldt: Nasal secretions: role of epithelial ion transport. In Mygind, N., U. Pipkorn: Allergic and Vasomotor Rhinitis. Munksgaard, Copenhagen 1987

16 Korsrud, F.R., P. Brandtzaeg: Immunology of human nasal mucosa. Rhinology 21 (1983) 203–212

17 Lundblad, L., J.M. Lundberg, E. Brodin, A. Änggard: Origin and distribution of capsaicin-sensitive substance P-immunoreactive nerves in the nasal mucosa. Acta otolaryngol. 96 (1983) 485–493

18 Mewes, T., H. Riechelmann: Das mukoziliare Transportsystem. In Klimek, L.: Einführung in die HNO-ärztliche Allergologie. Begleitskript zum Grundkurs, 7–11, 1995.

19 Mygind, N., B. Winther: Immunological barriers in the nose and paranasal sinuses. Acta otolaryngol. (Stockh) 103 (1987) 363–368

20 Mygind, N., U. Pipkorn, R. Dahl: Rhinitis and Asthma. Similarities and Differences. Munksgaard, Copenhagen 1994

21 Naclerio, R.M., D. Proud, L.M. Lichtenstein, A. Kagey-Sobotka, J.O. Hendley, J. Sorrentino, J.M. Gwaltney: Kininis are generated during experimental rhinovirus colds. J. infect. Dis. 157 (1988) 133–142

22 Proud, D., C.J. Reynolds, S. Lacopra, A. Kagey-Sobotka, C.M. Lichtenstein, R.M. Naclerio: The response to nasal provocation with bradykinin. J. Allergy clin. Immunol. 79 (1987) 254

23 Richerson, H.B., P.M. Seebohm: Nasal airway response to exercise. J. Allergy 41 (1968) 269–284

24 Riechelmann, H., J. Dany, M. Wolfensberger, W. Mann: Mikrozirkulation der Nasenschleimhaut bei der allergischen Sofortreaktion. Allergologie 16 (1993) 20–24
25 Stocksted, P.: The physiologic cycle of the nose under normal and pathologic conditions. Acta otolaryngol. (Stockh) 42 (1952) 175–179
26 Trifilieff, A., A. DaSilva, J.P. Giles: Kinins and respiratory tract diseases. Europ. resp. J. 6 (1993) 576–578

2 Das menschliche Immunsystem

J. Saloga und A.B. Reske-Kunz

In der folgenden kurzen Darstellung des menschlichen Immunsystems sollen die Faktoren betont werden, die für das Verständnis allergischer Reaktionen und insbesondere für die spezifische Immuntherapie von Bedeutung sind.

Angeborene und adaptive Immunität

Die **angeborene Immunität** umfaßt ein Spektrum von Abwehrfunktionen. Sie setzt sich zusammen aus den verschiedenen Barrierefunktionen der Gewebe, insbesondere der Epithelien, aus der Zilienaktivität, der Präsenz bakterizider Substanzen, dem Komplementsystem und vor allem den Phagozyten (Granulozyten und Monozyten/Makrophagen). Eine antigenspezifische Erkennung erfolgt hierbei nicht.

Für die Allergologie ist die **adaptive Immunität** von besonderer Bedeutung. Sie setzt die spezifische Erkennung von Antigenen durch spezifische, variable Rezeptoren voraus. Dies sind einerseits die Antigenrezeptoren der T-Lymphozyten (T-Zell-Rezeptor) und die von B-Lymphozyten/Plasmazellen exprimierten Immunglobuline (B-Zell-Rezeptor). Ein wichtiges Kennzeichen der adaptiven Immunität ist das **Memoryphänomen**, welches gewährleistet, daß bei erneutem Kontakt mit dem gleichen Antigen die Immunantwort rascher und verstärkt abläuft. Dies betrifft sowohl die Antikörperantwort als auch die zelluläre Immunantwort durch T-Zellen. Ein weiteres wichtiges Phänomen bei der spezifischen Immunität ist die **Unterscheidung von „Selbst" und „Nicht-Selbst"** zur Vermeidung von Autoimmunreaktionen. Zu diesem Zwecke werden T-Zellen während ihrer Reifung im Thymus einem Auswahlprozeß unterworfen, wobei T-Zellen, die körpereigene Haupthistokompatibilitäts (MHC)-Moleküle erkennen, zunächst positiv selektioniert werden und anschließend diejenigen T-Zellen eliminiert werden, welche Selbstpeptide in der Antigenbindungsgrube von körpereigenen MHC-Molekülen erkennen (autoreaktive T-Zellen).

Immunorgane und Immunzellen

Primäre (zentrale) lymphatische Organe sind das **Knochenmark** und der **Thymus**. Alle hämatopoetischen Zellen entwickeln sich aus Stammzellen des Knochenmarks. Die Differenzierung von Vorläuferzellen zu ausgereiften B-Lymphozyten findet im Knochenmark statt, dagegen reifen die T-Lymphozyten im Thymus heran. Die ausgereiften Lymphozyten, welche als charakteristisches Merkmal Antigenrezeptoren auf ihrer Oberfläche exprimieren, verlassen die primären lymphatischen Organe und wandern in die sekundären (peripheren) lymphatischen Organe wie **Milz** und **Lymphknoten** ein. Hier kommen die Lymphozyten erstmals in Kontakt mit Antigenen. Daneben sind Immunzellen auch in nichtlym-

Tabelle 2.**1** Die Zellen des Immunsystems

Zellart	Funktion
Granulozyten (neutrophile, eosinophile, basophile)	Freisetzung von Entzündungsmediatoren und toxischen Substanzen, Phagazytose
Monozyten/ Makrophagen	Phagozytose, Antigenpräsentation, Freisetzung von Entzündungsmediatoren
Dentritische Zellen	Antigenpräsentation
Lymphozyten – T-Zellen	Regulation, Hilfe für B-Zellen zur Immunglobulinproduktion, Zytotoxizität (MHC-restringiert),
– B-Zellen	Immunglobulinproduktion, Antigenpräsentation
Natürliche Killerzellen (NK-Zellen)	Zerstörung von Zielzellen (ohne MHC-Restriktion)

phatischen Organen vorhanden, insbesondere in den **Epithelien**, wo sie eine **Immunosurveillance** aufrechterhalten. Die Immunzellen sind außerdem im **Blut** und im **Lymphstrom** anzutreffen. In den Geweben, die in direktem Kontakt mit der äußeren Umwelt stehen, also den Epithelien, befinden sich neben potenten antigenpräsentierenden Zellen vor allem T-Zellen vom Memory-Typ, während naive T-Zellen bevorzugt in den Lymphknoten anzutreffen sind. Das gezielte Einwandern bestimmter T-Zell-Populationen in bestimmte Gewebe bezeichnet man als **Homing**. Diese Prozesse werden in erster Linie durch spezielle Adhäsionsmoleküle (Adressine) gesteuert, die einerseits auf den Endothelzellen der Blutgefäße der jeweiligen Gewebe und andererseits auf den T-Zellen exprimiert werden.

Die verschiedenen zellulären Elemente des Immunsystems sind in Tab. 2.**1** zusammengefaßt.

Antigenprozessierung und antigenpräsentierende Zellen

Aufgabe der antigenpräsentierenden Zellen ist die Prozessierung (=Zerlegung) von Antigenen und ihre Präsentation an T-Zellen sowie die Bereitstellung von zusätzlichen Signalen für die Aktivierung von T-Zellen.

Es werden zwei Hauptprozessierungswege für Proteinantigene unterschieden. Extern aufgenommene Antigene werden in den Endosomen und Lysosomen der antigenpräsentierenden Zelle durch proteolytischen Abbau in Peptide zerlegt. Die Peptide werden in die Antigen-Bindungsgrube von MHC-Klasse-II-Molekülen eingebaut, mit diesen auf die Zelloberfläche transportiert und T-Zellen dargeboten (Präsentation). Der T-Zell-Rezeptor bindet den Komplex aus Antigenpeptid und MHC-Klasse-II-Molekül (Abb. 2.**1**). Dabei fungiert das CD4-Molekül als Korezeptor. Peptide, die durch proteolytische Spaltung aus endogen, d.h. im Zytoplasma der Zelle synthetisierten Proteinen, wie z.B. viralen Proteinen, entstehen, werden nach Transport in das endoplasmatische Retikulum in die Antigen-Bindungsgrube von MHC-Klasse-I-Molekülen eingelagert. Die peptidbeladenen MHC-Klasse-I-Moleküle werden ebenfalls an die Zelloberfläche transportiert und dort T-Zellen präsentiert.

T-Zelle und antigenpräsentierende Zelle interagieren über die Wechselwirkung zwischen T-Zell-Rezeptor und Peptid/MHC-Komplex. Der Kontakt zwischen den beiden Zellen wird durch die Interaktion von **Adhäsionsmolekülen** (ICAM-1 und LFA-1, LFA-3 und CD2) verstärkt. Schließlich entscheidet über das weitere Schicksal der T-Zelle die Präsenz bestimmter kostimulatorischer Signale. Entsprechend dem **Zwei-Signal-Modell der T-Zellaktivierung** kommt es bei Präsenz kostimulatorischer Signale (Signal 2 neben Signal 1, der T-Zell-Rezeptor-MHC/Peptid-Interaktion) wie Interleukin 1β und Molekülen der B7-Gruppe (B7–1 und B7–2) zur vollständigen Aktivierung der antigenspezifischen T-Zelle, zu deren Expansion (Proliferation) und Differenzierung in Zellen mit distinkten Effektorfunktionen. Bei Fehlen der kostimulatorischen Signale

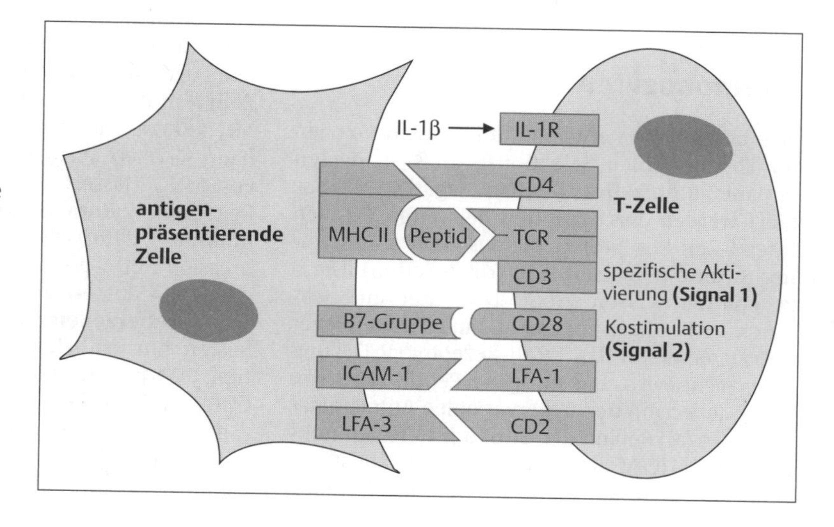

Abb. 2.**1** Antigenpräsentation. CD = cluster of differentiation (Nomenklatur für Zelloberflächenmoleküle), ICAM = intercellular adhesion molecule (Adhäsionsmolekül), IL(R) = Interleukin (-Rezeptor), LFA = lymphocyte function-associated antigen (Adhäsionsmolekül), MHC = major histocompatibility complex (Haupthistokompatibilitätskomplex), TCR = T-Zell-Rezeptor (spezifischer Antigenrezeptor der T-Zelle)

resultiert eine abortive T-Zell-Aktivierung, die zur Nicht-Reaktivität (Anergie) der T-Zelle führt.

Professionelle antigenpräsentierende Zellen können T-Lymphozyten effizient antigen-spezifisch aktivieren, da sie sowohl MHC-Klasse-II-Moleküle als auch kostimulatorische Moleküle auf der Zelloberfläche exprimieren. Dazu gehören vor allem die **dendritischen Zellen**, die u.a. als Vorposten des Immunsystems in Epithelien anzutreffen sind (z.B. Langerhans-Zellen in der Haut). Von den Epithelien wandern sie nach Antigenkontakt in die örtlichen drainierenden Lymphknoten aus, wo sie als interdigitierende dendritische Zellen mit naiven T-Zellen in Wechselwirkung treten, um primäre Immunantworten zu induzieren (Abb. 2.**2a**). Ein zweiter Typ von antigenpräsentierender Zelle ist der **Makrophage**, der sich aus einem Monozyten entwickelt und insbesondere für die Antigenpräsentation in peripheren Geweben bei Entzündungsprozessen zuständig ist. Dort interagiert er mit Memory-T-Zellen bei sekundären Immunantworten (Abb. 2.**2b**). Seine antigenpräsentierende Potenz ist geringer, seine Phagozytosefähigkeit, durch rezeptorvermittelte Prozesse bedingt, jedoch deutlich höher. Der dritte professionelle antigenpräsentierende Zelltyp ist die B-Zelle, die ebenfalls eine Rolle als antigenpräsentierende Zelle bei sekundären Immunantworten spielt. Zu den **nicht professionellen antigenpräsentierenden Zellen** gehören viele Zelltypen, die erst nach Aktivierung MHC-Klasse-II-Moleküle, aber keine kostimulatorischen Moleküle exprimieren können. Sie haben daher eher einen inhibitorischen Effekt auf spezifische Immunantworten.

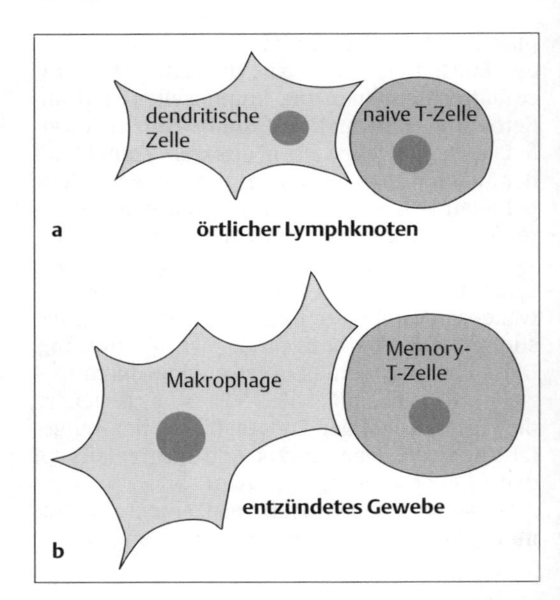

Abb. 2.**2** Antigenpräsentation bei unterschiedlichen Immunantworten. **a** Primäre und **b** sekundäre Immunantwort

T-Lymphozyten

Wie bereits oben erwähnt, durchlaufen T-Zellen im Thymus einen Selektionsprozeß, in dessen Verlauf autoreaktive T-Zellen negativ selektioniert werden. Der Hauptteil der reifen T-Zellen trägt T-Zell-Rezeptoren, die aus einer α- und einer β-Kette aufgebaut sind **(αβ-T-Zellen)**. Diese Rezeptoren weisen große Diversität auf, was durch das Rearrangement unterschiedlicher Gensegmente für den T-Zell-Rezeptor (V, D, J und C) erreicht wird. Das antigene Peptid wird von den T-Zellen mit den hypervariablen Anteilen der variablen (V) Region der α- und β-Kette im Kontext des MHC-Moleküls erkannt. Der konstante (C) Anteil ist in der Membran verankert. Neben den αβ-T-Zellen läßt sich eine zweite T-Zellpopulation abgrenzen, die einen anderen T-Zell-Rezeptortyp, nämlich den γδ-T-Zell-Rezeptor exprimiert. **γδ-T-Zellen** sind hauptsächlich in Epithelien anzutreffen und weisen nicht selten eine nur geringe Diversität ihrer T-Zell-Rezeptoren auf. Ihre Funktion ist noch nicht abschließend geklärt. Beide Rezeptortypen sind mit den Molekülen des CD3-Komplexes assoziiert, die der Signaltransduktion dienen.

T-Zellen können verschiedenen Subpopulationen zugeordnet werden. So sind **CD8-positive T-Zellen** in ihrer Antigenerkennung hauptsächlich MHC-Klasse-I-restringiert, d.h. sie reagieren hauptsächlich auf antigene Peptide im Kontext von MHC-Klasse-I-Molekülen. Sie haben in der Regel eine **zytotoxische Funktion** oder andere immunregulatorische Eigenschaften (z.B. Suppression). **CD4-positive T-Zellen** sind in der Regel MHC-Klasse-II-restringiert und stellen die sog. **T-Helferzellen** dar, da sie Hilfe für B-Zellen leisten hinsichtlich der Immunglobulinproduktion. CD4-positive T-Zellen haben außerdem, wie CD8-positive T-Zellen, wichtige immunregulative Aufgaben, die insbesondere bei Entzündungsprozessen zum Tragen kommen. Weitere Oberflächenmarker, die mit der T-Zell-Differenzierung korrelieren, stellen unterschiedliche Splice-Varianten des CD45-Moleküls dar. So exprimieren **naive T-Zellen** das CD45RA und **Memory-T-Zellen** das CD45R0.

Anhand des Musters der von T-Zellen nach Aktivierung sezernierten Zytokine lassen sich T-Zellen weiterhin in Subpopulationen aufteilen (Tab. 2.**2**). Sogenannte **TH1-Zellen** produzieren Interferon-γ als Leitzytokin und außerdem TNF-β. Interleukin 4 und Interleukin 5 als Leitzytokine werden von **TH2-Zellen** produziert. **TH0-Zellen** bilden ein breites Spektrum an Zytokinen, das sowohl Interferon-γ und TNF-ß als auch Interleukin 4 und Interleukin 5 umfaßt. Interleukin 2, Interleukin 3, Interleukin 6, Interleukin 10, Interleukin 13 sowie TNF-α und GM-CSF werden von allen drei Zelltypen in variierender Menge sezerniert. Diese Unterteilung ist nicht absolut und im Rahmen der weiteren Differenzierung von T-Zellen sind Veränderungen in der Expression des Zytokinmusters möglich. Dennoch hat sich diese Unterscheidung von T-Helferzell-Typen konzeptionell sehr bewährt. Eine gewisse Stabilität der Polarisierung kommt u.a. dadurch zustande, daß die jeweiligen T-Helferzellpopulationen sich gegenseitig in ihrer Entwicklung hemmen. So hemmt das von TH1-Zellen sezernierte Interferon-γ die Entwicklung von TH2-Zellen und das von TH2-Zellen sezernierte Interleukin 4 die Entwicklung von TH1-Zellen. Die Differenzierung von T-Zellen zu dem jeweiligen T-Helfer-Typ wird wiederum durch unterschiedliche Faktoren bewirkt. Eine dominante Rolle spielt hierbei die Präsenz bestimmter Zytokine. So fördert die Präsenz von Interleukin 12 stark die Entwicklung von TH1-Zellen, während die Präsenz von Interleukin 4 die Entwicklung von TH2-Zellen fördert. Neben der unterschiedlichen Zytokinproduktion sind eventuell auch weitere funktionelle Unterschiede mit der Zugehörigkeit zum jeweiligen TH-Zelltyp verbunden, wie z.B. ein unterschiedliches Verhalten bezüglich der Auswanderung in verschiedene Gewebe nach diversen Stimuli. Zytotoxische T-Zellen lassen sich analog in Subpopulationen mit unterschiedlichem Zytokinprofil unterteilen.

Tabelle 2.**2** Unterscheidung von T-Helferzellen anhand ihres Zytokinmusters

TH0	TH1	TH2
IL-4		IL-4
IL-5		IL-5
IFN-γ	IFN-γ	
TNF-β	TNF-β	
IL-2	IL-2	IL-2
IL-3	IL-3	IL-3
IL-6	IL-6	IL-6
IL-10	IL-10	IL-10
IL-13	IL-13	IL-13
TNF-α	TNF-α	TNF-α
GM-CSF	GM-CSF	GM-CSF

IFN = Interferon, GM-CSF = granulocyte macrophage-colony stimulating factor, IL = Interleukin, TH = T-Helferzellen, TNF = Tumor-Nekrose-Faktor

B-Lymphozyten und Immunglobuline

Reife **B-Zellen** tragen auf ihrer Oberfläche als Antigenrezeptor (B-Zell-Rezeptor) Immunglobulin-Moleküle in membranständiger Form assoziiert mit einem Komplex, der dem CD3-Komplex der T-Zellen ähnlich ist und ebenfalls der Signaltransduktion dient. Für die Aktivierung von B-Zellen zur Antikörperproduktion ist die Bindung von Antigen an den B-Zell-Rezeptor wichtig. Der B-Zell-Rezeptor erkennt das Antigen hauptsächlich in seiner dreidimensionalen räumlichen, nativen Konfiguration, im Gegensatz zum T-Zell-Rezeptor, der Antigen erst nach Prozessierung zu Peptiden im Kontext der MHC-Moleküle erkennt. Damit eine B-Zelle ein anderes Immunglobulin als das bereits exponierte IgM oder IgD auf ihrer Oberfläche exprimieren kann, oder als Plasmazelle sezernieren kann, ist der sog. **Immunglobulin-Klassenwechsel** erforderlich, bei dem unter Beibehaltung der Spezifität des Immunglobulins/Antikörpers (variabler Anteil) der konstante Anteil der schweren Kette, der jeweils für die entsprechende Immunglobulinklasse charakteristisch ist, gewechselt wird. Für die Einleitung des Immunglobulin-Klassenwechsels ist vor allem die Aktivierung des CD40-Moleküls auf der B-Zelle durch Interaktion mit dem CD40-Liganden auf aktivierten T-Helferzellen wichtig. Für die Ausrichtung und Zielrichung des ablaufenden Immunglobulin-Klassenwechsels ist dann aber

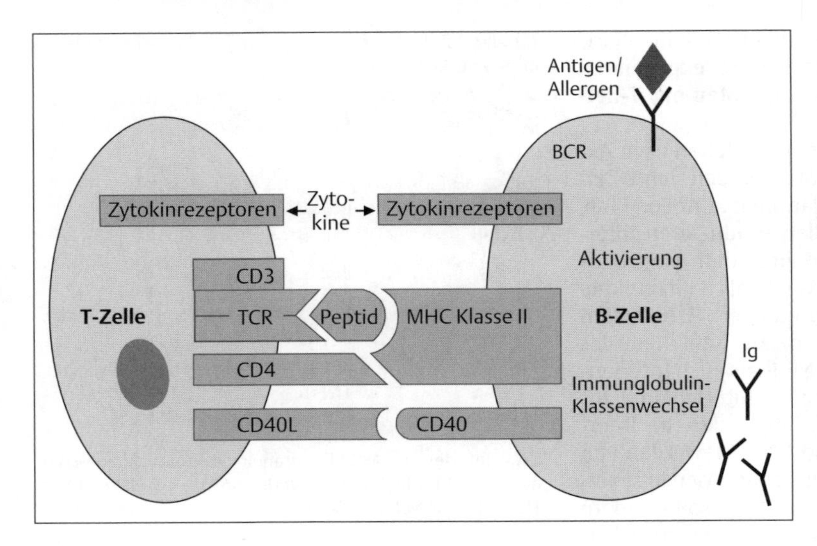

Abb. 2.**3** T-Zellhilfe an B-Zelle und Immunglobulinproduktion. BCR = B-Zell-Rezeptor (antigenspezifisches membranständiges Immunglobulin), CD = cluster of differentiation (Nomenklatur für Zelloberflächenmoleküle), Ig = Immunglobulin (spezifischer Antikörper), L = Ligand, MHC = major histocompatibility complex (Haupthistokompatibilitätskomplex), TCR = T-Zell-Rezeptor (spezifischer Antigenrezeptor der T-Zelle)

das vorherrschende Zytokinmilieu entscheidend (s. Abb. 2.**3** den und Abschnitt über die IgE-Regulation im Kapitel 3).

Immunglobuline (Abb. 2.**4**) bestehen aus zwei schweren Ketten und zwei leichten Ketten ($\varkappa$ oder λ). Die schweren Ketten bestimmen die **Klasse** des Immunglobulins: δ-Kette für IgD, μ-Kette für IgM, γ-Kette für IgG, α-Kette für IgA und ε-Kette für IgE. Beim Menschen gibt es außerdem vier Subklassen von IgG, die durch unterschiedliche γ-Ketten (γ_{1-4}) charakterisiert sind. Beim IgA gibt es zwei verschiedene α-Ketten (α_1 und α_2). Für IgE gibt es beim Menschen nur ein funktionelles ε-Gen, aber durch unterschiedliche Splicevarianten, d. h. durch das Ablesen unterschiedlicher Anteile des ε-Gens, und durch posttranskriptionale und posttranslationale Modifizierungen können funktionell unterschiedliche IgE-Moleküle erzeugt werden. Die jeweilige Spezifität des Immunglobulin-Moleküls liegt im variablen Anteil der schweren und leichten Kette (Fab) begründet. Die Diversität der unterschiedlichen Immunglobuline wird ähnlich wie bei den T-Zellen durch Rearrangement verschiedener Gensegmente erzeugt. Die Effektorfunktion des Immunglobulins wird durch den konstanten Teil der schweren Kette (Fc) getragen. Durch Bindung der verschiedenen Immunglobulinklassen mit ihrem konstanten Anteil an unterschiedliche Fc-Rezeptoren auf distinkten Zellen werden unterschiedliche Reaktionen in Gang gesetzt.

IgD wird hauptsächlich auf der Membran von B-Zellen exprimiert und üblicherweise nicht sezerniert. Seine genaue Funktion ist noch nicht geklärt. Bei der primären Immunantwort wird vorrangig **IgM** sezerniert, da B-Zellen ohne Immunglobulin-Klassenwechsel dieses Immunglobulin auf ihrer Oberfläche exprimieren und entsprechend auch sezernieren können. **IgG** kommt in der höchsten Konzentration im Blut vor und wird hauptsächlich bei der sekundären Immunantwort gebildet. **IgA** liegt in Körpersekreten als Verbindung zweier gleicher Moleküle vor, wobei es den Abwehrmechanismen von Epithelien dient. **IgE** ist das Immunglobulin, das im Blut im Vergleich zu den anderen Immunglobulinen nur in geringen Mengen vorkommt. Es geht jedoch mit dem hochaffinen IgE-Rezeptor auf Mastzel-

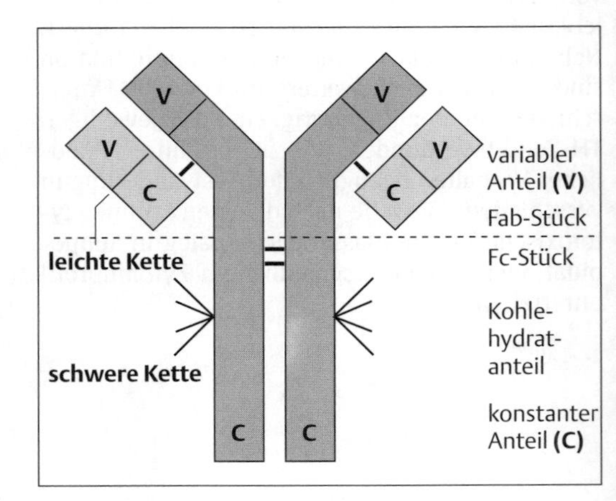

Abb. 2.**4** Immunglobulin (Antikörper)

len, basophilen und eosinophilen Granulozyten sowie antigenpräsentierenden Zellen eine sehr starke Bindung ein und ist auf diese Weise in der Lage, **allergische Reaktionen** (s. allergische Reaktion vom Soforttyp) zu vermitteln. Im Plasma hat es eine Halbwertszeit von nur 2–3 Tagen; im Gewebe persistiert es jedoch aufgrund der hochaffinen Bindung an seinen Rezeptor über Wochen. Neben unterschiedlichen Splicevarianten sind unterschiedliche Glykosylierungen von Bedeutung.

Botenstoffe des Immunsystems

Auf die Zellen des Immunsystems wirken einerseits Moleküle ein, die an entfernten Stellen des Körpers produziert werden, wie z.B. Hormone. Die Form der Einwirkung wird als endokrine Wirkung bezeichnet. Weiterhin stehen die Immunzellen unter dem Einfluß des Mikromilieus der jeweiligen Umgebung und damit unter dem Einfluß von löslichen Mediatoren, welche andere Zellen in ihrer Umgebung produzieren. Diese Einwirkung wird als parakrin definiert. Schließlich produzieren die Immunzellen nicht selten Faktoren, die auf sie selbst zurückwirken. Diese Wirkung wird als autokrin bezeichnet und trifft auf manche Wachstumsfaktoren zu. Viele Botenstoffe des Immunsystems wirken über spezifische Rezeptoren auf ihre Zielzellen ein, die die Wirkung der jeweiligen Mediatoren durch Prozesse der sog. Signaltransduktion an das Zellinnere weiterleiten. Eine wichtige Gruppe von Botenstoffen des Immunsystems stellen die **Zytokine** dar, die je nach Quelle weiter untergliedert werden können in Monokine (von Monozyten/Makrophagen produziert) und Lymphokine (von Lymphozyten produziert). Während die Monokine und Lymphokine in der Regel größere Proteine sind, handelt es sich bei den Chemokinen um kleinere Moleküle. Sie werden entsprechend ihrer Aminosäurensequenz, in C-C-Chemokine und in C-X-C-Chemokine unterteilt (C steht für Cystein, X steht für eine andere Aminosäure). In Tabelle 2.**3** sind die wichtigsten Funktionen einiger Botenstoffe des Immunsystems zusammengefaßt.

Tabelle 2.**3** Botenstoffe des Immunsystems

Name	Wirkung
Zytokine	
Interleukine:	
IL-1α/β	(Ko-)Stimulation von T-Zellen, B-Zellen und NK-Zellen Induktion von ICAM-1 und E-Selektin an Gefäßendothelien Induktion von Arachidonsäuremetaboliten, Fieber, Kachexie
IL-2	Aktivierung von verschiedenen Immunzellen (insbes. CTL → LAK) Wachstumsfaktor für aktivierte T-Zellen
IL-3	Förderung der Entwicklung von zahlreichen Vorläuferzellen im Knochenmark Voraktivierung von Basophilen u.a. Zellen
IL-4	Wachstumsfaktor für aktivierte B-Zellen Steigerung der MHC-II-, CD23- und CD40-Expression auf B-Zellen Förderung von TH2-Zellen sowie der IgG_4- und IgE-Produktion Hemmung von TH1-Zellen Wachstumsfaktor für Mastzellen Induktion von VCAM-1 an TNF-α-aktivierten Gefäßendothelien Anti-Tumor-Effekt (wohl über zytotoxische Eosinophile)
IL-5	Stimulation von Eosinophilen, Eosinophilie Erhöhung der IgA-Produktion
IL-6	Induktion der Akute-Phase-Proteine Förderung der B-Zellentwicklung zu Plasmazellen (Ig-Produktion)
IL-7	Förderung des Wachstums von aktivierten T-Zellen, Pro-B-Zellen
IL-8	Chemotaxis (fast alle Immunzellen) Aktivierung von Neutrophilen Hemmung der IgE-Produktion Förderung der Angiogenese

Tabelle 2.**3** Fortsetzung

Name	Wirkung
IL-9	Entwicklung von Erythrozytenvorläufern (mit Erythropoietin) zusätzlicher Wachstumsfaktor für TH-Zell- und Mastzellinien
IL-10	Hemmung von Makrophagen Hemmung von TH1-Zellen und NK-Zellen via APC-Hemmung Aktivierung von B-Zellen inklusive Förderung der Ig-Produktion
IL-11	Förderung der Entwicklung von Megakaryozyten Anregung der IgG-Produktion
IL-12	Förderung der Zytotoxizität von NK- und LAK-Zellen Wachstumsfaktor für aktivierte T-Zellen und NK-Zellen Förderung der TH1-Entwicklung Hemmung der IgE-Produktion Antagonisierung von Anergie und Suppression
IL-13	Hemmung der Makrophagenfunktion Induktion von CD23 auf B-Zellen Induktion/Förderung der IgE- sowie IgG- und IgM-Produktion
IL-14	Förderung der Proliferation von aktivierten B-Zellen Hemmung der Ig-Produktion
IL-15	z.T. ähnliche Effekte wie IL-2
IL-16	Chemotaxis und Wachstumsfaktor für T-Helferzellen
IL-17	Induktion der Synthese von IL-6, IL-8, GM-CSF und PGE_2 in Stromazellen, Förderung der ICAM-1-Expression, Hämatopoese
Interferone:	
IFN-α/β	Antivirale Wirkung Stimulation von NK-Zellen Steigerung der MHC-I- und Hemmung der MHC-II-Expression Hemmung der IL-4-bedingten IgE-Induktion
IFN-γ	Förderung der Zytotoxizität (NK-Zellen, T-Zellen) Aktivierung von Monozyten/Makrophagen Steigerung/Induktion der MHC-Molekülexpression Induktion von ICAM-1, d.h. proinflammatorischer Effekt Förderung von TH1-Zellen Hemmung von TH2-Zellen und der IgE-Produktion
Chemokine: *C-X-C (α)-Chemokine:*	
GROα	Chemotaxis und Aktivierung von Neutrophilen Wachstumsfaktor für Fibroblasten, Melanomzellen
IL-8	siehe unter Interleukinen
IP-10	Chemotaxis für Granulozyten
PBP → NAP-2	Aktivierung und Chemotaxis von Neutrophilen
PF-4	Chemotaxis von Neutrophilen und Monozyten, Induktion von ICAM-1 Förderung der Blutgerinnung, Hemmung der Angiogenese
Chemokine: *C-X-C (β)-Chemokine:*	
Eotaxin	Chemotaxis für Eosinophile
MCP-1	Chemotaxis und Aktivierung von Monozyten Induktion von IL-1 und IL-6 sowie CD11 Basophilendegranulation
MIP-1α	Aktivierung von Neutrophilen, Eosinophilen, Monozyten und Fibroblasten Basophilendegranulation
MIP-1β	Förderung der Bindung von $CD8^+$ T-Zellen an VCAM-1
RANTES	Chemotaxis für Eosinophile, Basophile, Monozyten und Memory-T-Zellen Inhibition der Basophilendegranulation

Tabelle 2.**3** Fortsetzung

Name	Wirkung
Andere:	
c-kit-Ligand (SCF)	Wachstum, Differenzierung und Aktivierung von Knochenmark-Stammzellen und Mastzellen
G-CSF	Förderung der Entwicklung von Granulozyten Aktivierung von Neutrophilen
GM-CSF	Förderung der Entwicklung von Granulozyten und Monozyten Wachstumsfaktor für dendritische Zellen Förderung der APC-Funktion von Makrophagen
TGF-β	Förderung der Bildung der extrazellulären Matrix, Wundheilung (Narbe) Hemmung des Wachstums von Epithel- und Endothelzellen, Lymphozyten und hämatopoetischen Zellen im Knochenmark Chemotaxis für Neutrophile, T-Zellen und Monozyten Hemmung der IgE-, IgG- und IgM-Produktion, Förderung der IgA-Produktion
TNF-α	Zell-Lyse Induktion von ICAM-1, VCAM-1 und ELAM-1 an Gefäßendothelien Chemotaxis und Aktivierung von Neutrophilen Verstärkung der T-Zellprofileration Fieber, Kachexie
TNF-β	Zytotoxität gegen Tumorzellen Wachstumsfaktor für Fibroblasten
Lipidmediatoren	
Prostaglandine:	
PGD_2	Vasodilatation und Bronchokonstriktion Thrombozytenaggregationshemmung
PGE_2	Vasodilatation und Bronchokonstriktion Förderung der Thrombozytenaggregation
Prostacyclin	Vasokonstriktion Thrombozytenaggregationshemmung
Leukotrine:	
LTB_4	Chemotaxis für Neutrophile und Eosinophile
$LTC_4 \rightarrow LTD_4$ und LTE_4	Vaso- und Bronchokonstriktion Mukusproduktion
Andere:	
HETE (verschiedene)	Chemotaxis für Neutrophile und Eosinophile
PAF	chemotaxis und Aktivierung von Neutrophilen und Eosinophilen Thrombozytenaggregation, Bronchokonstriktion
Thromboxan A_2	Vasodilatation und Bronchokonstriktion Förderung der Thrombozytenaggregation
Sonstige	
Bradykinin	Vasodilatation und Bronchokonstriktion Stimulation der Prostaglandinsynthese Schmerz
NO	Vasodilatation Thrombozytenaggregationshemmung

APC = antigenpräsentierende Zelle, CTL = zytotoxische T-Lymphozyten, G-CSF = granulocyte-colony stimulating factor, GM-CSF = granulocyte macrophage-colony stimulating factor, GROα = growth regulated oncogene, HETE = Hydroxyeicosatetraensäure, ICAM = intercellular adhesion molecule, IFN = Interferon, Ig = Immunoglobulin, IL = Interleukin, IP = immune protein, KM = Knochenmark, LAK = lymphokinaktivierte Killerzellen, LT = Leukotrien, MCP = monocyte chemotactic protein, MHC = major histocompatibility complex (Haupthistokompatibilitätskomplex); MIP = macrophage inflammatory protein, NAP = neutrophil activating peptide, NK = natürliche Killerzellen, NO = Stickoxid, PAF = platelet activating factor, PBP = platelet basic protein, PF = platelet factor, PG = Prostaglandin, RANTES = regulated upon activation, T cell expressed and secreted, SCF = stem cell factor, TGF = transformierender Wachstumsfaktor, TNF = Tumor-Nekrose-Faktor, VCAM-1 = vascular cell adhesion molecule
A → B = entsteht aus A

Literatur

1 Gemsa, D., J.R. Kalden: Immunologie, 3. Aufl. Thieme, Stuttgart 1991
2 Paul, W.E.: Fundamental Immunology, 3rd ed. Raven Press, New York 1993
3 Peter, H.H., W.J. Pichler: Klinische Immunologie, 2. Aufl. Urban & Schwarzenberg, München 1996
4 Roitt, I.M., J. Brostoff, D.K. Male: Kurzes Lehrbuch der Immunologie. Thieme, Stuttgart 1987

3 Die allergische Reaktion vom Soforttyp

J. Saloga, L. Klimek und A.B. Reske-Kunz

Allergie und allergische Reaktionsformen

Unter einer **Allergie** versteht man eine überschießende, krankmachende, spezifische immunologische Reaktion gegen körperfremde Substanzen. Der Begriff wurde 1906 von Clemens von Pirquet zur Unterscheidung von nützlichen und schädlichen Immunreaktionen geprägt (25), ohne daß Reaktionen gegen körpereigene Substanzen abgegrenzt wurden, die wir heute als Autoimmunreaktionen bezeichnen. Allergische Reaktionen lassen sich nach einer 1963 von Coombs und Gell eingeführten Einteilung in vier **Reaktionstypen** untergliedern (6), wie in Tab. 3.**1** dargestellt.

Tabelle 3.**1** Allergische Reaktionsformen (nach Coombs und Gell)

Typ I	Allergie vom Soforttyp (IgE-vermittelt)
Typ II	zytotoxische Reaktion
Typ III	Immunkomplexbildung
Typ IV	Reaktion vom verzögerten Typ bzw. Spättyp (T-Zell-vermittelt)

Genetik und Umwelt

Neben der **Exposition** gegenüber den spezifischen Antigenen (Allergenen) ist für die Entstehung einer Allergie die Präsenz weiterer, im immunologischen Sinne unspezifischer (adjuvanter) Umweltfaktoren sowie die **genetische Disposition** des jeweiligen Individuums wesentlich. Bereits 1923 wurde von Coca und Cook der Begriff **Atopie** für die erbliche Neigung bestimmte allergische Krankheiten zu entwickeln geprägt (4). Bezüglich dieser allgemeinen Neigung, Allergien vom Soforttyp zu entwickeln (erhöhte IgE-Produktion und atopische Krankheiten wie allergische Rhinokonjunktivitis, Asthma bronchiale und atopisches Ekzem) sind unterschiedliche Genloci verantwortlich gemacht worden. Dazu gehört ein Locus auf Chromosom 5q31.1 in der Nähe des Gens von Interleukin 4 (19) sowie ein Locus auf Chromosom 11q13 in der Nähe des Gens der β-Kette des Fc_{ε}-Rezeptors I, der maternal vererbt wird (5). Auch bezüglich der Neigung, an bestimmten Organmanifestationen atopischer Krankheiten zu erkranken, sind Genloci identifiziert worden. So ist die Neigung, an einem atopischen Ekzem zu erkranken, mit einem Genlocus auf Chromosom 14q11.2 in der Nähe des Gens der Mastzellchymase, die hauptsächlich in Hautmastzellen vorkommt, assoziiert worden (17). Für diese allgemeine Neigung, Allergien vom Soforttyp bzw. atopische Krankheiten zu entwikkeln, scheinen MHC-Haplotypen (also die Expression bestimmter MHC-Moleküle) keine Bedeutung zu haben. Dies ist jedoch anders, wenn man die Neigung betrachtet, Allergien vom Soforttyp gegen bestimmte Allergene zu entwikkeln (18). Die Assoziation von Typ-I-Sensibilisierungen gegen distinkte Allergene mit MHC-Klasse-II-Allelen ist in Tabelle 3.**2** zusammengefaßt.

Tabelle 3.**2** Assoziation von Typ-I-Sensibilisierungen gegen bestimmte Allergene mit MHC-Klasse-II-Allelen

HLA-DQ2	Ole e 1	aus Olivenbaumpollen
HLA-DR2	Lol p 1,2,3	aus Lolch(gras)pollen
	Amb a 5	aus Short-ragweed-Pollen
	Amb t 5	aus Giant-ragweed-Pollen
HLA-DR5	Amb a 6	aus Short-ragweed-Pollen
HLA-DW2	Amb t 5	aus Giant-ragweed-Pollen

Weiterhin korreliert die Sensibilisierung gegen bestimmte Allergene von Hausstaubmilbe, Katze, Hund, Gräserpollen und Schimmelpilzen mit der Expression bestimmter α-Ketten des T-Zell-Rezeptors bzw. mit nahegelegenen Genen auf Chromosom 14 (22).

Neben dieser genetisch bedingten Krankheitsbereitschaft des Individiums spielen **Umweltfaktoren** für die Entstehung von Allergien eine wesentliche Rolle. So wirken veränderte Umweltbedingungen einerseits auf die Allergene bzw. Allergenquellen ein (34). Die Expression bestimmter hochpotenter Allergene in bestimmten Allergenquellen kann z.B. bei Umweltbelastungen deutlich erhöht sein, und auch die Freisetzung von Allergenen aus Pollenkörnern kann durch Umweltschadstoffe gesteigert sein. Die Einwirkungen unspezifischer (adjuvanter) Umweltfaktoren auf den Menschen sind außerordentlich komplex, und ihre Erörterung würde den Rahmen dieses Kapitels sprengen. Hierbei sind biographisch durchgemachte mikrobielle Infekte zu berücksichtigen und die Einwirkung verschiedenster Reizstoffe (28) aus der Umwelt. Nicht vernachlässigt werden sollten auch allgemeine sog. „Lifestyle-Faktoren".

Induktion einer allergen-spezifischen Immunantwort

Für die Induktion einer spezifischen Immunantwort eines Organismus gegen ein Allergen ist der direkte Kontakt der Zellen seines Immunsystems mit dem jeweiligen Allergen erforderlich. Dazu muß das Allergen durch epitheliale Barrieren hindurch in den Körper gelangen. Zur **erstmaligen Induktion einer Sensibilisierung** ist die Aktivierung naiver T-Zellen essentiell, wozu speziell die dendritischen Zellen in der Lage sind. Dendritische Zellen befinden sich im Epithel und verlassen dieses nach Allergenkontakt, um in die örtlichen drainierenden Lymphknoten einzuwandern (15). Im Epithel nehmen sie dabei die Allergene auf, prozessieren sie während ihrer Wanderung in die Lymphknoten und präsentieren die resultierenden Allergenfragmente in den parakortikalen Regionen der Lymphknoten den naiven T-Zellen. Neben der eigentlichen Präsentation der allergenen Peptide sind zur Induktion der T-Zellen die Ausbildung eines Kontaktes zwischen den antigenpräsentierenden Zellen und den T-Zellen sowie kostimulatorische Signale erforderlich (12) (vgl. Kapitel 2). Exogene Allergenmoleküle gelangen bei diesem Prozeß innerhalb der antigenpräsentierenden Zellen hauptsächlich in das Beladungs-Kompartment für die MHC-Klasse-II-Moleküle und werden daher hauptsächlich im Kontext dieser Moleküle den T-Zellen präsentiert. Dies führt zur bevorzugten Induktion von CD4-positiven T-Helferzellen, die Spezifität für das jeweilige allergene Peptid aufweisen. Aber es werden auch CD8-positive Zellen induziert, die eine wichtige regulative Funktion haben. Die T-Helferzellen wiederum leisten den B-Zellen Hilfe zur Immunglobulinproduktion. Die B-Zellen werden einerseits aktiviert durch Kreuzvernetzung ihrer B-Zell-Rezeptoren, andererseits durch Kontaktsignale von T-Zellen und die Präsenz bestimmter Zytokine wie z.B. Interleukin 6. Das für Allergien vom Soforttyp so wichtige IgE-Molekül wurde erst 1966 entdeckt (9–11).

TH2-Immunantwort und IgE-Regulation

Neben der Interaktion der Membranmoleküle CD40L auf Seite der aktivierten T-Zelle und CD40 auf Seite der B-Zelle, welche den Immunglobulin-Klassenwechsel einleiten (36), ist die Präsenz bestimmter Zytokine wesentlich für die Zielrichtung des Immunglobulin-Klassenwechsels. So fördern insbesondere Interleukin 4 und auch Interleukin 13 den Immunglobulin-Klassenwechsel zu ε-Genprodukten, während die IgE-Produktion durch Interferon-γ und Interleukin 12 gehemmt wird (36, Abb. 3.**1**). Gerade Interleukin 4 und Interferon-γ sind Leitzytokine der beiden T-Helferzelltypen TH1 bzw. TH2 (22, 23). TH2-Zellen produzieren Interleukin 4 und Interleukin 5, sowie gemeinsam mit TH1-Zellen Interleukin 2, Interleukin 3, Interleukin 6, Interleukin 10, Interleukin 13, TNF-α und GM-CSF. **TH2-Zellen fördern daher die IgE-Produktion**. TH1-Zellen produzieren als Leitzytokine Interferon-γ und TNF-β. **TH1-Zellen hemmen daher die IgE-Produktion**. Weiterhin inhibieren TH1-Zellen die Entwicklung von TH2-Zellen und umgekehrt (16). **Die Dominanz und funktionelle Aktivität von TH2-Zellen sind somit als wichtige Charakteristika bei der Ausbildung einer Allergie vom Soforttyp anzusehen**, da sie die Voraussetzungen zur

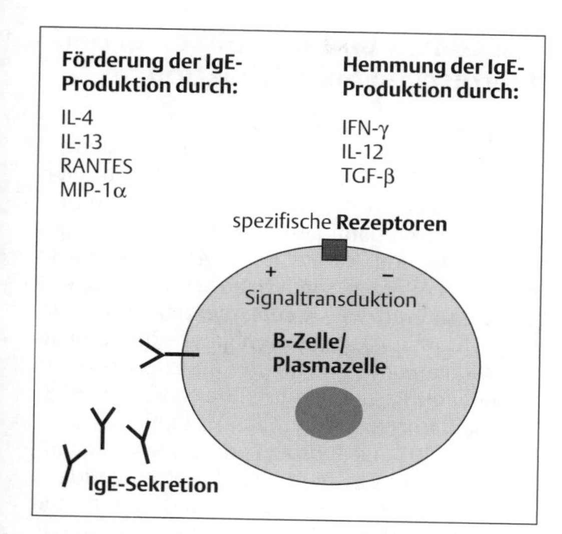

Abb. 3.**1** IgE-Regulation IFN = Interferon, Ig = Immunglobulin, IL = Interleukin, MIP = macrophage inflammatory protein, RANTES = regulated upon activation, normal T-cell expressed and secreted, TGF = transforming growth factor (transformierender Wachstumsfaktor), TNF = Tumor-Nekrose-Faktor

IgE-Produktion schaffen, welche für atopische Krankheiten charakteristisch ist (13). Dies konnte auch dadurch belegt werden, daß aus dem Blut von Patienten mit atopischen Krankheiten und aus den Organen, an denen sich die allergische Entzündung abspielt, bevorzugt TH2-Zellen isoliert werden konnten (14, 35), während die Produktion von Interferon-γ vermindert erscheint (26). Andererseits scheint die Dominanz der TH2-Immunantwort bei längerer Persistenz der allergischen Entzündung weniger deutlich ausgeprägt zu sein.

Auch eine Subpopulation der CD8-positiven T-Zellen kann Typ-2-Zytokine wie Interleukin 4 produzieren; ihre Helferfunktion bezüglich der Immunglobulinproduktion durch B-Zellen ist jedoch durch ihre zytotoxische Wirkung deutlich eingeschränkt. Eine weitere Subpopulation der CD8-positiven T-Zellen sezerniert u.a. Interferon-γ und kann daher inhibierend auf die IgE-Produktion einwirken (27).

Die Induktion einer allergenspezifischen TH2-Immunantwort ist neben der genetischen Disposition und den adjuvanten Faktoren von der Art des Allergens und der Art der Exposition abhängig (Tab. 3.**3**). **TH2-Immunantworten richten sich bevorzugt gegen größere, chemisch wenig reaktive Moleküle wie Proteine und Glykoproteine, welche nicht selten enzymatische Aktivität besitzen. Außerdem kommt es in der Regel nur zu einer Exposition gegenüber geringen Allergenmengen, dies jedoch häufig wiederholt** (33). Weiterhin ist zu bedenken, daß bei der Allergenexposition das Mikromilieu der Epithelien eine wesentliche Rolle spielt. So kann z.B. die verstärkte Expression von Interleukin 10 unter der Einwirkung von Protein-Allergenen die Entwicklung einer TH2-Immunantwort begünstigen, da Interleukin 10 die Differenzierung und Aktivierung von TH1-Zellen hemmt (1). Auch die Art der antigenpräsentierenden Zellen ist hier von Bedeutung. Makrophagen induzieren eher eine TH1-Immunantwort, während B-Zellen eher TH2-Zellen induzieren (31). Weiterhin könnte Interleukin 4, welches von Mastzellen freigesetzt wird, die Induktion einer TH2-Immunantwort fördern. Mastzellen würden somit eine zusätzliche Funktion neben ihrer Beteiligung in der Auslösephase der allergischen Reaktion ausüben.

Tabelle 3.**3** Faktoren, die die Induktion einer TH2-Immunantwort fördern

Art des Antigens/Allergens	in der Regel chemisch wenig reaktives Protein oder Glykoprotein, oft mit enzymatischer Aktivität (aber auch andere Substanzen)
Antigen-/Allergenmenge	geringe Mengen
Expositionsroute	meistens transepithelial
Adjuvante Faktoren	eventuell Schadstoffe, mikrobielle Produkte usw.
Genetische Disposition	vgl. Text und Tab. 3.**2**

IgE-Rezeptoren

IgE bindet spezifisch an den **hochaffinen IgE-Rezeptor $Fc_{\varepsilon}RI$** auf basophilen Granulozyten und Mastzellen sowie auf antigenpräsentierenden Zellen (2). Dieser IgE-Rezeptor besteht aus drei verschiedenen Ketten. Die α-Kette weist eine extrem hohe Affinität (10^{-10} M) zur C3-Domäne der schweren Kette des IgE-Moleküls auf. Die weiteren Ketten des $Fc_{\varepsilon}RI$ dienen der Signaltransduktion, welche durch Kreuzvernetzung eingeleitet wird und die Freisetzung von Entzündungsmediatoren zur Folge haben kann. Durch Bindung von allergenspezifischem IgE an diesen Rezeptor auf antigenpräsentierenden Zellen kann eine bedeutende Verstärkung der Präsentation des jeweiligen Allergens bewirkt werden (20). Weiterhin bindet IgE an den **niedrig affinen IgE-Rezeptor Fc_εRII (CD23)**. Er wird auf B-Zellen konstitutiv exprimiert (CD23a). Seine Expression wird auf verschiedenen Leukozyten durch Interleukin 4 induziert (CD23b). Nach proteolytischer Spaltung entstehen lösliche Formen (sCD23), welche einen modulierenden Einfluß auf die IgE-Produktion haben, während die membranständige Form der Signaltransduktion dient und zur Freisetzung von Entzündungsmediatoren führen kann (8). Auf B-Zellen dient sie außerdem der Amplifikation der Antigenpräsentation, da IgE-Moleküle, welche mit membranständigem CD23 auf B-Zellen interagieren, Allergene binden können, und diese besonders effizient prozessiert und T-Zellen präsentiert werden. Schließlich bindet IgE an das sog. ε-BP (ε-binding protein) auf verschiedenen Leukozyten.

Mastzellen und Basophile bei der allergischen Sofortreaktion

Bei basophilen Granulozyten und Mastzellen führt die Kreuzvernetzung von Fc_ε-Rezeptor I vermittelt über daran gebundenes IgE und Allergen zur Mediatorfreisetzung (32). Die Freisetzung der proinflammatorischen Mediatoren aus Basophilen und Mastzellen kann jedoch nicht nur durch Allergen, sondern auch durch unspezifische Faktoren wie Komplementfaktoren (C3a, C5a), Thrombin, Kalzium-Ionophore, Insektengifte, Medikamente und Toxine induziert werden. Zu den von Basophilen und Mastzellen liberierten **Mediatoren** gehören das Histamin (7), Leukotriene (29) und Prostaglandine sowie Enzyme wie Tryptase, Chymase und Carboxypeptidase. Außerdem enthalten Mastzellen Heparin und Chondroitinsulfate. Dabei kann der quantitative Anteil der jeweiligen Mediatoren je nach Aktivierungsbedingungen und Mastzelltyp (Mastzelle vom Gewebetyp, Mastzelle vom Mukosatyp) erheblich variieren (32). Einen wesentlichen Einfluß auf die **Releasability** von Basophilen und Mastzellen haben verschiedene Entzündungsmediatoren wie Interleukin 3 und andere **Histamin Releasing Factors**, aber auch Neuropeptide

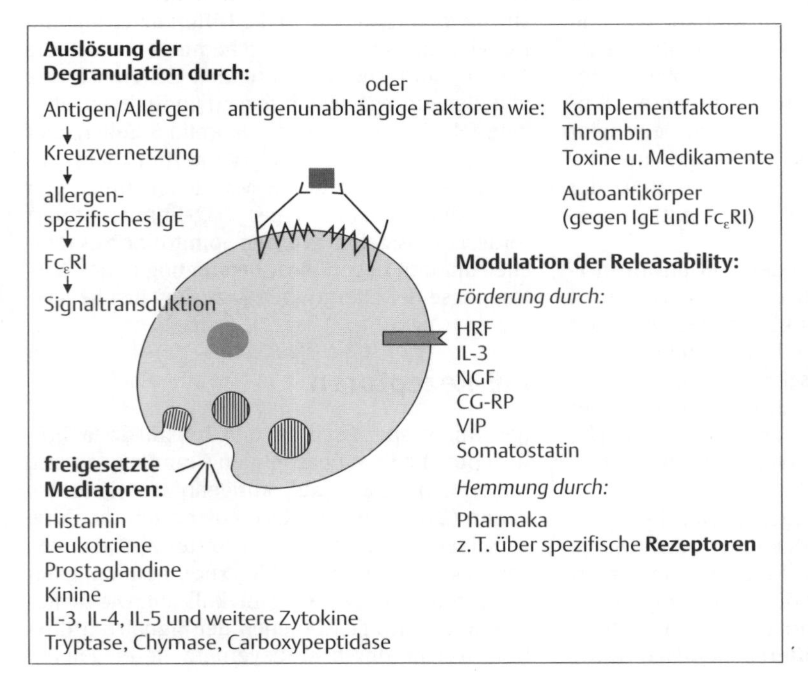

Abb. 3.**2** Mastzell-/Basophilendegranulation. CG-RP = calcitonin gene-related peptide, Fc_εRI = hochaffiner IgE-Rezeptor, HRF = histamin releasing factor(s) (z.T. IgE-abhängige Faktoren, die zur Histaminfreisetzung führen), IgE = Immunglobulin E, IL = Interleukin, NGF = nerve growth factor (Nervenwachstumsfaktor), PAF = platelet activating factor, VIP = vasoactive intestinal polypeptide

(3) wie Substanz P, CG-RP (calcitonin gene-related peptide) und VIP (vasoactive intestinal peptide). Die Regulation der Mediatorfreisetzung ist in Abb. 3.**2** zusammengefaßt. Die freigesetzten Mediatoren bedingen das klinische Erscheinungsbild der Sofortreaktion der allergischen Immunantwort vom Soforttyp (Typ I), die sich innerhalb von Minuten entwickelt.

Spätphasenreaktion und Eosinophile

An die initiale Sofortreaktion kann sich nach einigen Stunden eine **Spätphasenreaktion** (LPR, Late phase reaction) anschließen. Daraus kann sich eine chronische Entzündungsreaktion entwickeln, die als **„allergische Entzündung"** bezeichnet wird und für den Krankheitswert von allergischen Reaktionen von wesentlicher Bedeutung ist. In der pathophysiologischen Endstrecke Entzündung ergeben sich Überlappungen zu anderen Entzündungsformen und allergischen Reaktionsformen, insbesondere zu der durch T-Zellen vermittelten Reaktion vom verzögerten Typ (Typ IV nach Coombs und Gell). Durch den Nachweis von hochaffinen IgE-Rezeptoren auf antigenpräsentierenden Zellen (2) erscheint diese Tatsache in neuem Licht, weil nach Bindung von allergenspezifischem IgE auf solchen antigenpräsentierenden Zellen eine bevorzugte Aufnahme, Prozessierung und Präsentation bestimmter Allergene erfolgen und auch die zelluläre Entzündungsreaktion in einer bislang unerkannten Weise IgE-vermittelt ablaufen, verstärkt (20) und in ihrer qualitativen Ausprägung (z.B TH2-Dominanz) beeinflußt werden kann. Auf Eosinophilen wurden ebenfalls von einer Arbeitsgruppe hochaffine IgE-Rezeptoren nachgewiesen, die einer IgE-vermittelten Verstärkung oder Modifikation der allergischen Reaktion dienen könnten.

Wesentlich für die **Initiation der Spätphasenreaktion** scheint zu sein, daß aus Mastzellen nicht nur die präformierten Mediatoren wie Histamin, sondern auch neu synthetisierte Mediatoren wie die Arachidonsäuremetabolite freigesetzt werden, die z.T. chemotaktische Wirkung auf Eosinophile haben (z.B. LTC4). Auch Makrophagen sind in der Lage, Leukotriene und Prostaglandine freizusetzen neben proinflammatorischen Zytokinen wie Interleukin 1β und TNF-α sowie Enzymen und Sauerstoffradikalen. Weiterhin können Mastzellen Zytokine wie IL-4 synthetisieren, die die Expression von **Adhäsionsmolekülen** wie VCAM-1 auf Endothelzellen induzieren. Dies führt speziell zur Infiltration von Zellen, die den passenden Rezeptor (VLA-4 = $\alpha_4\beta_1$-Integrin) aufweisen. Dieser wird von eosinophilen und basophilen Granulozyten sowie von T-Lymphozyten exprimiert (30).

Eosinophile werden chemotaktisch durch verschiedene Chemokine wie RANTES (regulated upon activation, normal T cell expressed and secreted), MIP-1α (macrophage inflammatory protein) und MCP-2,-3 und -4 (monocyte chemotactic protein) sowie Eotaxin, Zytokine wie Interleukin 5 und 16 und andere Faktoren (C5a, PAF [platelet activating factor], LTC4) angelockt (37, 38). Weiterhin spielt wahrscheinlich die Regulation ihres Zelluntergangs (Apoptose) eine wesentliche Rolle für die entstehende Eosinophilie. Durch die Präsenz weiterer Zytokine (IL-3, IL-5 und GM-CSF [granulocyte macrophage colony stimulating factor]) erfolgt ein Priming der Eosinophilen, d.h. eine Voraktivierung zur Mediatorfreisetzung. Eosinophile Granulozyten enthalten typische **Granula**, die in ihrem Kern MBP (major basic protein) enthalten und in ihrer Matrix ECP (eosinophil cationic protein), EPO (Eosinophilen-Peroxidase) und ENT (Eosinophilen-Neurotoxin). Sie können außerdem Enzyme wie verschiedene Proteasen, Kollagenase, Elastase, saure Phosphatase, Katalase und Esterasen freisetzen sowie Leukotriene, Prostaglandine und PAF, wie in Abb. 3.**3** zusammengestellt. Diese **enzymatische Aktivität und Toxizität** trägt wesentlich zur Gewebeschädigung bei allergischen Entzündungsvorgängen bei.

Etwas später als die eosinophilen wandern auch **basophile Granulozyten** im Rahmen der Spätphasenreaktion in das Gewebe ein. Sie werden durch die Präsenz von Interleukin 3 zur Freisetzung der bereits oben beschriebenen Mediatoren geprimed. Schließlich nehmen **T-Zellen und Monozyten sowie Makrophagen** eine wesentliche Stellung im Rahmen der allergischen Entzündung ein. Sie produzieren proinflammatorische Mediatoren, wobei unter den T-Zellen zumindest initial diejenigen vom TH2-Typ dominieren. Das Homing von T-Zellen (24), also ihre Fähigkeit immer wieder in bestimmte Gewebe zurückzukehren, könnte für die Organmanifestation atopischer Krankheiten von wesentlicher Bedeutung sein. Weitere wichtige Mediatoren der allergischen Entzündung sind Kinine und NO

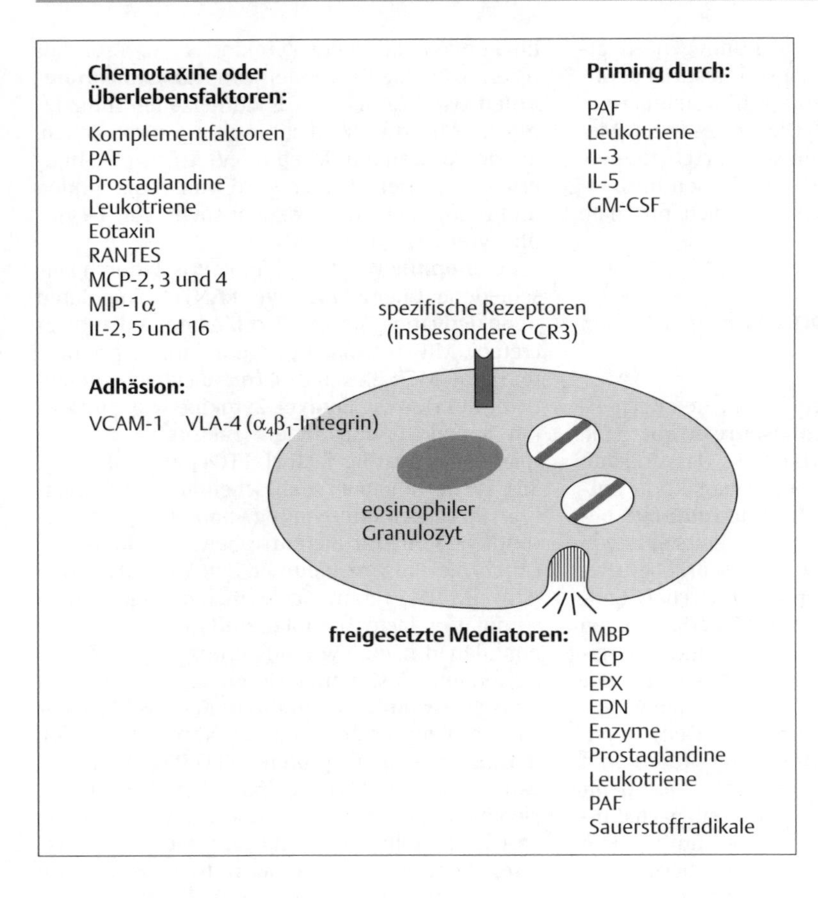

Abb. 3.**3** Eosinophiler Granulozyt. CCR = Chemokin-Rezeptor, ECP = eosinophil cationic protein, EDN = eosinophil-derived neurotoxin, EPX = eosinophil protein X, IL = Interleukin, MBP = major basic protein, MCP = monocyte chemotactic protein, MIP = macrophage inflammatory protein PAF = platelet activating factor, RANTES = regulated upon activation, normal T-cell expressed and secreted, VCAM = vascular cell adhesion molecule, VLA = very late antigen

(Stickstoffmonoxid). Bezüglich der Vielzahl der entzündlichen Mediatoren sei auf die Tabelle 2.**3** im Kapitel über das menschliche Immunsystem verwiesen, wo die wichtigsten Botenstoffe des Immunsystems und ihre Funktionen aufgelistet sind.

Literatur

1 Bellinghausen, I., A.H. Enk, M. Mohamedzadeh, S. Lohmann, I. Knop, J. Saloga: Epidermal cells enhance interleukin 4 and IgE production after stimulation with protein allergen. J. invest. Dermatol. 107 (1996) 582

2 Bieber, T., H. de la Salle, A. Wollenberg et al: Human epidermal Langerhans cells express the high affinity receptor for immunoglobulin E (Fc epsilon RI). J. exp. Med. 175 (1992) 1285

3 Church, M.K., S. el Lati, J.P. Caulfield: Neuropeptide-induced secretion from human skin mast cells. Int. Arch. Allergy appl. Immunol. 94 (1991) 310

4 Coca, A.F., R.A. Cooke: On the classification of the phenomena of hypersensitiviness. J. Immunol. 8 (1923) 163

5 Cookson, W.O., R.P. Young, A.J. Sandford et al: Maternal inheritance of atopic IgE responsiveness on chromosome 11q. Lancet 340 (1992) 381

6 Coombs, R.R.A., P.G.H. Gell: The classification of allergic reactions underlying desease. In Gell, P.G.H., R.R.A Coombs: Clinical Aspects of Immunology. Davis, Philadelphia 1963 (p. 317)

7 Dale, H.H., P.P. Laidlaw: The physiologic action of beta-imidazolethylamine. J. Physiol. (Lond) 41 (1910) 318

8 Gordon, J., L. Flores-Romo, J.A. Cairns: CD23: a multi-functional receptor / lymphokine? Immunology today. 10 (1989) 153

9 Ishizaka, K., T. Ishizaka: Physicochemical properties of reaginic antibody. I. Association of reaginic activity with an immunoglobulin other than γA or γG globulin. J. Allergy 37 (1966) 169

10 Ishizaka, K., T. Ishizaka, M.M. Hornbrook: Physicochemical properties of reaginic antibody. V. Correlation of reaginic activity with γE-globulin antibody. J. Immunol. 97 (1966) 840

11 Johansson, S.G.O.: Raised levels of a new immunoglobulin (IgND) in asthma. Lancet II (1967) 951
12 Johnson, J.G., M.K. Jenkins: Co-stimulatory functions of antigen-presenting cells. J. invest. Dermatol. 99 (1992) 62
13 Jones, H.E., J.C. Inouye, J.L. McGerity, C.W. Lewis: Atopic disease and serum immunoglobulin-E. Brit. J. Dermatol. 92 (1975) 17
14 Kay, A.B., S. Ying, V. Varney et al: Messenger RNA expression of the cytokine gene cluster, interleukin 3 (IL-3), IL-4, IL-5, and granulocyte/macrophage colony-stimulating factor, in allergen-induced late-phase cutaneous reactions in atopic subjects. J. exp. Med. 173 (1991) 775
15 Kripke, M.L., C.G. Munn, A. Jeevan, J.M. Tang, C. Bucana: Evidence that cutaneous antigen-presenting cells migrate to regional lymph nodes during contact sensitization. J. Immunol. 145 (1990) 2833
16 Maggi, I., P. Parronchi, R. Manetti et al: Reciprocal regulatory effects of IFN-y and IL-4 on the in vitro development of human Th1 and Th2 clones. J. Immunol. 148 (1992) 2142
17 Mao, X.Q., T. Shirakawa, T. Yoshikawa, K. Yoshikawa, M. Kawai, S. Sasaki, T. Enomoto, T. Hashimoto, J. Furuyama, J.M. Hopkin, K. Morimoto: Association between genetic variants of mast-cell chymase and eczema. Lancet. 348 (1996) 581
18 Marsh, D.G., S.K. Huang: Molecular genetics of human immune responsiveness to pollen allergens. Clin. exp. Allergy 21 Suppl. 1(1991) 168
19 Marsh, D.G., J.D. Neely, D.R. Breazeale et al: Linkage analysis of IL4 and other chromosome 5q31.1 markers and total serum immunoglobulin E concentrations. Science 264 (1994) 1152
20 Maurer, D., G. Stingl: Immunoglobulin E-binding structures on antigen-presenting cells present in skin and blood. J. invest. Dermatol. 104 (1995) 707
21 Modlin, R.L.: Th1-Th2 paradigm: insights from leprosy. J. invest. Dermatol. 102 (1994) 828
22 Moffat, M.F., M.R. Hill, F. Cornelis et al.: Genetic linkage of T-cell receptor α/δ complexes to specific IgE responses. Lancet 343 (1994) 1597
23 Mosmann, T.R., H. Cherwinski, M.W. Bond, M.A. Giedlin, R.L. Coffman: Two types of murine helper T cell clone. I. Definition according to profiles of lymphokine activities and secreted proteins. J. Immunol. 36 (1986) 2348
24 Picker, L.J.: Control of lymphocyte homing. Curr. Opin. Immunol. 6 (1994) 394
25 Pirquet, C. v.: Allergie. Münch. med. Wschr. 30 (1906) 1457
26 Reinhold, U., G. Pawalec, W. Wehrmann, M. Herold, P. Wernet, H.W. Kreysel: Immunglobulin E and immunglobulin G subclass distribution in vivo and relationship to in vitro generation of interferon-gamma and neopterin in patients with severe atopic dermatitis. Int. Arch. Allergy appl. Immunol. 87 (1988) 120
27 Renz, H., G. Lack, J. Saloga, R. Schwinzer, K. Bradley, J. Loader, A. Kupfer, G.L. Larsen, E.W. Gelfand: Inhibition of IgE production and normalization of airways resonsiveness by sensitized CD8 T cells in a mouse model of allergen-induced sensitization. J. Immunol. 152 (1994) 351
28 Riedel, F.: Influence of adjuvant factors on development of allergy. Pediat. Allergy Immunol. 2 (1991) 1
29 Samuelsson, B.: Leukotrienes: mediators of immediate hypersensitivity reactions and inflammation. Science 220 (1983) 568
30 Schleimer, R.P., S.A. Sterbinsky, J. Kaiser et al.: IL-4 induces adherence of human eosinophils and basophils but not neutrophils to endothelium. Association with expression of VCAM-1. J. Immunol. 148 (1992) 1086
31 Schmitz, J., M. Assenmacher, A. Radbruch: Regulation of T helper cell cytokine expression: functional dichotomy of antigen presenting cells. Europ. J. Immunol. 23 (1993) 191
32 Schwartz, L., T. Huff: Biology of mast cells and Basophils. In Middleton, jr., E., C.B. Reed, E.F. Ellis et al.: Allergy, Principles and Practice, 4th ed. Mosby-Year-Book, St. Louis 1993 (p. 135)
33 Secrist, H., R.H. DeKruyff, D.T. Umetsu: Interleukin 4 production by CD4+ T cells from allergic individuals is modulated by antigen concentration and antigen presenting cell type. J. exp. Med. 181 (1995) 1081
34 Sundell, J., M. Wickman, G. Pershagen, S.L. Nordvall: Ventilation in homes infested by house-dust mites. Allergy 50 (1995) 106
35 Van Reijsen, F.C., C.A. Bruijnzeel Koomen, F.S. Kalthoff et al: Skin-derived aeroallergen-specific T-cell clones of Th2 phenotype in patients with atopic dermatitis. J. Allergy clin. Immunol. 90 (1992) 184
36 Vercelli, D.: Regulation of IgE synthesis. Allergy Proc. 14 (1993) 413
37 Wang, J.M., A. Rambaldi, A. Biondi et al: Recombinant human interleukin 5 is a selective eosinophil chemoattractant. Europ. J. Immunol. 19 (1989) 701
38 Wardlaw, A.J., R. Moqbel, O. Cromwell et al: Platelet-activating factor. A potent chemotactic and chemikinetic factor for human eosinophils. J. clin. Invest. 78 (1986) 1701

Sonstige weiterführende Literatur:

1 Fuchs, E., K.H. Schulz: Manuale allergologicum. Dustri, München 1993
2 Middleton jr., E., C.E. Reed, E.F. Ellis et al: Allergy, Principles and Practice, 4th. ed. Mosby, St. Louis 1993

4 Allergenkunde *

L. Klimek und F. Horak

Pollen

In Mitteleuropa sind wind-, insekten-, und selbstbestäubende (anemogame, entomogame und autogame) Pflanzen bekannt, wobei Mischformen vorkommen.
Die Pollen windbestäubender Pflanzen wurden schon früh als ein Hauptmorbiditätsfaktor der allergische Rhinitis erkannt. Die Pollenkörner stellen die männlichen Gametophyten dieser Pflanzen dar und dienen der Fortpflanzung.

Nach der Blühperiode werden die Pflanzen in Früh- (Januar bis April), Mittel- (Mai bis August) und Spätblüher (September bis Dezember) eingeteilt. Diese zeitliche Einteilung ist jedoch keineswegs konstant. So kommen Pflanzen in den Bergen als Mittelblüher vor, welche in der Ebene zu den Frühblühern gezählt werden. Weiterhin existiert z.B. in Deutschland eine Blühverzögerung von Südwesten nach Nordosten.

Pollen weisen im wäßrigen Milieu eine Größe von 8–100 μm bei oftmals ovaler oder runder Struktur auf. Der Polleninhalt wird von einer widerstandsfähigen zweischichtigen Hülle umgeben, mit einer Innen- **(Intine)** und einer Außenschicht **(Exine)**. Die Oberflächenstrukturierung der Exine ist für jeden Pollen einer Pflanzenart charakteristisch und kann somit zur Differenzierung verschiedener Pollenarten herangezogen werden. Dies macht man sich bei der lichtmikroskopischen Pollendifferenzierung zunutze. Die meisten Allergene befinden sich in der Intine.

Im Gegensatz zu insektenbestäubenden Pflanzen, bei denen eine relativ zielgerichtete Befruchtung stattfindet, müssen windbestäubende Pflanzen den sehr ineffektiven Mechanismus einer ungerichteten Freisetzung von Pollen in die Luft durch die Produktion **großer Mengen** ausgleichen. So produziert eine einzige Roggenpflanze ca. 21 Millionen Pollen, eine Sauerampferpflanze sogar ca. 400 Millionen Pollen (9). Die Pollen müssen zudem leicht abgegeben werden und schwebfähig sein. Bei Birke, Erle, Hasel und Eiche erleichtern bewegliche Blütenachsen ein Ausschütteln. Die Narben windbestäubender Pflanzen sind meist an exponierter Stelle lokalisiert. Bei Bäumen liegt die Blühperiode in der Regel vor der Blattentfaltung, welche für die Pollenverbreitung hinderlich wäre (Birke, Hasel, Erle u. a.).

Die in diesem Buch angegebenen Blütezeiten gelten in der Regel für Deutschland, bei innerhalb Deutschlands stark schwankenden Blühperioden für das Rhein-Main-Gebiet.

Bäume (alphabetisch)

■ Birke (Hänge- oder Warzenbirke = Betula pendula Roth oder Betula verrucosa; Trauerbirke; Weißbirke = Betula alba; Moorbirke = Betula pubescens; nordische Zwergbirke = Betula nana)

Birken sind windbestäubende Frühblüher mit einer Blühperiode von April bis Mai. Sie sind verbreitet in lichten Wäldern, auf Magerweiden, in Mooren, Heiden, auf sauren und kargen Böden, in Mischwäldern und als Zier- und Straßenbäume. Neben den o.g. existieren in Deutschland weitere 3 Arten.

In Deutschland haben Birkenpollen eine sehr hohe allergene Bedeutung. Birken sind die Bäume, deren Pollen am häufigsten Allergien auslösen, in Skandinavien ist die Birkenpollenallergie die verbreitetste Pollenallergie überhaupt. Im Mittelmeerraum ist sie ohne Bedeutung.

---

* Der vorgegebene inhaltliche Schwerpunkt dieses Buches macht eine Beschränkung der Beschreibung des Allergenspektrums auf überwiegend inhalativ aufgenommene Allergene notwendig. Nicht für alle aufgelisteten Allergene sind Hyposensibilisierungsextrakte von hoher Qualität vorhanden, so daß eine Auflistung hier nicht gleichbedeutend mit der Möglichkeit einer Hyposensibilisierungstherapie für dieses Allergen ist (vgl. Kapitel 5 und 7)

Kreuzallergien sind beschrieben mit Erle, Hasel, Eiche, Rotbuche, aber auch mit Hainbuche, Edelkastanie u.v.a.m., zudem nutritiv mit Kern- und Steinobst. Die Pollen sind 16–31 μm groß und gelten als aggressives Allergen (Majorallergen Bet v1, Minorallergen Bet v2).

Buche (Rotbuche = Fagus sylvatica L.)

Buchen sind windbestäubende Früh- und Mittelblüher mit einer Blühperiode von April bis Mai. Sie sind verbreitet in Wäldern auf feuchten, gut drainierten, warmen, sandigen Böden. In Deutschland gehören Buchen zu den weniger bedeutenden Allergieauslösern. Kreuzallergenitäten bestehen mit Birke, Eiche, Erle, Hasel. Die Pollen sind 45–50 μm groß.

Eiche (Stieleiche = Quercus robur L.; Traubeneiche = Quercus petrea; Flaumeiche = Quercus pubescens)

Eichen sind windbestäubende Früh- bis Mittelblüher mit einer Blühperiode von April bis Mai. Sie sind verbreitet in Laub- und Mischwäldern, häufig auf tiefgründigen Lehm- und Tonböden. Eichen sind verbreitet in Mittel- und Südeuropa und Amerika. Neben den o.g. existieren in Deutschland weitere 2 Arten, die hauptsächlich in Parkanlagen vorkommen. In Deutschland sind die Pollen von mittlerer allergener Bedeutung. Kreuzallergenitäten bestehen mit Birke, Buche, Erle, Hasel. Die Pollen sind 16–37 μm groß.

Erle (Schwarzerle = Alnus glutinosa L.; Grauerle = Alnus incana; Grünerlengebüsch = Alnus viridis)

Erlen sind windbestäubende Frühblüher mit einer Blühperiode von Februar bis April. Sie sind verbreitet in Auen und Bruchwäldern, an Bach- und Flußläufen und bevorzugen nährstoffreiche Kies-, Sand-, und Tonböden. Neben den o.g. existieren in Deutschland weitere 3 Arten. In Deutschland sind die Pollen von hoher allergener Bedeutung, sie gelten als aggressives Allergen. Monovalente Sensibilisierungen kommen so gut wie nie vor. Kreuzallergenitäten bestehen mit Birke, Buche, Eiche, Hasel. Die Pollen sind 14–35 μm groß.

Esche (Gemeine Esche = Fraxinus excelsior L.)

Eschen sind windbestäubende Frühblüher mit einer Blühperiode von März bis April. Sie sind verbreitet in Auen und Schluchtwäldern, an Bach- und Flußläufen und bevorzugen lehmige Böden. Neben der o.g. existieren in Deutschland weitere Arten. In Deutschland sind die Pollen von mittlerer allergener Bedeutung, gelten jedoch als aggressives Allergen. Monovalente Sensibilisierungen sind selten, aber möglich. Kreuzallergenitäten bestehen mit dem Ölbaum. Die Pollen sind 18–26 μm groß.

Espe (Populus tremula L. = Zitterpappel)

Espen sind windbestäubende Frühblüher mit einer Blühperiode von März bis April. Sie sind verbreitet in lichten Wäldern, an Waldrändern und als Hecken und bevorzugen nährstoffreiche alkalische Böden. Neben der o.g. existieren in Deutschland weitere 6 Arten. In Deutschland sind die Pollen von geringer allergener Bedeutung. Eine partielle Kreuzallergenität besteht mit der Birke. Die Pollen sind 25–35 μm groß.

Hainbuche (Carpinus betulus L. = Weißbuche, Hagebuche, Hornbaum)

Hainbuchen sind windbestäubende Frühblüher mit einer Blühperiode von April bis Mai. Sie sind verbreitet in grasreichen Laubwäldern, in Hecken und an Waldrändern und bevorzugen trockene, mäßig nährstoffhaltige Sand- und Lehmböden. In Deutschland sind die Pollen von geringer allergener Bedeutung. Kreuzallergenitäten bestehen mit Birke, Hasel, Erle. Die Pollen sind 22–36 μm groß.

Hasel (Corylus avellana L. = Haselstrauch, Haselnußstrauch)

Die Hasel ist ein windbestäubender Frühblüher mit einer Blühperiode von Januar bis März. Sie ist verbreitet im Unterholz lichter grasreicher Laubwälder und bevorzugt feuchte, nährstoffreiche Stein- und Lehmböden. In Deutschland sind die Pollen von hoher allergener Bedeutung, gelten als aggressive Allergene und stehen zusammen mit Erlenpollen an 2. Stelle der Baumpollen-Sensibilisierungen. Kreuzallergenitäten bestehen mit Birke, Erle und Rotbuche. Die Pollen sind 18–32 μm groß.

Kastanie (Aesculus hippocastanum L. = Roßkastanie = Pferdekastanie)

Kastanien sind insektenbestäubende Früh- Mittelblüher mit einer Blühperiode von April bis Juni. Sie sind verbreitet als Parkbäume und bevorzugen Sand- und Lehmböden. Neben der o.g. existieren in Deutschland weitere 2 Arten. Trotz Insektenbestäubung sind Pollen in unmittelbarer Nähe von Alleen in bemerkenswerter Menge im Aeroplankton nachweisbar. In Deutschland sind die Pollen von geringer bis mittlerer allergener Bedeutung. Die Pollen sind 15–35 μm groß.

Kiefer (Pinus sylvestris L. = Waldkiefer)

Kiefern sind windbestäubende Mittelblüher mit einer Blühperiode von Mai bis Juni. Sie sind verbreitet auf unwirtlichen Böden (Fels, Schotter), in Mooren und in Nadelwäldern. Neben der o.g. existieren in Deutschland weitere 4 Arten. In Deutschland sind die Pollen von geringer allergener Bedeutung, da trotz relativ hoher Pollenkonzentrationen in der Luft wegen der geringen Allergenpotenz nur wenige Sensibilisierungen auftreten. Dennoch wichtigstes Pollenallergen unter den Nadelbäumen. Monovalente Sensibilisierungen sind nicht bekannt. Die Pollen sind 56–84 μm groß.

Linde (Tilia cordata Mill. = Winterlinde, Spätlinde, Tilia ulmifolia Scop., Tilia parvifolia Ehrh., Tilia platyphyllos = Sommerlinde, Tilia vulgaris Hayne, Tilia cordata; Tilia platyphyllos)

Linden sind insektenbestäubende Mittelblüher mit einer Blühperiode von Juni bis Juli. Sie sind verbreitet in Mischwäldern, Parkanlagen und bevorzugen feuchte Böden. In Deutschland sind die Pollen von geringer allergener Bedeutung. Die Pollen sind 18–37 μm groß.

Olivenbaum (Olea europaea L. = Ölbaum)

Der Olivenbaum ist ein windbestäubender Mittelblüher mit einer Blühperiode von April bis Juni. Er ist ein Kulturbaum. In Deutschland sind die Pollen ohne allergene Bedeutung, im Mittelmeerraum hingegen treten häufig Pollinosen auf. Kreuzallergenitäten bestehen mit anderen Ölbaumgewächsen (Esche, Liguster, Flieder). Die Pollen sind 17–24 μm groß.

Platane (Platanus hybrida Brot., Kleiderbaum, Platanus acerifolia auct.)

Platanen sind windbestäubende Mittelblüher mit einer Blühperiode von Mai bis Juni. Sie kommt i.d.R. nur künstlich angepflanzt als Parkbaum und an Straßenrändern vor (Herkunft: Asien, Balkanländer). In Deutschland sind die Pollen wegen der geringen Bestände von geringer allergener Bedeutung, in Spanien oder in der Türkei ist diese aber hoch. Die Pollen sind 16–24 μm groß.

Schwarzpappel (Populus nigra L.), Silberpappel (Populus alba L.)

Schwarz- und Silberpappeln sind windbestäubende Frühblüher mit einer Blühperiode von März bis April. Sie sind verbreitet in lichten Wäldern, Auen und an Gewässern, auch als Parkbaum und bevorzugen nasse, nährstoffreiche alkalische Böden. Neben der o.g. existieren in Deutschland weitere 6 Arten. In Deutschland sind die Pollen von geringer allergener Bedeutung. Die Pollen sind 25–32 μm groß.

Ulme (Ulmus carpinifolia, Ulmus glabra L. = Bergulme, Rüster, Flatterulme = Ulmus laevis)

Ulmen sind windbestäubende Frühblüher mit einer Blühperiode von März bis April. Sie sind verbreitet in lichten Wäldern, an Waldrändern und Parkanlagen und bevorzugen nährstoffreiche alkalische Tonböden. Neben der o.g. existieren in Deutschland weitere 4 Arten. In Deutschland sind die Pollen von mäßiger allergener Bedeutung. Monovalente Sensibilisierungen kommen so gut wie nie vor. Die Pollen sind 28–38 μm groß.

Weide (Salix caprea L. = Salweide)

Weiden sind insektenbestäubende Frühblüher mit einer Blühperiode von März bis April. Sie sind verbreitet als Pioniergebüsch in Waldlichtungen, an Waldrändern und in Parkanlagen und bevorzugen feuchte, nährstoffreiche, saure

Lehmböden. Neben der o.g. existieren in Deutschland weitere 37 Arten. In Deutschland sind die Pollen von geringer allergener Bedeutung. Die Pollen sind 16–28 μm groß.

Gräser und Getreide (alphabetisch)

Glaskraut, aufrechtes (Parietaria officinalis L. = Wandkraut, Parietaria erecta Mert et Koch)

Das aufrechte Glaskraut ist ein windbestäubender Mittelblüher mit einer Blühperiode von Juni bis September. Es stammt aus dem Mittelmeerraum, ist in Deutschland selten und findet sich im Saum von Auwäldern und Gebüschen, bevorzugt auf nährstoffreichen Stein- und Lehmböden. Neben der o.g. existieren in Deutschland weitere 2 Arten. In Deutschland sind die Pollen fast ohne allergene Bedeutung, in den Mittelmeerländern sind Parietaria-Pollen dagegen mit die häufigsten und aggresivsten Pollinose-Auslöser. Kreuzallergenität besteht mit der Brennessel. Die Pollen sind 12–17 μm groß.

Flughafer (Avena fatua L. = Windhafer)

Der Flughafer ist ein windbestäubender Mittelblüher mit einer Blühperiode von Juni bis August. Er findet sich verstreut als Getreideunkraut, bevorzugt auf nährstoffreichen Stein- und Tonböden. Neben der o.g. existieren in Deutschland weitere 2 Arten. In Deutschland sind die Pollen gemeinsam mit den anderen Gräserpollen von sehr hoher allergener Bedeutung. Starke Kreuzallergenität besteht mit anderen Gräsern. Die Pollen sind 36–44 μm groß.

Gerste (Hordeum vulgare L.)

Die Gerste ist ein selbstbestäubender Mittelblüher mit einer Blühperiode von Juli bis September. Sie ist eine Kulturpflanze und gedeiht am besten auf Äckern mit mäßig trockenen, alkalischen Lehm- und Lößböden. Neben der o.g. existieren in Deutschland weitere 2 Arten. In Deutschland sind die Pollen fast ohne allergene Bedeutung. Hierzu trägt u.a. bei, daß es zu keinem nennenswerten Pollenflug kommt. Durch Kreuzallergenität mit allen anderen Gräsern finden sich jedoch häufig Sensibilisierungen. Sie sind klinisch unbedeutend. Die Pollen sind 34–55 μm groß.

Von Bedeutung können Gerstenprodukte dagegen bei nutritiven Allergien sein.

Glatthafer (Arrhenatherum elatius L., französisches Raygras, Wiesenhafer, falscher Hafer, haferartiges Honiggras)

Der Glatthafer ist ein windbestäubender Mittelblüher mit einer Blühperiode von Juni bis Juli. Er findet sich häufig in Fettwiesen, an Wegrändern und bevorzugt nährstoffreiche, alkalische Lehmböden. In Deutschland sind die Pollen gemeinsam mit den anderen Gräserpollen von sehr hoher allergener Bedeutung. Eine Pflanze erzeugt ca 3,7 Mio Pollen. Kreuzallergenität besteht mit allen anderen Gräsern. Die Pollen sind 27–44 μm groß.

Hafer (Avena sativa L. = Saathafer)

Der Hafer ist ein selbstbestäubender Mittelblüher mit einer Blühperiode von Juli bis August. Er ist eine anspruchslose Kulturpflanze und gedeiht auf sandigen Lehmböden. Neben der o.g. existieren in Deutschland weitere 7 Arten. In Deutschland sind die Pollen fast ohne allergene Bedeutung. Hierzu trägt u.a. bei, daß es zu keinem nennenswerten Pollenflug kommt. Durch Kreuzallergenität mit allen anderen Gräsern finden sich jedoch häufig Sensibilisierungen. Sie sind klinisch unbedeutend. Von Bedeutung können Haferprodukte dagegen bei nutritiven Allergien sein.

Honiggras (Holcus lanatus L., wolliges Honiggras, Roßgras)

Das Honiggras ist ein windbestäubender Mittelblüher mit einer Blühperiode von Juni bis Juli. Es findet sich häufig in feuchten Wiesen und Weiden, auf kühlen Lehm- und Tonböden. In Deutschland sind die Pollen gemeinsam mit den anderen Gräserpollen von sehr hoher allergener Bedeutung. Kreuzallergenität besteht mit allen anderen Gräsern. Die Pollen sind 25–34 μm groß.

Hundszahngras (Cynodon dactylon L., Himmelsschwaden, zahmes Mannagras, Bermudagras)

Das Hundszahngras ist ein windbestäubender Mittelblüher mit einer Blühperiode von Mai bis August. Es findet sich häufig als Pionierpflanze auf unwirtlichem Gelände, in Unkrautgesellschaften, auf Sand-, Ton und Lehmböden. In Deutschland sind die Pollen gemeinsam mit den anderen Gräserpollen von sehr hoher allergener Bedeutung. Erstaunlicherweise existiert nur geringere Kreuzallergenität mit den anderen Gräsern, als sonst unter den Gräsern üblich. Ein Hauptallergen wurde isoliert. Die Pollen sind 18–32 μm groß.

Knäuelgras (Dactylis glomerata L. = Wiesenknäuelgras)

Das Knäuelgras ist ein windbestäubender Mittelblüher mit einer Blühperiode von Mai bis August. Es findet sich häufig in Fettwiesen und in Unkrautgesellschaften. In Deutschland gehören die Pollen zu den häufigsten Gräserpollen-Allergenen und sind gemeinsam mit den anderen Gräserpollen von sehr hoher allergener Bedeutung. Kreuzallergenität existiert mit allen anderen Gräsern. Die Pollen sind 23–42 μm groß.

Lolch (Lolium perenne L. = englisches Raygras)

Der Lolch ist ein windbestäubender Mittelblüher mit einer Blühperiode von Mai bis Juli. Er findet sich häufig in Fettweiden und Rasen, an Weg- und Platzrändern auf Ton und Lehmböden. In Deutschland sind die Pollen gemeinsam mit den anderen Gräserpollen von sehr hoher allergener Bedeutung. Es existiert eine starke Kreuzallergenität mit allen anderen Gräsern. Mehrere Hauptallergene wurden isoliert. Die Pollen sind 22–38 μm groß.

Mais (Zea mays L.)

Der Mais ist ein windbestäubender Mittelblüher mit einer Blühperiode von Juli bis September. Er wird als Kulturpflanze auf nährstoffreichen Ton- und Lehmböden angebaut. Entgegen landläufiger Meinung gehört der Mais zur Familie der Gräser. Die Pollen sind fast ohne allergene Bedeutung, wenn sie auch recht aggressiv sind. Dies ist u.a. darauf zurückzuführen, daß es wegen der Pollengröße und ihrer klebrigen Exinefäden nur zu unwesentlichem Pollenflug kommt. In der unmittelbaren Nähe von Maisfeldern können jedoch ausreichende Konzentrationen im Aeroplankton erreicht werden. Die Pollen sind 52–142 μm groß.

Von Bedeutung können Maisprodukte dagegen bei nutritiven Allergien sein. Kreuzallergien bestehen mit allen anderen Gräsern.

Rispengras (Poa pratensis L. = Wiesenrispengras, Viehgras)

Das Rispengras ist ein windbestäubender Mittelblüher mit einer Blühperiode von Mai bis Juli. Es ist weit verbreitet in Wiesen, Weiden und Rasen, an Wegen und Dämmen, auf nährstoffreichen Lehmböden. In Deutschland gehören die Pollen zu den häufigsten Gräserallergenen und sind gemeinsam mit den anderen Gräserpollen von sehr hoher allergener Bedeutung. Es existiert eine starke Kreuzallergenität mit allen anderen Gräsern. Die Pollen sind 20–26 μm groß.

Roggen (Secale cereale L.)

Der Roggen ist ein windbestäubender Mittelblüher mit einer Blühperiode von Mai bis Juni. Er ist eine weit verbreitete Kulturpflanze und gedeiht auf leicht sandigen Lehmböden. In Deutschland gehören die Pollen zu den häufigsten Auslösern einer Gräserpollenallergie und somit zu den häufigsten Allergenen überhaupt. Der Roggenpollen gilt als der aggressivste Allergenträger unter den Gräsern in Europa. Eine Pflanze produziert bis zu 21 Mio. Pollenkörner. Es besteht Kreuzallergenität mit allen anderen Gräsern. Die Pollen sind 52–65 μm groß. Auch bei nutritiven Allergien kann Roggenmehl von Bedeutung sein.

Ruchgras (Anthoxanthum odoratum L. = wohlriechendes Ruchgras, Goldgras, Lavendelgras)

Das Ruchgras ist ein windbestäubender Mittelblüher mit einer Blühperiode von April bis Juni. Es ist verbreitet in mageren Wiesen und Weiden, in lichten Laubwäldern, auf trockenen, nährstoffreichen, kalkarmen Böden. In Deutschland gehören die Pollen zu den häufigeren Gräserallergenen und sind gemeinsam mit den anderen Gräserpollen von sehr hoher allergener Bedeutung. Es existiert eine Kreuzallergenität mit allen anderen Gräsern. Die Pollen sind 23–39 μm groß.

Schwingel, hoher (Festuca pratensis L., Schwingel, Wiesenschwingel, Festuca elatior)

Der hohe Schwingel ist ein windbestäubender Mittelblüher mit einer Blühperiode von Juni bis Juli. Er findet sich häufig in Fett- und Moorwiesen, an Wegrändern und bevorzugt feuchte, nährstoffreiche alkalische Lehmböden. In Deutschland sind die Pollen gemeinsam mit den anderen Gräserpollen von sehr hoher allergener Bedeutung. Kreuzallergenität besteht mit allen anderen Gräsern. Die Pollen sind 28–34 μm groß.

Straußgras (Agrostis stolonifera L., weißes Straußgras, Windhalm)

Das Straußgras ist ein windbestäubender Mittelblüher mit einer Blühperiode von Juni bis Juli. Es ist verbreitet an Wegen, in Äckern und Gärten auf feuchten, nährstoffreichen Böden. In Deutschland gehören die Pollen zu den häufigeren Gräserallergenen und sind gemeinsam mit den anderen Gräserpollen von sehr hoher allergener Bedeutung. Es existiert eine starke Kreuzallergenität mit allen anderen Gräsern. Die Pollen sind 25–35 μm groß.

Weizen (Triticum aestivum L.)

Der Weizen ist ein windbestäubender und selbstbestäubender Mittelblüher mit einer Blühperiode von Juli bis August. Er ist eine verbreitete Kulturpflanze und gedeiht auf lehmigen Äckern. In Deutschland sind die Pollen nur von geringer allergener Bedeutung, da nur geringe Pollenkonzentrationen in der Luft auftreten. Kreuzallergenität besteht mit anderen Gräsern. Die Pollen sind 37–63μm groß.

Von Bedeutung kann Weizenmehl dagegen bei nutritiven Allergien werden.

Wiesenfuchsschwanz (Alopecurus pratensis L., Fuchsschwanz)

Der Wiesenfuchsschwanz ist ein windbestäubender Mittelblüher mit einer Blühperiode von Mai bis Juni. Er ist verbreitet in feuchten Wiesen und Weiden, auf nährstoffreichen Lehm- und Tonböden. In Deutschland gehören die Pollen zu den häufigsten Gräserallergenen und sind gemeinsam mit den anderen Gräserpollen von sehr hoher allergener Bedeutung. Es existiert eine Kreuzallergenität mit allen anderen Gräsern. Die Pollen sind 23–52μm groß.

Wiesenlieschgras (Phleum pratense L., Timotheusgras, Lieschgras, Löschgras)

Das Wiesenlieschgras ist ein windbestäubender Mittelblüher mit einer Blühperiode von Mai bis September. Es ist weit verbreitet in Fettweiden, auf Parkrasen und Wegen, auf nährstoffreichen, mäßig feuchten Böden. In Deutschland gehören die Pollen zu den häufigsten Gräserallergenen und sind gemeinsam mit den anderen Gräserpollen von sehr hoher allergener Bedeutung. Es existiert eine Kreuzallergenität mit allen anderen Gräsern. Die Pollen sind 30–45 μm groß.

Kräuter (alphabetisch)

Beifuß (Artemisia vulgaris L.,)

Der Beifuß ist ein windbestäubender Mittelblüher mit einer Blühperiode von Juli bis September. Er findet sich an Waldrändern und Gebüschen, an Wegrändern, auf Dünen und bevorzugt nährstoffreiche Böden. Neben der o.g. existieren in Deutschland weitere 15 Arten. Die Pollen sind 18–26 μm groß.

In Deutschland sind die Pollen von hoher allergener Bedeutung und stellen das häufigste Kräuterpollenallergen dar. Kreuzallergenität besteht mit anderen Kräutern, Gewürzen (Doldengewächse), Sellerie und Karotten. Die häufige Kombination aus Kräuterpollenallergie („Leitallergen“: Beifuß) und nutritiver Allergie wird als **Kräuter-Gewürz-Syndrom** oder **Sellerie-Beifuß-Gewürz-Syndrom** bezeichnet (10) (z.B. Kamille, Sellerie, Fenchel, Anis, Koriander, Karotte, Kümmel, Paprika, Pfeffer, Senf, Knoblauch, Lorbeer etc.).

Gänsefuß (Chenopodium album L., weißer Gänsefuß)

Der Gänsefuß ist ein windbestäubender Mittelblüher mit einer Blühperiode von Juli bis September. Er findet sich verstreut als Unkraut und bevorzugt nährstoffreiche Böden, Äcker und Gärten. Neben der o.g. existieren in Deutschland weitere 20 Arten. In Deutschland sind die Pollen von mittlerer allergener Bedeutung. Kreuzallergenität besteht mit anderen Kräutern in sehr geringer Ausprägung. Die Pollen sind 19–30 μm groß.

Ragweed (Ambrosia artemisiifolia L., Ambrosie, Ambrosia elatior L.)

Das Ragweed ist ein windbestäubender Mittel- bis Spätblüher mit einer Blühperiode von August bis Oktober. In Nordamerika gehört Ragweed zu den wichtigsten Pollenallergenen überhaupt. In Deutschland ist es sehr selten, wurde jedoch vereinzelt nachgewiesen und scheint in Ausbreitung befindlich. Mehrere Hauptallergene wurden isoliert. Die Pollen sind 18–20 µm groß. Kreuzallergenität besteht mit Beifußpollen.

Sauerampfer (Rumex acetosella L., Ampfer)

Der Sauerampfer ist ein windbestäubender Mittelblüher mit einer Blühperiode von Mai bis August. In Deutschland kommen 25 Arten vor. Er ist weit verbreitet in Magerrasen, an Wegrändern, auf Dämmen, in Unkrautgemeinschaften und als Pionierpflanze auf mäßig nährstoffreichen, sauren Sandböden. In Deutschland gehören die Pollen zu den häufigsten Kräuterallergenen. Kreuzallergenität ist nicht bekannt. Die Pollen sind 21–33 µm groß.

Wegerich (Plantago spp., Spitzwegerich, Breitwegerich)

Der Wegerich ist ein windbestäubender Mittelblüher mit einer Blühperiode von Mai bis Oktober. Er ist weit verbreitet auf Tretrasen, auf Wegen, Plätzen und Ufern auf nährstoffreichen, dichten Ton- und Lehmböden. In Deutschland gehören die Pollen zu den häufigeren Kräuterallergenen. Die Pollen sind 29–40 µm groß.

Milben (alphabetisch)

Milben gehören zu den Spinnentieren (Arachnida) und sind auf der ganzen Welt (Ausnahme: Hochgebirge, arktischer Raum, Wüsten) anzutreffen. Bisher sind über 30 000 Arten beschrieben worden. Einige Arten leben parasitär auf Mensch und Tier, wie z. B. die Krätzmilbe (Scabies) und der Hausbock, andere kommen in Lebensmitteln vor (Vorratsmilben). Von besonderer allergologischer Bedeutung sind die Hausstaubmilben (Dermatophagoides pteronyssinus, Dermatophagoides farinae).

Hier soll eine kleine Auswahl von allergologisch in Mitteleuropa wichtigen Arten vorgestellt werden.

Acarus siro (Speisemilbe II, Mehlmilbe)

Als Vorratsmilbe lebt Acarus siro saprophytär in Mehl, anderen Getreideprodukten und Heu. Vereinzelt kommt sie im Hausstaub vor und ernährt sich hierhauptsächlich von Schimmelpilzen. Das Vorkommen ist perennial mit saisonalen Schwankungen: maximale Konzentrationen im Sommer. Die optimale Temperatur für Vermehrung und Wachstum beträgt 30 °C, die optimale Luftfeuchtigkeit 80–85 %.

Dermatophagoides farinae (Bettmilbe, Gebirgs-Hausstaubmilbe, amerik. Hausstaubmilbe)

Als Hausstaubmilbe ist Dermatophagoides farinae weltweit in den meisten Haushalten verbreitet und lebt intramural saprophytär in Bettzeug, Matratzen, Teppichen, Haustieren, Polstermöbeln, Textilien u. a. Vereinzelt kommt sie in Getreideprodukten und Heu vor. Das Vorkommen ist perennial mit saisonalen Schwankungen: maximale Milbenkonzentrationen im Spätsommer bis Herbst. Die optimale Temperatur für Vermehrung und Wachstum beträgt 25 °C die optimale Luftfeuchtigkeit 75 %. Die Milbe ist 250–450 µm groß und ernährt sich von organischem Material, insbesondere von menschlichen Hautschuppen, Tierepithelien und Schimmelpilzen und Mehlprodukten. Das Hauptallergen ist in den Milbenexkrementen enthalten.

Dermatophagoides pteronyssinus (Bettmilbe, europ. Hausstaubmilbe)

Als Hausstaubmilbe ist Dermatophagoides pteronyssus weltweit in den meisten Haushalten verbreitet und lebt intramural saprophytär auf Bettzeug, Matratzen, Teppichen, Haustieren, Polstermöbeln, Textilien u. a. Das Vorkommen ist perennial mit saisonalen Schwankungen: maximale Milbenkonzentrationen im Spätsommer bis Herbst. Die optimale Temperatur für Vermehrung und Wachstum beträgt 25 °C (10–32 °C), die optimale Luftfeuchtigkeit 70–80 % (45–90 %). Die Milbe ist 250–450 µm groß und ernährt sich von organischem Material, insbesondere von menschlichen Hautschuppen, Tierepithelien und Schimmelpilzen. Hauptallergenquelle sind Milbenfaeces.

Glycyphagus destructor (Lepidoglyphus destructor, Heumilbe, Pflaumenmilbe, Vorratsmilbe)

Als Vorratsmilbe ist Glycyphagus destructor weltweit hauptsächlich in Ställen verbreitet und lebt intramural saprophytär auf Gras und Heu, Lebensmittelvorräten, Tierfutter u.a. Das Vorkommen ist saisonal, nur bei optimalen Bedingungen perennial: maximale Milbenkonzentrationen im Sommer. Die optimale Temperatur für Vermehrung und Wachstum beträgt 25 °C (25–35 °C), die optimale Luftfeuchtigkeit 90 % (60–100 %). Die Milbe ist 350–560 μm groß und ernährt sich von organischem Material, insbesondere Mehl, Reis, Schimmelpilzen, toten Insekten.

Tarsonemus (Chironemus)

Als Vorratsmilbe ist Tarsonemus weltweit hauptsächlich in Ställen verbreitet und lebt intramural saprophytär auf Gras und Heu, Lebensmittelvorräten und Tierfutter, vereinzelt ist sie auch im Hausstaub nachweisbar. Das Vorkommen ist saisonal, nur bei optimalen Bedingungen perennial: maximale Milbenkonzentrationen im Sommer. Die optimale Temperatur für Vermehrung und Wachstum beträgt 32 °C (7–37 °C), die optimale Luftfeuchtigkeit 90 % (60–100 %). Die Milbe ist 75–160 μm groß und ernährt sich von organischem Material, insbesondere Mehl, Reis, Schimmelpilzen.

Tyrophagus putrescentiae (Modermilbe)

Als Vorratsmilbe ist Tyrophagus putrescentiae weltweit in Haushalten verbreitet und lebt intramural saprophytär auf Lebensmittelvorräten, Tierfutter u.a. Das Vorkommen ist saisonal, nur bei optimalen Bedingungen perennial: maximale Milbenkonzentrationen im Sommer. Die optimale Temperatur für Vermehrung und Wachstum beträgt 32 °C (7–37 °C), die optimale Luftfeuchtigkeit 90 % (60–100 %). Die Milbe ist 280–415 μm groß und ernährt sich von organischem Material, insbesondere fetthaltigen Lebensmitteln (Käse, Eiern, Nüssen) und Schimmelpilzen.

Pilze (alphabetisch)

Die Zahl der tatsächlich existierenden Pilzarten ist unbekannt, da ihr äußeres Erscheinungsbild, ihr Stoffwechselverhalten und damit ihre Lebensbedingungen standortabhängig sind. Man schätzt, daß es etwa 250 000 verschiedene Arten gibt, von denen ca. 100 000 wissenschaftlich erfaßt sind. Die Mehrzahl der Pilze sind weltweit verbreitet und leben als Saprophyten von totem organischen Material oder parasitär auf und in Pflanzen, Tieren oder Menschen. Sie sind i.d.R. nicht wirtsspezifisch, sondern abhängig von den Lebensbedingungen vorhanden. Die meisten Pilze wachsen optimal bei einer Luftfeuchtigkeit von 90 % und Temperaturen von 20–25 °C.

Pilze werden oftmals in ihrer Gesamtheit als Schimmelpilze bezeichnet, was taxonomisch unkorrekt ist.

Die allergologisch relevanten Pilze können in 4 Unterabteilungen eingeteilt werden:

- Zygomycotina (Jochpilze): ca. 600 Arten, gehören zu den niederen Pilzen (Phycomycetes),
- Ascomycetes (Schlauchpilze): ca. 45 000 Arten, gehören zu den höheren Pilzen (Eumycetes),
- Basidiomycetes (Ständerpilze): ca. 30 000 Arten, geschlechtliche Sporen werden von der Basidie gebildet, gehören zu den höheren Pilzen (Eumycetes),
- Deuteromycetes (Fungi imperfecti): ca. 30 000 Arten.

Die Deuteromycetes sind höhere Pilze ohne bekanntes sexuelles Stadium. Zu ihnen gehört ein Großteil der allergologisch bedeutsamen Pilze. Werden bei neuen Untersuchungen geschlechtliche Sporen bei einer Art gefunden, muß die Art in eine andere Unterabteilung eingeordnet werden und bekommt einen neuen Namen. Dieser neue Name ist hier jeweils angegeben, die Art wird jedoch unter dem bekannten früheren Namen geführt.

Blastomycetes sind einzellige Formen der Deuteromycetes, von denen wiederum Hefen eine mikroskopisch kleine – primitive Form darstellen.

Hier soll nur eine Auswahl allergologisch bedeutender Pilze besprochen werden.

Alternaria alternata (Schwärzepilz)

Alternaria species sind weltweit häufig und in ca. 50 Arten anzutreffen. A. alternata ist einer der häufigsten Vertreter und lebt extra- und intramural saprophytär: Wandschimmel, Lebensmittelschimmel, Getreidesaat, Gemüse (schwarzgrünliche Flecken). In verschiedenen Böden und als häufiger Luftkeim vorhanden. Die Invasion erfolgt inhalativ oder nutritiv. Das Vorkommen ist saisonal: Sporenflug von Juni bis September (Hauptsporulation in der Mittagszeit). Die optimale Temperatur für Vermehrung und Wachstum beträgt 20–30 °C (2–35 °C), die optimale Luftfeuchtigkeit 90 % (85–99 %). A. alternata ist ein für Atemwegsallergien bedeutsamer Pilz.

Aspergillus species

Aspergillus species sind weltweit häufig und in ca. 300 Arten anzutreffen. Sie leben extra- und intramural saprophytär mit ubiquitärer Verbreitung: Boden, Wasser, Luft, Pflanzen, feuchte Wohnungen, Topferde, Klimaanlagen, Lebensmittel. Einige Arten (A. niger, A. oryzae) haben große Bedeutung bei der biotechnologischen Herstellung von Lebensmitteln und Arzneimitteln und werden somit häufig unerkannt nutritiv aufgenommen.

Einige Aspergillus species gehören zu den allergologisch bedeutendsten Pilzen, einige sind auch humanpathogen (A. fumigatus, A. flavus). Die Invasion erfolgt in der Regel inhalativ, z.T. auch nutritiv.

Als allergologisch bedeutsam gelten A. fumigatus, A. amstelodami, A. clavatus, A. flavus, A. glaucus, A. nidulans, A. niger, A. oryzae, A. penicilloides, A. repens, A. terreus, A. umbrosus und A. versicolor.

Botrytis cinerea (Grauschimmel)

B. cinerea ist der bedeutendste Vertreter der Gattung Botrytis, er ist weltweit verbreitet und lebt extra- und intramural saprophytär auf verwesenden Pflanzenresten und Lebensmitteln (Obst, Salat). Dazu ist er verantwortlich für die Edelfäule bei Weintrauben und auch in der Sauna anzutreffen. Er kommt in verschiedenen Böden und als häufiger Luftkeim vor. Die Invasion erfolgt inhalativ oder nutritiv, letzteres hauptsächlich durch Obst und Wein. Das Vorkommen ist saisonal: Sporenflug vor allem von Mai bis August (Hauptsporulation in der Mittagszeit). Die optimale Temperatur für Vermehrung und Wachstum beträgt 22–25 °C (< 0 [!!] – 35 °C), die optimale Luftfeuchtigkeit 93 % (85–100 %).

Chaetomium globosum (Schlauchpilz)

C. globosum ist der bedeutendste Vertreter der Gattung Chaetomium und weltweit verbreitet. Er lebt extra- und intramural saprophytär: Die Kulturen sind grauschwarz bis olivgrün. Der Pilz wächst auf zellulosehaltigem Material wie Holz, Papier und Stroh, er verursacht die „Stockflekken" auf feuchten Tapeten. Die Invasion erfolgt inhalativ, seltener nutritiv. Das Vorkommen ist perennial. Die optimale Temperatur für Vermehrung und Wachstum beträgt 18–24 °C.

Cladosporium species

Cladosporium species sind weltweit ausgesprochen häufig in ca. 500 Arten anzutreffen. Sie leben extra- und intramural saprophytär mit ubiquitärer Verbreitung: Boden, Wasser, Luft, abgestorbene Pflanzen, feuchte Wohnungen, Topferde, Klimaanlagen und Lebensmittel.

Cladosporien sind extramural i.d.R. in höherer Konzentration im Aeroplankton als intramural vorhanden und sind in Außen- und Innenluft fast immer die dominierende Mykoflora. Die Sporen werden in der Luft durch UV-Strahlung nicht zerstört und können über weite Strecken transportiert werden. Die jahreszeitliche Verteilung kann ausgesprochene saisonale Spitzen aufweisen: So ist eine Sensibilisierung auf C. cladosporioides und C. herbarum, welche als allergologisch bedeutsamste C. species gelten, oft nicht von einer Gräserpollenallergie zu unterscheiden, da in den Monaten Juli und August extrem hohe Sporenkonzentrationen im Aeroplankton vorkommen. Für beide sind zudem nutritive Sensibilisierungen beschrieben.

Curvularia species

C. species sind weltweit, vor allem in tropischen Regionen auf Gräsern und verschiedenen Getreidesorten anzutreffen. Hohe Sporenkonzentrationen treten in den Sommermonaten zur Zeit der Getreideernte auf. In geringer Sporenkonzentration auch intramural anzutreffen. C. species gelten allergologisch als mäßig relevant mit meist inhalativem, teilweise auch nutritivem Invasionsweg.

Fusarium species

F. species sind weltweit mit regional stark unterschiedlicher Ausprägung verbreitet. Sie kommen vor allem auf Getreide, Früchten, im Wasser und in der Luft vor. Das Maximum der Sporenkonzentration liegt in den Sommer- und Herbstmonaten, v.a. während der Getreideernte. In der Innenraumluft i.d.R. geringere Konzentrationen.

Die allergologische Relevanz ist regional unterschiedlich, der Invasionsweg meist inhalativ teils auch nutritiv. Allergologisch bedeutsame Spezies sind F. culmorum, F. solani, F. vasinfectum.

Mucor species

M. species sind weltweit als Bodenpilz, in kompostierendem Pflanzenmaterial, in Tierfaeces und auch in feuchten Wohnungen verbreitet. Der Invasionsweg ist hauptsächlich inhalativ, teils auch nutritiv. Allergologisch bedeutsame Spezies sind M. circinelloides, mucedo, pusillus, racemosus, spinosus.

Tierallergene (alphabetisch)

Hunde

Die Sensibilisierungshäufigkeit auf Hunde ist stark abhängig von der jeweiligen Rasse. So weisen Boxer und Schnauzer die höchsten Sensibilisierungsraten von ca. 30% (bei allergenexponierten Personen) auf, während z.B. Beagle und Schäferhunde nur Sensibilisierungsraten von ca. 5–7% aufweisen.

Allergenquelle sind in der Regel Hautepithelien, Haare, Exkremente und Speichel. Es sind 20 Antigene bekannt, das Majorantigen Can f I konnte erst kürzlich identifiziert werden.

Katze

Katzenallergene gehören zu den potentesten Inhalationsallergenen tierischen Ursprungs, eine Katzenallergie ist in Europa die häufigste Tiersensibilisierung. Das Majorallergen Fel d I und 18 weitere Allergene sind bekannt. Lange Zeit ging man davon aus, daß Fel d I aus dem Speichel und den Talgdrüsen des Tieres stammt und die Katzenhaare mit diesem Allergen erst durch Lecken des Fells und Absonderungen der Talgdrüsen kontaminiert werden. Neuere Untersuchungen konnten anhand von Proteinsequenzanalysen nun jedoch zeigen, daß Fel d I in der Haut der Katze gebildet wird (6). Dies ist von praktischer Bedeutung, da somit eine Verringerung der Allergenkonzentration auf der Katze durch häufiges Waschen möglich ist. Wäre das Katzenfell jedoch sekundär durch Speichel kontaminiert worden, wäre das Waschen der Katze nicht sinnvoll gewesen, da Katzen bekanntermaßen nach dem Waschen zu andauerndem Lecken des Fells neigen.

Fel d I ist in der Regel an kleine Schwebepartikel von 5–10 μm Durchmesser gebunden, sedimentiert daher nur sehr langsam und verbleibt somit sehr lange in der Atemluft des Menschen. Sensibilisierungshäufigkeiten von ca. 55% bei exponierten Personen werden beschrieben, Kreuzallergien bestehen mit fast allen Hauskatzenarten und vielen Wildkatzen.

Meerschweinchen

Meerschweinchen sind bedeutende Inhalationsallergenerzeuger. Die Sensibilisierungshäufigkeit bei exponierten Personen beträgt ca. 60%. Als Allergenquelle ist der Urin potenter als die Fellhaare.

Pferde

Pferde sind als Allergenquellen bedeutend. Die Sensibilisierungshäufigkeit bei exponierten Personen beträgt fast 50%. Die häufige Verwendung von Pferdehaar für Füllungen von Matratzen, Polstermöbeln, für Pferdehaardecken u.a. machte Pferdeallergen lange Zeit auch als Innenraumallergen bedeutsam. Dies ist jedoch stark rückläufig. Allergenquelle sind Pferdeepithel, weniger Exkremente und Speichel. Es existieren 23 bekannte Antigene, das Majorantigen ist Ag11.

Vögel

Bei Vögeln sind Exkremente und Federn die wichtigste Allergenquelle. Bedeutende Innenraumallergenerzeuger sind Wellensittiche und andere Sitticharten, mit zunehmender Bedeutung auch Papageien. Die Sensibilisierungshäufigkeit exponierter Personen auf Wellensittichallergen soll ca. 10% betragen, auf Papageienallergen ca. 16%.

Auch Tauben erzeugen bedeutsame Allergene. Klinisch bedeutsame Allergien entwickeln hauptsächlich Personen mit hoher Allergenexposition (Hobbyzüchter usw.)

Es besteht eine offensichtliche Kreuzallergenität zwischen Allergenen aus Vogelfedern und Hühnerei: **Vogel-Ei-Syndrom**.

Literatur

1 Frohne, D., U. Jensen.: Systematik des Pflanzenreichs: unter besonderer Berücksichtigung chemischer Merkmale und pflanzlicher Drogen, 4. Auf. Fischer, Stuttgart 1992
2 Grampp, E.G.: Beeinflussung von Lebensmitteltechnologien, des Genußwertes und des Nährwertes bestimmter Lebensmittel durch Enzyme. Ernährungsumschau 27 (1980) 9–15
3 King, P., D. Hoffmann, H. Løwenstein, D.G. Marsh, A.E. Platts-Mills, W. Tomas: Allergen Nomenclature. J. Allergy clin. Immunol. (1995) 5–14
4 Klimek, L.: Die immunregulative Wirkung zellulärer Rezeptormoleküle am Beispiel des HLA – II – Rezeptors in der Nahrungsmittelallergie. Allergologie 15 (1992) 176–179
5 Klimek, L., R. Mösges, N. Schnitzler, M. Bartsch: HLA antigens in food allergy with rhinological symptoms. J. Allergy clin. Immunol. 4 (1992) 335–337
6 Morgenstern, J., I. Griffith, A. Bauer et al.: Determination of the amino acid sequence of Fel d I, the major allergen of the domestic cat: protein sequence analysis and DNA cloning. Proc. nat. Acad. Sci. 88 (1991) 9690
7 Reed, G., H.J. Rehm: Food and Feed Production with Microorganisms. Biotechnology, Vol. 5. Verlag Chemie, Weinheim 1983
8 Strasburger, E.: Lehrbuch der Botanik für Hochschulen, 33. Aufl. Neubearb. von P. Sitte. Fischer, Stuttgart 1991
9 Wahl von, P.G.: Methoden der Pollenbestimmung. In: Vorträge und Berichte des 1. europäischen Pollenflug-Symposiums, Königswinter, 20. – 21.03.1987
10 Wüthrich, B., T. Hofer.: Nahrungsmittelallergie: das „Sellerie-Beifuß-Gewürz-Syndrom“. Dtsch. med. Wschr. 109 (1984) 981–986

5 Herstellung und Standardisierung von Allergen-Impfstoffen

J. N. Larsen, R. J. J. van Neerven und H. Løwenstein

Einleitung

Allergen-Impfstoffe und ihre Komponenten werden für die spezifische Diagnose sowie die Behandlung atopischer Erkrankungen und indirekt für den Nachweis von Umweltallergenen verwendet. Zu den Diagnoseverfahren gehören die In-vivo-Diagnose, insbesondere Hauttests, und die In-vitro-Diagnose in Form automatisierter Festphasen-Immunoassays oder manuell durchgeführter Labortests. Darüber hinaus kommen Allergenextrakte bei der kausalen Behandlung allergischer Erkrankungen, also der spezifischen Allergieimpfung, zur Anwendung.

Allergenextrakte sind wäßrige Extrakte aus allergenhaltigem Ausgangsmaterial, wie etwa Pollen, Tierhaare und Tierhautschuppen, Milbenkulturen oder Pilzmyzelien und Sporen. Da bislang keine strukturelle Eigenschaft zur Definition eines Allergens beschrieben wurde, kommt das funktionale Kriterium eines Allergens – nämlich seine Fähigkeit, eine IgE-Reaktion hervorzurufen – zur Anwendung. Alle Aeroallergene sind Proteine, werden von Partikeln vergleichbarer Größe verbreitet und sind leicht wasserlöslich. Diese Eigenschaften stehen mit einem Konzept im Einklang, bei dem die Partikel, die die Allergene mitführen, inhaliert und auf der Schleimhautoberfläche der unteren Luftwege extrahiert werden, um dann das Immunsystem des Patienten zu stimulieren. Das Allergen wird somit durch das Immunsystem des einzelnen Patienten definiert. Durch diese Definition hat jedes immunogene Protein, d.h. Antigen, im allergenen Ausgangsmaterial ein allergenes Potential. Wenngleich die meisten allergischen Patienten IgE-Spezifität für eine relativ begrenzte Anzahl von Major-Allergenen aufweisen, ist bei der Untersuchung großer Patientenzahlen deutlich geworden, daß wesentlich mehr Proteine an IgE binden (Abb. 5.**1**). Somit nähert sich die Anzahl der Allergene in einem bestimmten Ausgangsmaterial der Gesamtzahl der Antigene an, und jedes Antigen hat das Potential, eine IgE-Reaktion hervorzurufen.

Ein wichtiges Thema bei der Herstellung von Allergenextrakten ist daher die Gewährleistung einer adäquaten Komplexität der Zusammensetzung. Diese muß die Zusammensetzung der wasserlöslichen Bestandteile des allergenen Ausgangsmaterials widerspiegeln.

Ein weiterer bedeutender Aspekt ist die Standardisierung der Extraktstärke. Die Allergenextrakte sind nicht nur komplexe Mischungen, sie werden auch aus natürlichen Quellen gewonnen, deren relative Zusammensetzung bekanntermaßen starke Schwankungen aufweist. Die Techniken zur Gewinnung und Kontrolle von Extrakten, die alle potentiellen Allergene enthalten und irrelevante Materialien ausschließen, und zwar unter Bedingungen, die alle biologischen Aktivitäten aufrechterhalten, sind nicht unkompliziert und erfordern eine Standardisierung.

Die Produktion eines Allergenextraktes mit optimaler Komplexität und konstanter Zusammensetzung zu gewährleisten, ist theoretisch einfach, aber in der Praxis äußerst schwierig. Dieses Kapitel befaßt sich mit der Kontrolle des Ausgangsmaterials und der Herstellung von Extrakten, ihrer Standardisierung und den Perspektiven für die Zukunft der Allergenextrakte.

Herstellung von Allergen-Impfstoffen

Ausgangsmaterialien

Inhalationsallergene kommen in Luftschwebstoffen vor und stammen aus natürlichen Allergenquellen. Die Partikel werden inhaliert und stellen das Material dar, dem der Mensch ausgesetzt ist. Das Ziel bei der Auswahl von Rohmaterialien für die Produktion von Allergenextrakten ist Materialien zu erhalten, die dieselben aktiven Allergene in handhabbarer Form enthalten. In den meisten Fällen ist das optimale Ausgangsmaterial recht einfach zu identifizieren. In einigen Fällen

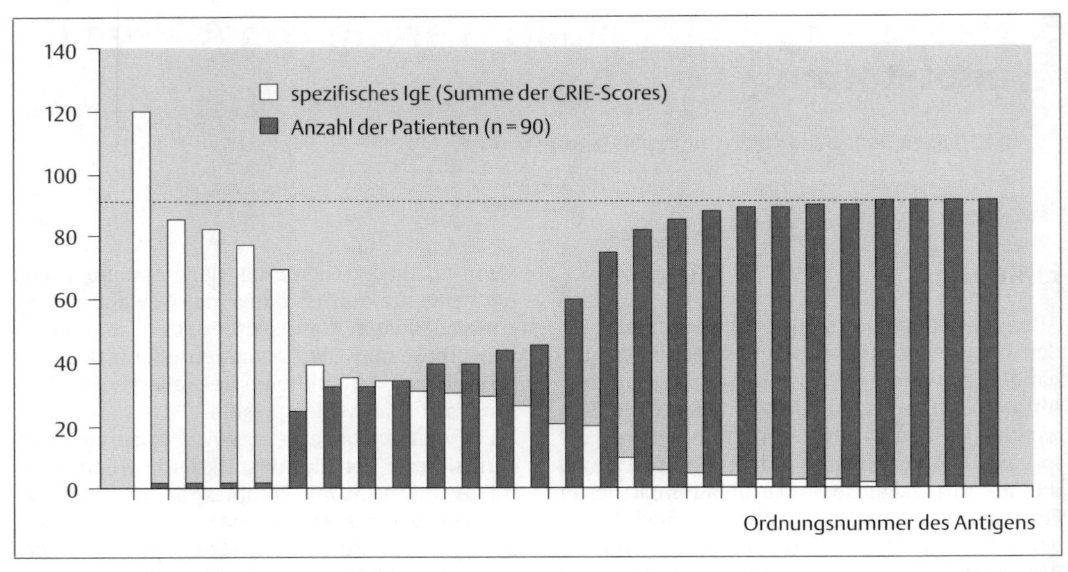

Abb. 5.**1** Komplexität der Patientenantwort auf die Gabe von Allergenextrakten. Serumproben von 90 Gräserpollen-Allergikern wurden mit der gekreuzten Radiominiumelektrophorese (CRIE) unter Einsatz eines Allergenextraktes von Wiesenlieschgras (Phleum pratense) analysiert. Den radioaktiv markierten Allergen-IgE-Präzipitaten für jeden Patienten wird ein Score in Abhängigkeit von der Intensität der Schwärzung des Autoradiogramms zugeordnet. Auf diese erhält man ein graduiertes Maß für die spezifische IgE-Interaktion jedes einzelnen Patienten mit jedem einzelnen Allergen. Die Scores für jedes Allergen wurden aufsummiert und die Antigene vom Antigen mit dem höchsten bis zum Antigen mit dem niedrigsten Score auf der Ordinate angeordnet. Die weiße Säule im Diagramm enthält daher die IgE-Scores von allen Patienten für das betreffende Antigen. Die zweite Säule symbolisiert die kumulierte Anzahl der Patienten, die ausschließlich auf das betreffende Allergen mit IgE reagieren. Alle Antigene, die links von dem betreffenden Allergen erscheinen, müssen in einem Allergenextrakt enthalten sein, damit die entsprechende Anzahl von Patienten (Höhe der schwarzen Säule) alle auf den derartig zusammengesetzten Allergenextrakt ansprechen.
Beispiele: Ein hypothetischer Extrakt, der die 6 wichtigsten Allergene enthält, wird alle IgE-Spezifitäten für 32 der Patienten abdecken. 22 Allergene sind erforderlich, um alle IgE-Spezifitäten von allen 90 Patienten abzudecken

ist die Allergenquelle jedoch nach wie vor umstritten, z.B. Speichel/Fell/Haar und Hautschuppen von Katzen oder Urin/Haar und Hautschuppen von Mäusen. Die Ausgangsmaterialien müssen sorgfältig ausgewählt werden, um einerseits Spezifität zu gewährleisten und andererseits dafür zu sorgen, daß alle relevanten Allergene in ausreichenden Mengen vorkommen (30).

Die Gewinnung des Ausgangsmaterials sollte von qualifizierten Personen durchgeführt werden. Außerdem muß der Hersteller der Allergenextrakte angemessene Maßnahmen anwenden, um durch geeignete Sammeleinrichtungen die Identität und Qualität des Ausgangsmaterials sicherzustellen. Das bedeutet, daß nur speziell untersuchte allergene Ausgangsmaterialien, die keine vermeidbaren Fremdsubstanzen enthalten, in der Herstellung von Allergenextrakten zum Einsatz kommen sollten. Mittel zur Identifizierung und Grenzwerte für Fremdmaterialien müssen festgelegte Akzeptanzkriterien für jedes Ausgangsmaterial erfüllen. Wenn Identität und Reinheit sich nicht durch direkte Untersuchung des Quellenmaterials feststellen lassen, müssen andere geeignete Methoden zur Rückverfolgung der Materialien bis zu ihrem Ursprung angewendet werden; dazu gehören eine vollständige Kennzeichnung und Bescheinigung seitens kompetenter Sammeleinrichtungen. Die Methoden zur Verarbeitung und Lagerung der Ausgangsmaterialien müssen gewährleisten, daß keine unbeabsichtigten Substanzen – einschließlich

Mikroorganismen – in die Materialien gelangen. Wo immer dies möglich ist, sollten Ausgangsmaterialien frisch verwendet oder in einer Weise gelagert werden, die eine Zersetzung auf ein Minimum beschränkt oder gänzlich verhindert. In Aufzeichnungen müssen die Ausgangsmaterialien so detailliert wie moglich beschrieben werden, und zwar unter Angabe von Einzelheiten zu Herkunft, Vorbehandlung und Lagerung.

Pollen

Die natürliche Quelle von Inhalationsallergenen aus Pflanzen sind Pollen. Pollen können durch Sammeln in der Natur oder aus kultivierten Feldern oder Gewächshäusern gewonnen werden. Die Gewinnung kann nach mehreren Methoden erfolgen, beispielsweise Absaugen oder Trocknen der Blütenköpfe, um diese dann zu mahlen. Darüber hinaus können Pollen gereinigt werden, indem man sie durch Siebe verschiedener Korngröße gibt oder durch einen Flotationsprozeß laufen läßt. Schließlich werden die Pollen unter kontrollierten Bedingungen getrocknet und in geschlossenen Behältern bei 4 °C gelagert. Das maximal zulässige Niveau der Kontamination mit Pollen anderer Spezies liegt bei einem Prozent der Gesamtzahl. Die Pollen sollten möglichst keine Verunreinigungen von Blüten und Pflanzen aufweisen, wobei der Grenzwert bei 5 Gewichtsprozent liegt. Die Pollen können große Variation hinsichtlich ihrer Zusammensetzung in Abhängigkeit von Saison und Standort aufweisen. Um eine relativ konstante Zusammensetzung zu erreichen, können Ernten aus mehreren Jahren und von verschiedenen Standorten für die Produktion von Allergenextrakten zusammengefaßt werden.

Milben

Um Milbenallergenextrakte herzustellen, werden Milben in reinen Kulturen gezüchtet. Ausgangsmaterialien für Milbenallergenextrakte sind entweder reine Milbenkörper oder Gesamtmilbenkulturen. Der Vorteil des WMC-Extraktes liegt darin, daß er das gesamte Material enthält, dem der gegen Milben allergische Patient unter natürlichen Bedingungen ausgesetzt ist. Der Vorteil des PMB-Extraktes hingegen ist, daß keine Bestandteile des Kulturmediums enthalten sind. Der WMC-Extrakt enthält Material von Milbenkörpern, Eiern, Larven und Kotpartikel sowie Milbenzersetzungsmaterial und Komponenten aus dem Kulturmedium, für die nachgewiesen werden muß, daß sie nicht allergen sind. Der PMB-Extrakt enthält ausschließlich Material, das aus Milbenkörpern, einschließlich Eiern und Fäkalien, extrahiert wurde. Die relative Konzentration von Allergenen der Gruppe 1 und 2 hängt von den Ausgangsmaterialien ab. Klinische Prüfungen, in denen Extrakte auf WMC- und PMB-Basis untersucht wurden, haben jedoch gezeigt, daß die beiden Extrakttypen eine ähnliche klinische Wirksamkeit bei der spezifischen Allergieimpfung besitzen (47).

Säugetiere

Allergene von Säugetieren können aus verschiedenen Quellen stammen, z.B. Haar, Hautschuppen, Serum, Speichel oder Urin. Welchen Allergenen der Mensch ausgesetzt ist, hängt vom normalen Verhalten des Tiers ab. Daher läßt sich die optimale Quelle für Allergene von Säugetieren nicht allgemein bestimmen, und in vielen Fällen ist dieser Aspekt strittig. Die meisten Allergene kommen jedoch im Fell vor, entweder in den Hautschuppen oder aus Körperflüssigkeiten. In jedem Fall sollten Ausgangsmaterialien nur von Tieren gewonnen werden, die nach Untersuchung durch einen Veterinär zum Zeitpunkt der Gewinnung für gesund erklärt werden. Wenn möglich, sollte das Tier vor der Entnahme sorgfältig gewaschen und dann in einer sauberen Umgebung gehalten werden, bis das Ausgangsmaterial entnommen wurde. Wenn tote Tiere oder Felle zum Einsatz kommen, sind einige zusätzliche Erfordernisse zu beachten: Die Bedingungen bei der Lagerung müssen die Post-mortem-Zersetzung auf ein Minimum begrenzen, bis die Ausgangsmaterialien entnommen sind. Die Ausgangamaterialien dürfen keine sichtbaren Spuren von Blut, Serum oder anderen extrahierbaren Materialien aufweisen. Das optimale Ausgangsmaterial sind häufig Hautschuppen. Haarproteine sind unlöslich, und daher ist es nicht besonders günstig, ausschließlich Haar für die Herstellung von Allergenextrakten von Säugetieren zu verwenden. Auch ein ganzes Fell würde eine Erhöhung des Anteils der Serumproteine bewirken, die im allgemeinen geringe allergene Aktivität aufweisen. Sofern dies möglich ist, sollte die Verwendung von Speichel und/oder Urin als Ausgangsmaterial in Erwägung gezogen werden.

Aufgrund der quantitativen Unterschiede in der Ausbeute der Allergene von verschiedenen

Hunderassen wird empfohlen, mindestens fünf verschiedene Rassen als Ausgangsmaterialien heranzuziehen. Darüber hinaus muß dieselbe Kombination von Hunderassen von Charge zu Charge verwendet werden.

Insekten

Die optimale Quelle für Insektenallergene hängt von der natürlichen Expositionsroute ab, d. h. Inhalation, Biß oder Stich. Wo ganze Insekten oder Insektenabfälle inhaliert werden, wird der ganze Insektenkörper als Allergenquelle herangezogen. Bei beißenden oder stechenden Insekten ist der Speichel bzw. das Gift die geeignete Allergenquelle.

Pilze

Rohmaterialien werden durch Zucht der Pilze unter kontrollierten Bedingungen gewonnen. Die gesammelten Rohmaterialien sollten Pilzmyzelien und Sporen enthalten. Aufgrund der Schwierigkeiten bei der Aufrechterhaltung einer konstanten Zusammensetzung von Pilzkulturen empfiehlt es sich, einen Extrakt aus mindestens fünf unabhängigen Kulturen derselben Spezies herzustellen. Die Produktion des Ausgangsmaterials erfolgt unter aseptischen Bedingungen, um das Risiko einer Kontamination durch Mikroorganismen oder andere Pilze einzudämmen. Das Impfgut wird aus etablierten Pilzkulturbanken beschafft, d. h. American Type Culture Collection (ATCC) oder Central Bureau Schimmelcultures (CBS). Das Kulturmedium sollte synthetisch sein oder zumindest keine antigenen Bestandteile, d. h. Proteine, enthalten. Wenn die Kultur vor dem Extrahieren abgetötet wird, ist darauf zu achten, daß die Konformation der Proteine nicht zerstört wird. Zu den Kontrollen während der Produktion von Allergenextrakten aus Pilzen gehören Tests auf bekannte Toxine.

Nahrungsmittel

Nahrungsmittel stellen ein vielfältiges Gebiet der Allergencharakterisierung dar, und das Angebot von standardisierten Allergenextrakten ist begrenzt. Nahrungsmittel stehen häufig in verschiedenen Sorten zur Verfügung, die unter vielen unterschiedlichen Bedingungen erzeugt bzw. gezüchtet werden, je nach den geographischen Regionen, aus denen sie stammen.

Darüber hinaus werden Nahrungsmittel haufig vor der Aufnahme gekocht, und die Kochverfahren sind alles andere als standardisiert. Als Folge variiert die qualitative und quantitative Zusammensetzung der Allergene erheblich (25).

Im Idealfall sollten Allergenextrakte aus Nahrungsmitteln lokale Sorten, Bedingungen und Gewohnheiten bei der Kultivierung, Ernte, Lagerung und dem Kochen der Nahrungsmittel berücksichtigen. Nahrungemittel stammen jedoch immer häufiger aus entfernten Teilen der Welt. Die beste Lösung liegt darin, Ausgangsmaterialien aus möglichst vielen Quellen zu kombinieren und somit die Variation bei möglichst vielen Parametern zu berücksichtigen.

Ein weiteres Problem in der Herstellung von Allergenextrakten aus Nahrungsmitteln sind natürliche oder mikrobielle Toxine, Pestizide, Antibiotika, Konservierungsmittel und Zusatzstoffe in vielen Nahrungsmitteln, die im Herstellungsprozeß eventuell konzentriert werden. Daher ist ökologisch erzeugtes Ausgangsmaterial zu bevorzugen.

Wäßrige Allergenextrakte

Die Produktion von Allergenextrakten beinhaltet eine Reihe von Beschränkungen hinsichtlich der Auswahl des Ausgangsmaterials und der physikalisch-chemischen Bedingungen während des Extraktionsverfahrens. Der Prozeß darf die Proteine/Allergene nicht denaturieren und die Zusammensetzung, einschließlich des quantitativen Verhältnisses zwischen den einzelnen Komponenten, nicht verändern. Das Extrahieren sollte unter Bedingungen erfolgen, die – hinsichtlich des pH-Wertes und der Ionenstärke – den physiologischen Bedingungen ähneln und mögliche proteolytische Zersetzung und Mikrobenwachstum unterdrücken. Daher sollte das Extrahieren bei niedrigen Temperaturen und möglichst in Gegenwart von Substanzen erfolgen, die Bakterien- und Pilzwachstum verhindern (29).

Die Zeit, die man für die Herstellung eines repräsentativen Extraktes benötigt, ist stets ein Kompromiß zwischen Zersetzung/Denaturierung und Ausbeute. Darüber hinaus empfiehlt es sich im allgemeinen, den Anteil nicht antigenen Materials mit einer niedrigen relativen Molekülmasse – d. h. unter 5000 Da – im endgültigen Extrakt auf ein Minimum zu beschränken. Dies ist mit Dialyse, Ultrafiltration oder Ausschlußchromatografie möglich. Jegliche Substanz, die aus dem endgültigen Extrakt ausgeschlossen wird, muß als nicht allergenes Material bestätigt werden. Das Herstellungsverfahren muß die Beurteilung bekannter Toxine, Viruspartikel, Mikroorganismen, freier Histamine usw. einbeziehen und bestätigen, daß die jeweilige Konzentration unterhalb definierter Grenzwerte liegt.

Der endgültige Extrakt muß unter Bedingungen gelagert werden, die die allergene Aktivität aufrechterhalten oder ihre Minderung wesentlich reduzieren, und zwar durch Lyophilisierung des Extraktes oder durch Lagerung bei niedrigen Temperaturen, d. h. –20 °C bis –80 °C, möglichst in Gegenwart von Stabilisatoren, wie etwa 50%igem Glyzerol oder nicht allergenen Proteinen, d. h. menschlichem Serumalbumin.

Die am häufigsten verwendeten Extraktionsmedien sind wäßrige Puffersysteme mit einem pH-Wert von 6,0 bis 9,0 und einer Ionenstärke von 0,05 bis 0,2. Im allgemeinen sind nichtwäßrige Lösungsmittel aufgrund des Risikos der Proteindenaturierung zu vermeiden.

Modifizierte Allergenextrakte

Das Konzept der traditionellen Immuntherapie zur Behandlung allergischer Erkrankungen wurde ursprünglich von Freeman und Noon im Jahre 1911 eingeführt (10). Es fand seitdem breite Anwendung bei der Behandlung allergischer Erkrankungen. Schrittweise erhöhte Dosen des relevanten Allergenextraktes werden subkutan injiziert und haben eine gut dokumentierte Verbesserung der klinischen Parameter zur Folge. Die Vorteile für den Patienten sind von der Dosis des verabreichten Antigens abhängig. Die maximale Dosis, die bei einem einzelnen Patienten zur Anwendung kommen kann, ist jedoch durch die Gegenwart von spezifischem IgE beschränkt, das die Kreuzvernetzung der Fc_{ε}RI-Rezeptoren an basophilen Leukozyten und Mastzellen ermöglicht und das Risiko allgemeiner anaphylaktischer Reaktionen nach sich zieht, wenn die Antigenkonzentration bestimmte Grenzwerte überschreitet.

Abgesehen von der Anwendung wiederholter Injektionen, die in der traditionellen Immuntherapie zu höheren kumulativen Dosen führen, sind Anstrengungen unternommen worden, die sich auf eine physikalische oder chemische Modifikation der Allergenextrakte konzentrieren, um diese Beschränkung zu umgehen. Zur physikalischen Modifikation gehört die Adsorption der Allergene an anorganische Gele, wie etwa Aluminiumhydroxid, um einen Depoteffekt zu erreichen, der eine langsame Freisetzung des Allergens ermöglicht. Eine Form der chemischen Modifikation ist die Kreuzvernetzung der Allergene durch Behandlung mit Substanzen wie etwa Formaldehyd mit der Absicht, die allergene Reaktivität zu verringern, ohne das Immunisierungspotential aufzugeben. Man nennt derart modifizierte Allergene „Allergoide". Andere Typen der Modifikation sind beispielsweise der Einsatz teilweise abgebauter Allergene oder die chemische Bindung an Polymere, wie etwa Polyethylenglykol.

Physikalische Modifikation von Allergenen

Eine Form der physikalischen Modifikation von Allergenen ist die Adsorption des Allergenextraktes an unlösliche Komplexe anorganischer Salze, wie etwa Aluminiumhydroxid oder Calciumphosphat. Aluminiumhydroxid oder $Al(OH)_3$ eignet sich insbesondere für Impfungen und kommt in der Human- und Tiermedizin zum Einsatz (4). Die Vorteile basieren auf zwei Eigenschaften der Komplexe, dem Depoteffekt und dem Adjuvanseffekt. Die Allergene gehen feste Bindungen mit den anorganischen Komplexen ein, was zu einer langsamen Freisetzung der Proteine führt. Dadurch können die Allergenkonzentrationen im Gewebe gesenkt und das Risiko systemischer Nebenwirkungen eingedämmt werden. Darüber hinaus reduziert der Depoteffekt die Anzahl der erforderlichen Injektionen im Verlauf der spezifischen Allergieimpfung. Wenngleich die Signifikanz des Adjuvanseffektes nicht geklärt ist, wurden im Vergleich zu löslichen Extrakten höhere Konzentrationen von IgG-Antikörpern beobachtet, wenn an Aluminiumhydroxid adsorbierte Extrakte für die spezifische Allergieimpfung eingesetzt wurden. Lokalreaktionen nach den Verabreichungen waren in diesem Falle ausgeprägter. Die Anzahl beobachteter lokaler und systemischer Reaktionen war allerdings insgesamt geringer, verglichen mit wäßrigem Extrakt (26).

Zubereitung eines an Aluminiumhydroxid adsorbierten Extraktes: Aluminiumhydroxid steht als stabiles viskoses homogenes Gel mit einer hohen Kapazität für nichtkovalente Bindung von

Proteinen zur Verfügung. Die Adsorption erfolgt durch einfaches Mischen von Extrakt und Gel. Nach einigen Minuten bei Raumtemperatur ist die Adsorption abgeschlossen. Die Pufferbedingungen müssen kontrolliert werden, da die Bindungskapazität mit der Pufferzusammensetzung, dem pH-Wert und anderen Zusatzstoffen variiert.

Der Allergenextrakt muß vor der Adsorption standardisiert werden, da der unlösliche Komplex schwer zu analysieren ist. Aus demselben Grunde ist es auch schwierig, die Menge des adsorbierten Proteins zu bestimmen. In der Praxis wird eine bekannte Menge eines standardisierten Allergenextraktes adsorbiert, wonach der Komplex durch Zentrifugation präzipitiert und die Menge des ungebundenen Proteins bestimmt wird. Der Allergenhersteller muß Kriterien spezifizieren, nach denen Chargen oberhalb bestimmter Grenzwerte für ungebundenes Protein verworfen werden, da verschiedene Allergene mit unterschiedlicher Effizienz an den Komplex gebunden werden. Wenn also eine große Fraktion des Extraktes nicht gebunden wurde, stimmt die relative Zusammensetzung des komplexierten Extraktes eventuell nicht mit der Zusammensetzung des standardisierten Extraktes überein. Die Bindungskapazität von Alhydrogel (Superfos, Vedbæk, Dänemark) wurde mit einem Serumpool aus 1000 Blutspenden untersucht (48). Die Bindungskapazität von 14 individuellen Serumproteinen variierte zwischen 0,5 μg und 100 μg pro mg Alhydrogel für IgM bzw. IgG. Es war keine Korrelation zwischen der Bindungskapazität und der Nettoladung, der relativen Molekülmasse oder dem Kohlenhydratgehalt der Proteine feststellbar. Die Adsorptionskapazität spiegelt eventuell die Oberflächendichte von Paaren neutralisierender Aminosäuren wider, d. h. Carboxylguanidinium und Carboxyl-ε-Aminogruppen. Dieser Parameter ist relativ unbekannt und läßt sich auch aus der Primärsequenz des Allergens nicht vorhersagen. In jedem Fall muß die Bindungsfähigkeit daher empirisch festgestellt werden.

Chemisch modifizierte Allergene

Bei nativen Extrakten für die spezifische Allergieimpfung ist die Verbesserung der Symptome des Patienten deutlicher, wenn höhere Allergendosen gegeben werden. Die verabreichte Allergendosis ist jedoch durch das Risiko systemischer Reaktionen begrenzt, das mit der erhöhten Allergendosis ebenfalls zunimmt. Darüber hinaus ist eine erfolgreiche Allergieimpfung häufig von einem Anstieg des allergenspezifischen IgG begleitet. Diese Ergebnisse führten zu dem Konzept, daß man das Allergen so modifizieren könnte, daß die allergene Reaktivität, d. h. die IgE-Bindung, reduziert wird und gleichzeitig die Immunogenität beibehalten wird. Damit waren höhere Dosen ohne das Risiko systemischer Reaktionen möglich, was höhere Konzentrationen des allergenspezifischen IgG und ein besseres Resultat der spezifischen Allergieimpfung zur Folge hätte (32).

Formaldehyd wurde lange Zeit für die Entgiftung bakterieller Toxine bei der Entwicklung von Impfstoffen verwendet. So haben etwa Marsh und seine Mitarbeiter eine Behandlung der Allergene mit Formaldehyd für die Allergieimpfung erfolgreich angewendet (32). Die Allergene werden mit Formaldehyd inkubiert, und man erhält die sog. „Allergoide", kovalent gebundene Allergenkomplexe mit hoher relativer Molekülmasse. Verbindungen mit ähnlichen immunologischen Eigenschaften können auch mit Glutaraldehyd hergestellt werden. In diesem Abschnitt werden hauptsächlich die mit Formaldehyd hergestellten „Allergoide" beschrieben. Das Konzept, das hinter der reduzierten Allergenität der „Allergoide" steht, umfaßt **drei Aspekte:**

- Die großen Polymerstrukturen enthalten versteckte antigene Determinanten, d. h. Epitope, die nicht mit IgE reagieren können, das an Fc_{ε}-RI auf der Oberfläche von Mastzellen des Gewebes gebunden ist.
- Gleiche Gewichtsmengen polymerer Allergene würden eine geringere „Epitopenkonzentration" aufweisen als native Allergene und somit die Fähigkeit der Kreuzvernetzung von IgE an Mastzellen reduzieren.
- Schließlich würden Polymere mit hoher relativer Molekülmasse langsamer durch das Gewebe diffundieren als kleine Monomere.

Zubereitung von chemisch modifizierten Allergenen: Viele Allergene sind thermisch labil und lassen sich somit nicht ohne weiteres in das Standardverfahren der Inkubation mit Formaldehyd bei erhöhten Temperaturen einbeziehen. Statt dessen kommt ein zweistufiges Verfahren zur Anwendung (33): Der erste Schritt ist eine Inkubation mit 2 M Formaldehyd bei 10 °C in einem wäßrigen Puffer mit einem pH = 7,5, die zu einer stabilisierten Zwischenform führt. Nach 16 Tagen wird die Reaktion vierfach verdünnt und weitere 16 Tage lang bei 32 °C inkubiert. Der erste Schritt bei einer niedrigen Temperatur führt zu begrenzter inter- und intramolekularer Kreuzvernetzung. Dadurch wird die native Konformation des Allergens bei minimaler thermischer Denaturierung selbst thermisch labiler Allergene stabilisiert. Die Konformation der stabilisierten Zwischenform ist stabil und kann bei erhöhter Temperatur mit minimalem Verlust der Konformationsepitope weiter kreuzvernetzt werden.

Das restliche Formaldehyd wird durch Dialyse beseitigt. Das „Allergoid" wird schließlich in stabilisierter Form durch Zugabe von 50%igem Glyzerol oder lyophilisiert vertrieben.

Andere Modifikationen

Es sind Versuche unternommen worden, die allergene Reaktivität durch Einsatz denaturierter oder degradierter Antigene oder Peptide zu reduzieren. Verglichen mit den nativen Allergenen, war die Wirkung jedoch geringer. Diese Präparationen weisen eine reduzierte allergene Reaktivität auf, haben aber auch eine wesentlich geringere Immunisierungskapazität, was zu einer unzureichenden Stimulierung der schützenden Immunreaktion führt – dem nützlichen Effekt, der sich im Anstieg des spezifischen IgE äußert und zu einer erfolgreichen Allergieimpfung gehört.

Ein anderer Ansatz basierte auf Allergenen, die chemisch an biologisch abbaubare Polymere gebunden werden, wie etwa (Methoxy)-Polyethylenglykol, (m)-PEG oder D-Glutaminsäure, D-Lysin (DGL) Copolymer oder andere nichtimmunogene Polymere. Aus Versuchen mit Mäusen wurde postuliert, daß solche Verbindungen die IgE-Biosynthese beim Menschen unterdrücken würden (24). Klinische Studien am Menschen waren jedoch entmutigend. Der Effekt im Mausmodell ist nicht auf Allergene mit diesem Typ der Modifikation beschränkt, sondern auf extrem hohe Dosen zurückzuführen. Er funktioniert eventuell ähnlich wie die peptidvermittelte „Anergie"-Induktion von T-Zellen in vitro (50). Ein gemeinsamer Aspekt all dieser Ansätze ist die Verwendung extrem hoher Dosen, was ihre klinische Anwendung beim Menschen unwahrscheinlich macht.

Standardisierung von modifizierten Allergenextrakten

Die meisten Techniken, die für die Charakterisierung und Standardisierung von Allergenextrakten zur Anwendung kommen, eignen sich nicht für modifizierte Allergenextrakte. Es empfiehlt sich daher, den Allergenextrakt zu standardisieren, bevor er modifiziert wird. Die Reproduzierbarkeit des Modifikationsprozesses muß durch Methoden dokumentiert werden, die spezifisch für das jeweilige Verfahren sind.

Die Standardisierung wäßriger Allergenextrakte wird an anderer Stelle in diesem Kapitel erörtert. Eine kurze Darstellung der Methoden, die sich für die Dokumentation des Modifikationsprozesses von an Aluminiumhydroxid adsorbierten und mit Formaldehyd behandelten Allergenextrakten eignen, folgt an dieser Stelle.

Der Proteingehalt ist ein wichtiges Maß für die Normalisierung anderer Aktivitäten, beispielsweise RAST-Hemmkapazität per Lowry-Einheit des Proteins. Der Proteingehalt selbst eignet sich jedoch nicht als Standardisierungsparameter. Die Bestimmung der Reduzierung der Anzahl primärer Aminogruppen liefert einen guten Hinweis auf den Umfang der Modifikationen in aldehydbehandelten Allergenextrakten. Aldehyde reagieren bevorzugt mit primären Aminogruppen. Dieses Maß eignet sich darüber hinaus für die Überwachung der Stabilität des „Allergoids", da eine Umkehrung des Prozesses zu einem Anstieg der Anzahl der primären Aminogruppen führt. Bei adsorbierten Allergenextrakten muß bestätigt werden, daß praktisch das gesamte Protein gebunden wurde. Die Freisetzung des nativen Allergens aus solchen Präparaten birgt das Risiko allergischer Reaktionen in sich. Die akzeptable Allergenkonzentration im Überstand nach dem Zentrifugieren muß deutlich unterhalb der Anfangsdosis liegen, die bei der Allergieimpfung zum Einsatz kommt.

Elektrophoresetechniken, wie etwa die Polyacrylamid-Gelektrophorese und die isoelektrische Fokussierung, eventuell in Kombination mit dem Immunoblot, finden breite Verwendung in der Charakterisierung von Allergenen. Die Anwendung dieser Methoden zur Analyse adsorbierter Allergenextrakte erfordert eine quantitative Freisetzung der Allergene aus dem Komplex – ein schwer zu erzielender Prozeß. Folglich sind die Ergebnisse unsicher. Für „Allergoide" ist die Polyacrylamid-Gelektrophorese nicht informativ, da die zufällige Kreuzvernetzung der Proteine im Extrakt Moleküle praktisch jeglicher Beweglichkeit hervorbringt, was zum Schmieren im Gel führt. Da Formaldehyd bevorzugt mit primären Aminogruppen reagiert, ist der pI des „Allergoids“, verglichen mit den Allergenen, etwas saurer. Die pI-Verschiebung kann durch isoelektrische Fokussierung beobachtet werden.

Die Ausschlußchromatografie, die bevorzugt als Hochdruckflüssigchromatografie (HPLC = high pressure liquid chromatography) durchgeführt wird, eignet sich hervorragend für die Kontrolle des Anstiegs der relativen Molekülmasse der „Allergoide“ im Vergleich zu den Allergenen. Für die Analyse der aus adsorbierten Komplexen freigesetzten Allergene ist die Polyacrylamid-Gelektrophorese zu bevorzugen.

Die gekreuzte (Radio-)Immmunoelektrophorese kann nicht zur Beurteilung von Allergoiden herangezogen werden und ist bei adsorbierten Allergenextrakten nur unter den obengenannten Vorbehalten sinnvoll. RAST-Hemmung oder verwandte Techniken, die auf demselben Prinzip basieren, sind wichtige Methoden für die Standardisierung von Allergenen. Die RAST-Hemmung mit validierten Reagenzien ergibt wertvolle Informationen zu den IgE-Bindungseigenschaften der Allergenextrakte. Die Techniken lassen sich ohne weiteres bei an Aluminiumhydroxid adsorbierten Allergenextrakten und „Allergoiden“ anwenden, um die Reduktion der Allergenität festzustellen. Diese Methoden eignen sich außerdem gut für Stabilitätsstudien.

In-vivo-Tests an Patienten sind zur Standardisierung von modifizierten Allergenextrakten zwar theoretisch attraktiv, verbieten sich in der Praxis aber durch die inhärenten Schwierigkeiten. Zunächst einmal wäre es aus ethischen Gründen nicht zulässig, eine Produktion auf die Grundlage routinemäßiger In-vivo-Versuche zu stellen. Außerdem sind In-vivo-Tests arbeits-, zeit- und kostenaufwendig. Und auch aus technischen Gründen haften In-vivo-Tests inhärente Schwierigkeiten an, die sich auf große Unterschiede zwischen den Immunreaktionen einzelner Patienten zurückführen lassen und eine große Anzahl an Patienten erfordern würden. In der Praxis löst man diese Probleme durch sorgfältige Charakterisierung eines internen Standards, wobei In-vitro- und In-vivo-Techniken gleichermaßen zur Anwendung kommen. Aus diesem Grunde ist die Auswahl der Patienten sowie die Gewährleistung eines gleichmäßigen Patientenpanels wichtig. Einzelne Chargen werden dann anhand des internen Standards standardisiert (28).

Vergleich modifizierter Allergenextrakte

Allergenextrakte beinhalten eine Vielzahl enzymatischer Aktivitäten, u.a. proteolytische Aktivitäten, die bei Aufbewahrung in einer Lösung die Stabilität verringern. Die chemische Kreuzvernetzung im Modifikationsprozeß zerstört praktisch die gesamte enzymatische Aktivität und erhöht damit die Stabilität der „Allergoid“-Präparate.

Die physikalische (Aluminiumhydroxid) und die chemische (Formaldehyd) Modifikation haben eine reduzierte Allergenität zur Folge. Der Umfang dieser Reduktion hängt von dem verwendeten Assay und – sofern Patientensera zur Anwendung kommen – von den selektierten Patienten ab.

Aluminiumhydroxid- und Formaldehyd-Modifikationen führen zu einem geringeren Auftreten von Nebenwirkungen. Außerdem sind im Vergleich zu wäßrigen Extrakten weniger Injektionen im Verlauf der Therapie erforderlich. Mehrere klinische Studien mit verschiedenen Allergenen haben gezeigt, daß physikalisch modifizierte Allergene (Aluminiumhydroxid) sicherer und bei der Behandlung allergischer Erkrankungen durch die Allergieimpfungen im Vergleich zu wäßrigen Extrakten genauso effektiv sind. Die klinische Wirksamkeit molekular definierter, an Aluminiumhydroxid gebundener Allergene ist in einer bemerkenswerten Anzahl doppelblind placebokontrollierter Studien, die therapeutisch relevante Allergene untersuchten, gezeigt worden. Die heute erhältlichen chemisch modifizierten Extrakte sind diesbezüglich bisher nicht ausreichend untersucht.

Immunreaktionen werden von den vorhandenen Epitopen gesteuert, bei denen es sich um strukturelle Elemente der Allergene (Antigene) handelt. T-Zell-Epitope sind lineare Fragmente der Polypeptidkette, wohingegen B-Zell-Epitope, d.h. antikörperbindende Epitope, Teile der Oberflächenstruktur sind, die nur in der nativen Konformation des Allergens vorkommen. Es hat den Anschein, daß T- und B-Zellen-Epitope wichtig für die Einleitung und Stimulierung der Immunreaktionen sind. Das Repertoire der Epitope, die bei einzelnen Patienten wirksam sind, scheint jedoch äußerst heterogen zu sein (23, 35).

Während die Modifikation durch Aluminiumhydroxidadsorption biologisch umkehrbar ist, führt die chemische Modifikation einzelner Aminosäuren unwiderruflich zur Inaktivierung der B-Zell-Epitope und auch der T-Zellen-Epitope (6a). Dieser Effekt tritt als „Verdünnung" der Epitope in Erscheinung und damit auch als „Verdünnung" der Allergenität und Immunogenität.

Die chemischen Modifikationen erfolgen nicht zufällig, da bevorzugt ε-Aminogruppen von Lysin-Seitenketten modifiziert werden. Einige Epitope reagieren folglich sensibler auf die Modifikation als andere. Dies kann zu den Abweichungen zwischen einzelnen Patienten beitragen, die man beobachtet, wenn „Allergoide" durch In-vivo-Tests analysiert oder für die Allergieimpfung verwendet werden.

Standardisierung von Allergen-Impfstoffen

Allergenextrakte sind komplexe Mischungen antigener Komponenten. Sie werden durch Extraktion aus natürlich vorkommenden Ausgangsmaterialien gewonnen, die bekanntlich je nach Zeit und Ort hinsichtlich ihrer Zusammensetzung erheblich variieren. Ohne Intervention spiegelt sich diese Variation letztendlich in den Endprodukten wider.

Der Zweck der Standardisierung liegt darin, die Abweichungen in der Zusammensetzung der Endprodukte qualitativ und quantitativ auf ein Minimum zu beschränken. Damit ist ein höheres Maß an Sicherheit, Wirksamkeit, Genauigkeit und Einfachheit bei der Allergiediagnose und Allergieimpfung gewährleistet. Die Standardisierung von Allergenextrakten kann niemals absolut sein, aber nach und nach optimiert werden, wenn z.B. neue Methoden und Techniken entwickelt werden und die Kenntnisse von den Eigenschaften der Allergene sowie den Immunreaktionen allergischer Patienten zunehmen. Die Vorteile einer verbesserten Standardisierung von Allergenextrakten für den Kliniker liegen darüber hinaus darin, daß er leichter zwischen Allergie und Nichtallergie unterscheiden, die Spezifität und das Ausmaß der Allergie präziser definieren und eine effiziente Erhaltungsdosis bei der spezifischen Allergieimpfung zuverlässiger bestimmen kann.

Die Standardisierung von Allergenextrakten ist aufgrund der Komplexität der Allergenextrakte, der Allergenmoleküle und ihrer Epitope kompliziert. Die Rohmaterialien unterscheiden sich hinsichtlich ihrer Zusammensetzung aufgrund natürlicher Variation. Aber auch die Ernte- und Gewinnungsbedingungen konnen variieren. Darüber hinaus werden die Extrakte nach unterschiedlichen Protokollen von verschiedenen Herstellern produziert. Die Allergene selbst haben sich außerdem als komplexe Mischungen von Isoallergenen und Varianten erwiesen, die Unterschiede in ihrer Aminosäuresequenz aufweisen. Einige Allergene setzen sich aus zwei oder mehr Untereinheiten zusammen, deren Assoziation oder Dissoziation Einfluß auf die IgE-Bindung hat. Darüber hinaus ist eine teilweise Denaturierung oder Degradierung, die durch physikalische oder chemische Bedingungen im Herstellungsprozeß herbeigeführt werden kann, schwer zu beurteilen. Beide Prozesse haben jedoch in jedem Fall einen erheblichen Einfluß auf die IgE-Bindungsaktivitäten der Allergene. IgE-bindende B-Zell-Epitope beinhalten einen hohen Informationswert – d.h. sie fehlen im Extrakt, wenn die Allergene irreversibel denaturiert sind.

Ein anderer komplizierter Aspekt ist die Komplexität der Immunreaktionen einzelner Patienten. Patienten reagieren hinsichtlich der Spezifität und des Potentials individuell auf Allergenquellen. Allergene sind Proteine, und alle Proteine sind potentielle Allergene. Ein Majorallergen ist statistisch als ein Allergen definiert, das durch das Serum-IgE der Patienten häufig erkannt wird, wenn ein größeres Panel mit Patientensera analysiert wird. Weniger häufige IgE-bindende Allergene (unter 50%) werden als Intermediär- bzw. Minorallergene bezeichnet (19). Darüber hinaus reagieren Patienten individuell auf B- und T-Zell-Epitope und somit auf Isoallergene und Varianten.

Ein Hauptaspekt der Standardisierung von Allergenextrakten ist daher die Gewährleistung einer adäquaten Komplexität bei der Zusammensetzung des Extraktes. Kenntnisse von allen wichtigen Allergenen sind eine Voraussetzung, um ihre Gegenwart in den Endprodukten sicherzustellen.

Ein anderer wichtiger Aspekt der Standardisierung ist die Kontrolle der allergenen Gesamtaktivität. Die gesamte IgE-Bindungsaktivität ist mit dem Anteil des Majorallergens eng verknüpft (7). Für ein Standardisierungsverfahren ist daher die Kontrolle des Anteils des Majorallergens am Gesamtextrakt von Bedeutung.

Eine Vielzahl von Techniken steht zur Beurteilung der Komplexität und der Potenz von Allergenextrakten zur Verfügung. Die meisten Techniken verwenden Antikörper als Reagenzien, wodurch ein weiteres Niveau der Komplexität zum Standardisierungsverfahren hinzukommt.

Menschliches IgE und Antikörper, die aus der Immunisierung von Tieren stammen, unterliegen einer natürlichen Variation und können sich mit der Zeit verändern. Diese Probleme löst man durch die Anwendung von Referenz- und Kontrollextrakten. Internationale Zusammenarbeit ist hier notwendig, um zu gewährleisten, daß Hersteller, Kontrollbehörden, Kliniker und Forschungslabors weltweit auf dieselben Präparate zurückgreifen können, wenn sie die Ergebnisse von Qualitätskontrollstudien und Beurteilungen der Potenz für verschiedene Allergenextrakte vergleichen. Im Idealfall sollten Standards für Reagenzien ebenfalls durch internationale Zusammenarbeit festgelegt werden.

Festlegung und Anwendung internationaler Standards

Richtlinien für die Festlegung internationaler Standards (IS) wurden 1980–81 von einem Unterausschuß der International Union of Immunological Societies (IUIS) formuliert. Man ging davon aus, daß die Zusammenarbeit und die Aufsicht durch die WHO wichtig waren, um Akzeptanz auf internationaler Ebene zu erzielen. In den folgenden Jahren hat der Unterausschuß internationale Standards aus verschiedenen Allergenquellen ausgewählt, charakterisiert und hergestellt. Dazu geboren Ambrosia artemisiifolia (kurze Ambrosiapflanze) (15), Phleum pratense (Wiesenlieschgras) (11), die Milbe Dermatophagoides pteronyssinus (9), Betula verrucosa (Birke) (1) und Canis familiaris (Hund) (22). Weitere Standards waren für den Schimmelpilz Alternaria alternata) (16), für die Gräser Cynodon dactylon (Bermudagras) (2) und Lolium perenne (Raygras) (43), Felis domestica (Katze) und die Milbe Dermatophagoides farinae geplant. Diese Initiative scheint jedoch leider vorzeitig gestoppt worden zu sein.

Jeder dieser Standard-Referenzextrakte wurde in kooperativen Studien, an denen Labors und Kliniken auf der ganzen Welt beteiligt waren, sorgfältig untersucht. Die Ergebnisse der Charakterisierung und des Vergleichs mehrerer codierter Extrakte, die von Allergenherstellern auf freiwilliger Basis zur Verfügung gestellt worden waren, sowie die Auswahl des internationalen Standards wurden veröffentlicht und stehen daher allen Interessenten zur Verfügung. Jeder internationale Standard wurde lyophilisiert in 3000 bis 4000 verschlossenen Glasampullen hergestellt und kann als Standard für die Messung der relativen Potenz herangezogen werden. Die Ampullen sind gegen Vorkasse beim National Institute of Biological Science and Control, NIBSC, Herts, UK, erhältlich.

Der Inhalt jeder Ampulle wird durch die willkürliche Zuweisung von 100000 IU (internationale Einheiten) definiert. Das bedeutet, daß jede Ampulle 100000 IU eines enthaltenen Einzelallergens und 100000 IU der Potenz, gemessen mit einer geeigneten Methode, enthält. Schätzungen zur Potenz hängen von Methoden und Reagenzien ab, die angegeben werden müssen. Die IU hingegen sind unabhängig von Methode und Reagenzien. Man muß sich darüber im klaren sein, daß die internationalen Standards lediglich zur Kalibrierung empfohlen werden. d.h. als Standards für die Messung der relativen Potenz. Sie werden nicht als Prototypen empfohlen, d.h. als Materialien, an die ein Extrakt in jeder Hinsicht anzupassen ist. Keiner der internationalen Standards wurde in klinischen Versuchen mit spezifischer Allergieimpfung getestet, und es wurde keine Messung der Potenz ihrer therapeutischen Wirkung festgelegt. Der Gehalt an Majorallergenen scheint jedoch ein nützliches Maß im Hinblick auf die Potenz und die therapeutische Wirkung des Extraktes zu sein. Eine Beurteilung verschiedener klinischer Studien ergibt, daß eine effektive Dosis für eine Allerginimpfung 10–20 µg des Majorallergens enthält (Tab. 5.**1**).

Die Existenz und Verfügbarkeit internationaler Standards ermöglicht die Zuweisung einer relativen Potenz zu internen Referenzextrakten, die in verschiedenen Labors der Hersteller, Allergen-Forschungsgruppen oder Kontrollbehörden Verwendung finden. Eine gemeinsame Einheit erleichtert die Zusammenarbeit dieser Gruppen und erhöht die Sicherheit bei der praktischen Allergieimpfung zum Vorteil aller Beteiligten, insbesondere der allergischen Patienten, die sich dieser Behandlung unterziehen.

Tabelle 5.1 Erhaltungsdosen für die effektive Allergieimpfung. Diskrepanz zwischen diagnostischer und therapeutischer Potenz illustriert durch die empfohlenen Erhaltungsdosen aus verschiedenen klinischen Studien. Für den durchschnittlichen Patienten enthält die empfohlene Erhaltungsdosis 10–20 µg Majorallergen

Allergenquelle	Majorallergen	Majorallergengehalt in der Erhaltungsdosis	Equivalente FDA-Potenz	Referenzen
Katze				43, 44, 45, 46
Felis domesticus	Fel d 1	14,6 µg	2,500 BAU	
Hausstaubmilbe				2, 47
Der. Pteronyssinus	Der p 1	9, 8 µg	740 AU	
Der. Farinae	Der f 1	13,8 µg	2,628 AU	
Ragweed				48
Ambrosia artemisiifolia	Amb a 1	10,0 µg	3,000 AU	
Gräser				49,50
Lolium perenne	Lol p 5	12,5 µg	3,948 BAU	
Phleum pratense	Phl p 5	20,2 µg	5,220 BAU	
Dactylis glomerata	Dac g 5	12,0 µg	2,956 BAU	
Festuca pratense	Fes p 5	18,6 µg	12,568 BAU	

Strategie für eine Standardisierung

Ein Allergenextrakt sollte die folgenden Anforderungen erfüllen: Er enthält alle potentiellen Allergene in ihren relevanten Formen. Majorallergene sind in relevanten Verhältnissen vorhanden. Der Allergenextrakt weist eine vorab festgelegte IgE-Bindungsaktivität auf. Alle irrelevanten Materialien sind im Idealfall nicht enthalten.

Als irrelevantes Material bezeichnet man alle Bestandteile, die nicht als Antigene fungieren, d.h. als potentielle Allergene. Alle bislang beschriebenen Allergene sind wasserlösliche Proteine mit einer relativen Molekülmasse zwischen 5 und 70 kDa. Nur einige wenige Allergene geringerer Bedeutung haben eine Größe von weniger als 10 kDa oder mehr als 40 kDa. Allgemein kann man Komponenten mit einer geringen relativen Molekülmasse als irrelevantes Material einstufen, und solche Komponenten sollten vor der Standardisierung aus dem Extrakt entfernt werden.

Das Standardisierungsverfahren erfordert gut definierte Standards für den Vergleich. Solche internen Standards müssen im Detail beschrieben werden. Außerdem ist eine Relation zwischen Zusammensetzung und Stärke einerseits und Wirksamkeit bei der spezifischen Allergieimpfung andererseits festzulegen. Die internen Standards sind Bezugswerte, an die die Extrakte angepaßt werden – nach dem „Blaupausenprinzip". Die internen Standards sollten jedoch mit externen Referenzen verglichen werden, die bei zentralen Aufsichtsbehörden erhältlich sind. Die externen Referenzen werden eingesetzt, um spezifische Aktivitäten der Extrakte zu vergleichen – nach dem „Maßstabprinzip". Auf diese Weise können Maße von verschiedenen Herstellern verglichen und eine Einheitlichkeit in der internationalen Standardisierung erzielt werden (28). Bei der routinemäßigen Produktion von Chargen mit Allergenextrakten lassen sich Beurteilungen des klinischen Effektes der einzelnen Charge nicht durchführen. Bei der praktischen Standardisierung werden die Chargen mit dem internen Standard durch Kombination verschiedener In-vitro-Techniken verglichen. Auf diese Weise erhält man eine konstante Zusammensetzung, einen gleichmäßigen Anteil des Majorallergens und eine einheitliche Extraktstärke. Eine angemessene Durchführung dieser Kontrollen gewährleistet eine konstante klinische Wirksamkeit.

Die Standardisierung läßt sich nach folgendem dreistufigen Verfahren durchführen:

- Festlequng der Allergenzusammensetzung, um die Anwesenheit aller wichtigen Allergene zu gewährleisten.
- Quantifizierung der spezifischen Allergene, um die Anwesenheit der wichtigen Allergene in konstanten Verhältnissen zu gewährleisten.
- Quantifizierung der Gesamt-Allergenaktivität, um ein konstantes Gesamtpotential des Extraktes zu gewährleisten (in vivo und/oder in vitro).

Methoden zur Beurteilung der Qualität von Allergen-Impfstoffen

Die Qualität eines Allergenextraktes ist ein Maß für die Komplexität der Zusammensetzung, einschließlich der Konzentration der verschiedenen Bestandteile. Das heißt: Die Anwesenheit oder Abwesenheit einzelner Bestandteile bestimmt die Qualität. Nur einige Bestandteile lassen sich unabhängig quantifizieren, nämlich die Majorallergene.

Die Komplexität der Zusammensetzung von Allergenextrakten läßt sich mit verschiedenen Techniken beurteilen. Bei diesen Techniken handelt es sich um Standardtrennverfahren in der Biochemie und traditionellen Immunochemie.

Die Polyacrylamid-Gelelektrophorese mit Natriumdodecylsulphat (SDS-PAGE) (21) ist eine hochauflösende Technik, die breite Anwendung findet und in schnellen teilautomatisierten Systemen zur Verfügung steht. Die Proteine werden nach ihrer Größe getrennt, jedoch erst nach Denaturierung. Auch die Densitometrie wurde eingesetzt, aber diese Technik ist aufgrund der Unterschiede im Schwärzungsgrad der gefärbten Proteinbanden im Gel nicht quantitativ und sollte nur für eine qualitative Beurteilung des Allergenextraktes zum Einsatz kommen. In Kombination mit Elektroblotting (20) können die Proteine auf proteinbindenden Membranen, wie etwa Nitrocellulose, immobilisiert und mit einer Vielzahl von Farbstoffen oder gekennzeichneten Antikörpern, d.h. Immuneblotting, gefärbt werden. Dadurch erhöht sich die Sensibilität erheblich. Bei der Identifizierung von Allergenen ist die Technik von dem ausgewählten Patientenpanel abhängig. Darüber hinaus ist zu beachten, daß einige Allergene nach der Denaturierung ihre Fähigkeit der IgE-Bindung vollständig oder teilweise verlieren (17).

Die isoelektrische Fokussierung (IEF) (3) ist eine weitere qualitative Elektrophoresetechnik, die Proteine nach ihrer Ladung, d.h. ihrem isoelektrischen Punkt (pI), trennt. Einzelne Allergene sind jedoch schwer zu identifizieren, da verschiedene Antigene in vielen Banden verteilt sind. Dies ist auf die Unterschiede zwischen Isoallergenen und Varianten zurückzuführen. Die gekreuzte Immunoelektrophorese (CID) (27) ist eine Technik, mit der sich einzelne Allergene in Form von glockenförmigen Antigen-Antikörper-Präzipitaten in Agarosegelen unterscheiden lassen. Die Technik hängt von der Verfügbarkeit polyspezifischer Kaninchenantikörper mit einem breiten Reaktionsspektrum ab, liefert aber Informationen zu den relativen Konzentrationen aller wichtigen Antigene in einem einzigen Experiment. Bei der gekreuzten Radioimmunoelektrophorese (CRIE) (49) werden die Platten mit Patientenserum inkubiert, um Allergene zu identifizieren.

Quantifizierung spezifischer Allergene

Nach der Feststellung einer adäquaten Potenz und der Komplexität der Zusammensetzung kann ein Allergenextrakt dennoch hinsichtlich des Anteils des Majorallergens Mängel aufweisen (Abb. 5.**2**).

Insbesondere bei Allergenextrakten, die für die Allergieimpfung verwendet werden, ist es wichtig, den Gehalt an Majorallergen(en) unabhängig zu messen. Die Erhaltungsdosis einer effektiven Allergieimpfung enthält eine ziemlich exakt definierte Menge des Majorallergens, d.h. 10–20 µg, unabhängig vom Extrakt. Daher ist der Majorallergengehalt ein nützlicher Parameter hinsicht-

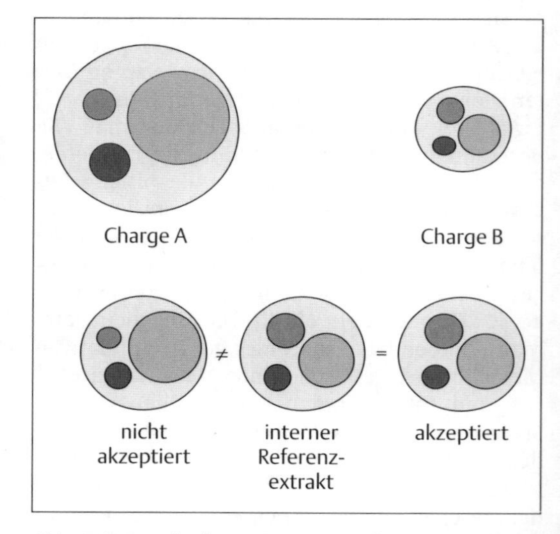

Abb. 5.**2** Standardisierung von Allergen-Extrakten. Kompexität von Allergenextrakten dargestellt durch ein Modell mit 3 Majorallergenen. Die Fläche der geschwärzten Kreise versinnbildlicht die relative Potenz der individuellen Komponenten. Die Gesamtallergenpotenz von Charge A und B kann durch Verdünnung oder Konzentration eingestellt werden, aber dennoch kann die Zusammensetzung des Extraktes variieren, was die Bedeutung der messung von Einzelkomponenten hervorhebt

lich der Potenz und der therapeutischen Wirksamkeit des Extraktes (Tab. 5.**1**).

Die Bedeutung der Kontrolle einzelner Allergene in den Extrakten wird bislang erst von wenigen Herstellern für Allergenextrakte erkannt. Das Prinzip gewinnt jedoch bei Kontrollbehörden und Klinikern in Europa und den USA mehr und mehr an Gewicht. Die Hersteller von Allergenextrakten haben heute Zugriff auf veröffentlichte Reinigungsverfahren für die meisten Majorallergene. Die derart gereinigten Majorallergene können für die Produktion von Antikörpern für die unabhängige Quantifizierung, auch in komplexen Mischungen wie Allergenextrakten, verwendet werden. Zu diesem Zweck werden meistens polyspezifische oder monospezifische polyklonale Kaninchenantikörper oder monoklonale Antikörper von Mäusen verwendet.

Mehrere Immunoelektrophoreseverfahren eignen sich für die quantitative Bestimmung einzelner Allergene. Diese Techniken werden normalerweise als quantitative Immunoelektrophorese (QIE) (27) bezeichnet. Es handelt sich um bequeme und zuverlässige Techniken zur Messung der Allergenkonzentrationen im Vergleich zu einem internen Standard.

Bei der radialen Einzelimmundiffusion (SRID), die man auch als Mancini-Technik bezeichnet, kann der Bereich eines Diffusionsrings, der sich durch das ausgefällte Antigen im Gel mit dem monospezifischen Antikörper bildet, zur Menge des verwendeten Antigens in Korrelation gesetzt werden.

Bei der Rocket-Immunoelektrophorese (RIE) oder quantitativen gekreuzten Immunoelektrophorese (CIE) ist der Bereich des Präzipitats, alternativ die Höhe des Präzipitats, das durch Elektrophorese des Antigens in das Agarosegel mit dem monospezifischen Antikörper gebildet wird, proportional zur Antigenkonzentration. SRID und RIE sind von monospezifischen Antikörpern abhängig, die CIE von polyspezifischen Antikörpern. Bei der ELISA-Technik (8) ist das Allergen entweder direkt an eine Mikrotiterplatte oder an einen auf die Microtiterplatte aufgetragenen monoklonalen Antikörper oder ein polyklonales monospezifisches Antiserum gebunden und wird schließlich mit Hilfe des monoklonalen Antikörpers oder polyklonalen monospezifischen Antiserums erkannt. Diese Technik bietet die Möglichkeit des Testens von Mehrfachproben bei teilweiser Automatisierung. Bei optimaler Durchführung ist diese Technik sehr exakt.

Potenz der Allergenextrakte

Als Potenz eines Allergenextraktes gilt die Gesamtallergenaktivität, d.h. die Summe des Beitrags zur allergenen Aktivität aller individuellen IgE-Moleküle, die für ein Epitop oder ein Molekül im Allergenextrakt spezifisch sind. Potenzmaße sind daher immer vom Serumpool oder Patientenpanel sowie von der verwendeten Methode abhängig.

Die Potenz eines Allergenextraktes läßt sich mathematisch ausdrücken:

$$a = \sum_{i=1}^{n} f_i \, c_i$$

Allergenextrakt-Potenz: Die Potenz eines Allergenextraktes kann mathematisch als Summe der Aktivitäten aller individueller Allergene ausgedrückt werden, wobei a die Gesamtallergenaktivität ist, c_i und f_i sind die Konzentration und der Aktivitätskoeffizient des i-ten Moleküls.

Die Methoden für die Beurteilung der Potenz von Allergenextrakten lassen sich einteilen in In-vitro- oder In-vivo-Techniken.

Die dominierenden In-vitro-Techniken für die Beurteilung der relativen Potenz eines Allergens sind die RAST-Hemmung (5) oder verwandte Methoden. Ein standardisierter Referenzextrakt wird an eine Festphase gekoppelt, beispielsweise Papierscheiben, Sepharosegele, magnetische Partikel usw. Ein Serumpool wird hinzugegeben, und gebundenes IgE wird mit markiertem Anti-IgE erkannt. Bei der RAST-Hemmung wird die Bindung des IgE an die Festphase durch gleichzeitiges Zugeben einer Verdünungsserie des entsprechenden Allergenextraktes gehemmt. Die Aktivität wird in Relation zum Referenzextrakt festgestellt. Parallele Hemmkurven deuten auf eine ähnliche Zusammensetzung hin, während nicht parallele Hemmkurven anzeigen, daß die Extrakte sich qualitativ und quantitativ unterscheiden.

Die Ergebnisse hängen wiederum von dem Patientenpanel ab. Der Serumpool ist ein kritisches Reagens, und die Sera sollten von möglichst 20 oder mehr Patienten mit klinisch gut definierter Allergie gegen die fragliche Allergenquelle stammen. Ein großer Serumpool gewährleistet Kontinuität. Beim Wechsel des Kontrollserumpools ist äußerste Aufmerksamkeit geboten.

Techniken auf der Basis des ELISA mit Mikrotiter-Kunststoffschalen als Festphase können nach denselben Prinzipien zur Anwendung kommen.

Tests zur Histaminfreisetzung aus gewaschenen Leukozyten verwenden die Quantifizierung der Histaminfreisetzung aus den Leukozyten allergischer Patienten nach Stimulierung mit dem Allergen (42). Die Tests erfordern frisch entnommenes Blut von einem Panel allergischer Einzelpersonen. Damit wird die praktische Durchführbarkeit bei der routinemäßigen Bestimmung der Potenz von Allergenextrakten erheblich eingeschränkt.

Hauttests an allergischen Patienten sind die vorherrschende In-vivo-Methode für die Beurteilung der Potenz von Allergenextrakten (39). Aus ethischen Gründen sind In-vivo-Tests bei Menschen nicht als routinemäßige Tests für die Chargenfreigabe in der Produktion geeignet. Produktionschargen können jedoch durch geeignete In-vitro-Methoden mit internen Referenzextrakten verglichen werden, deren In–vivo-Aktivität nachgewiesen wurde. Die Kriterien der Patientenauswahl sind von wesentlicher Bedeutung, da alle In-vivo-Methoden vom Patientenpanel abhängig sind.

Hauttests beim Menschen sind Grundlage für die Feststellung der biologischen Einheiten der Potenz von Allergenextrakten. Verschiedene Einheiten kommen zur Anwendung.

In Europa basiert die Potenzeinheit auf der Dosis des Allergenextraktes, die zu einer Quaddel in einer Größe führt, die von einer bestimmten Histaminkonzentration hervorgerufen wird. Diese Einheit wurde ursprünglich als „histaminäquivalentes Potential" (HEP) bezeichnet. Heute wird auch der Begriff „biologische Einheit" (BU) verwendet, der auf demselben Prinzip basiert.

In den USA hat die FDA eine Einheit auf der Basis von Intradermaltests mit dem Allergenextrakt und nachfolgender Messung der erythematösen Reaktion an Stelle der Quaddelgröße vorgeschlagen. Der „intradermale Endpunkt" wird als die Zahl der dreifachen Verdünnungen ausgedrückt, die einen Gesamt-Erythemdurchmesser von 50 mm verursachen. Der Mittelwert von 15 Patienten definiert das Potential des Allergenextraktes, das in „Allergieeinheiten" (AU) ausgedrückt wird. In jüngerer Zeit hat die CBER in den USA die „bioäquivalente Allergieeinheit" (BAU) vorgeschlagen. Die Methode für die Bestimmung der BAU heißt ID_{50}EAL-Methode, d.h. "**i**ntradermal **d**ilution for **50** mm sum of **e**rythema diameters determines bioequivalent **a**llergy units.

Bestimmung der klinischen Wirksamkeit

Die Potenz von Allergenextrakten für die spezifische Allergieimpfung sollte im Idealfall in Einheiten ausgedrückt werden, die die klinische Wirksamkeit beschreiben und nicht den Hauttesteffekt. In den USA und Europa sowie insbesondere innerhalb der WHO wurden Ansätze entwickelt, um die Extraktstärke und die klinische Wirksamkeit in Relation zu setzen. Fur verschiedene standardisierte Extrakte wurde der klinische Effekt nach umfassenden klinischen Versuchen festgelegt. Zur Quantifizierung des Extraktes hat man die mittlere Erhaltungsdosis herangezogen.

Die Bestimmung der klinischen Wirksamkeit ist jedoch außerordentlich aufwendig. Sie läßt sich nur mit extrem genau standardisierten Extrakten durchführen, die hinsichtlich der Zusammensetzung und der In-vitro- und In-vivo-Potenz detailliert beschrieben wurden. Nur dann konnen sie als Modell für internationale Standardextrakte herangezogen werden.

Zukunftsperspektiven

Die spezifische Allergieimpfung hat eine lange Geschichte und ist ein allgemein akzeptiertes Konzept für die Behandlung allergischer Krankheiten (36). Die klinische Wirksamkeit ist durch eine Vielzahl kontrollierter Studien unter Verwendung standardisierter Allergenextrakte dokumentiert. Die mangelhafte Reproduzierbarkeit der Ergebnisse früherer Zeiten wurde durch eine in vielen Aspekten verbesserte Standardisierung der Allergenextrakte beseitigt. Standardisierte Allergenextrakte von heute sind adäquat und per se effizient.

Trotz dieser Vorzüge ist die Standardisierung mühselig und zeitaufwendig. Dies könnte sich durch den Einsatz synthetischer Moleküle an Stelle der natürlich gewonnenen Allergenextrakte ändern. Das Vordringen der Molekularbiologie in die Allergenchemie hat die Möglichkeit des Einsatzes rekombinanter Allergene (41) oder synthetischer Peptide (37) für diese Zwecke eröffnet. Eine weitere wünschenswerte Verbesserung wäre eine Untersuchung alternativer Verabreichungsformen, die die unangenehme Injektionsbehandlung überflüssig machen würden. Die Zukunftsaspekte dieser Entwicklungen werden im folgenden erörtert.

Rekombinante Allergene

Während der vergangenen zehn Jahre wurde eine ungeheure Vielzahl von Genen, die Allergene codieren, geklont und sequenziert. Wir stehen jetzt kurz davor, mehr als 90% sämtlicher IgE-Spezifitäten aller allergischen Patienten mit rekombinanten Allergenen zu erfassen. Dies hat zu dem Vorschlag geführt, rekombinante Allergene für die spezifische Allergieimpfung zu verwenden (41).

Rekombinante Allergene können in praktisch unbegrenzten Mengen hergestellt werden. Nach der Reinigung entstehen homogene lösliche Präparate, die sich einfach standardisieren und kontrollieren lassen.

Probleme in Zusammenhang mit dem Einsatz von rekombinanten Allergenen für die spezifische Allergieimpfung bestehen im Hinblick auf Wirtschaftlichkeit und Registrierung, Nachweise der Abwesenheit von Verunreinigungen, die chemischen Eigenschaften des rekombinanten Moleküls im Vergleich zum natürlichen Allergen (Abb. 5.**3**) und die klinische Wirksamkeit bei der Verwendung von Einzelmolekülen gegenüber Allergenextrakten. Große Investitionen sind nötig, um ein biologisches Expressionssystem zu finden, das rekombinantes Allergen in ausreichenden Mengen und mit ausreichender immunologischer Aktivität hervorbringt. Während T-Zellen mit linearen Bereichen der Allergen-Polypeptidkette reagieren, hängt die Reaktivität von B-Zellen von der korrekten Faltung des rekombinanten Allergens ab. Die Anwesenheit von antikörperbindenden Epitopen ist wahrscheinlich wichtig, da eine erfolgreiche spezifische Allergieimpfung häufig von einer Induktion von zirkulierendem allergenspezifischen IgG begleitet ist (40). Somit ist die Ähnlichkeit zwischen der Konformation des rekombinanten Allergens und des natürlichen Allergens ein wichtiger Parameter für die voraussichtliche Wirksamkeit in der spezifischen Allergieimpfung. Das mühsame Optimierungsverfahren muß für jedes einzelne Allergen im Produktsortiment wiederholt werden. Darüber hinaus muß eine Produktionsanlage errichtet werden, die „good manufacturing practise" (GMP) während der Fermentation und Reinigung gewährleistet.

Das größte Problem könnte jedoch in der Vielfalt der Immunreaktionen der einzelnen allergischen Patienten im Hinblick auf Allergenmoleküle sowie Isoallergene und Varianten liegen (Abb. 5.**4**). Die meisten Patienten reagieren auf mehr als ein Allergen, und abweichende Reaktivität von einzelnen Patienten auf Isoallergene und Varianten wurde für T-Zellen und IgE-Antikörper nachgewiesen. Die Bedeutung der isoall-

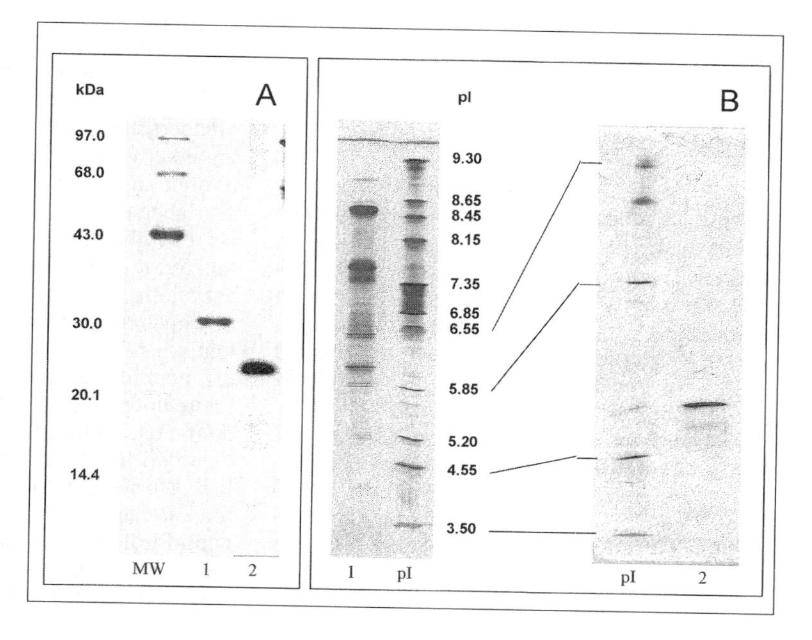

Abb. 5.**3** Rekombinante Allergene. Natürliche Pollenallergene enthaltenen Isoallergene und Varianten, wohingegen rekombinante Allergene nur eine Isoform enthalten.
Tafel A zeigt eine silbergefärbte SDS-Page für das Molekulargewicht: Markerproteine, Spur 1: gereinigtes natürliches Phl p1 und Spur 2: gereinigtes rekombinantes Bet vl. Isoallergene sind in diesem Sstem nicht aufgelöst.
Tafel B zeigt silbergefärbte IEF-Gele derselben gereinigten Allergenpräparationen, pI stellt das Markerprotein dar. Natürliches Phl pl ist in multiple Banden aufgelöst, während rekombinantes Bet vl homogen ist

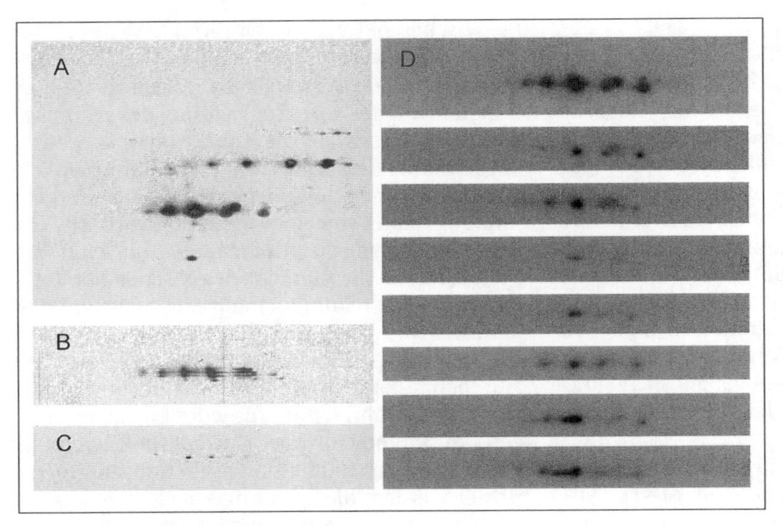

Abb. 5.**4** Isoallergene Variation und Diversität der IgE-Antworten von individuellen Patienten.
Tafel A: silbergefärbtes 2D-Gel von Birkenpollenextrakten.
Tafel B: Bet vl-Region vergrößert, mit 24 Spots; Immunoblot angefärbt mit monospezifischem Kaninchen Anti-Bet vl Antikörper.
Tafel C: Birkenpollenextrakt von einer individuellen Birke zeigt ein begrenztes Spektrum von Isoformen; Immunoblot angefärbt mit monospezifischem Kaninchen Anti-Bet vl Antikörper.
Tafel D: Individuelle Patienten haben IgE, gerichtet gegen verschiedene Subserien von Isoallergenen und Varianten; Immunoblots gefärbt mit einem Pool von Allergikerseren (obere Tafel) oder Seren von individuellen Birkenpollen-allergischen Individuen (untere 7 Tafeln)

ergenen Variation für die Perspektive des Einsatzes rekombinanter Allergene für die spezifische Allergieimpfung muß noch festgestellt werden (31).

Synthetische Peptide

Das Konzept der Verwendung synthetischer Peptide für die spezifische Allergieimpfung basiert auf der Beobachtung, daß stimulierende T-Zellen mit verschiedenen Peptidkonzentrationen *in vitro* zu Veränderungen bei der folgenden Reaktion führen (50). Wenn hohe Peptidkonzentrationen verwendet werden, kommt es zu einem Zustand der ausbleibenden Reaktion, den man als „Anergie" bezeichnet. Die Verordnung einer hohen Dosierung wird durch die Tatsache unterstützt, daß die Tertiärstruktur der Peptide nicht der des Allergens ähnelt. Folglich binden die synthetischen Peptide kein IgE und beinhalten damit kein Risiko einer anaphylaktischen Reaktion. Darüber hinaus lassen sich synthetische Peptide einfach standardisieren und kontrollieren.

Einige der Probleme, die man bei Verwendung synthetischer Peptide bei der spezifischen Allergieimpfung erwartet, ähneln den für rekombinante Allergene erwähnten Problemen. So geht man beispielsweise davon aus, daß wirtschaftliche Probleme bei der Bereitstellung eines Produktsortimentes auftreten, das groß genug ist, um eine wesentliche Anzahl der allergischen Patienten zu erfassen. Synthetische Peptide lassen sich aber möglicherweise einfacher registrieren als rekombinante Proteine. Das Problem der vielfaltigen Immunreaktionen einzelner allergischer Patienten kann jedoch bei synthetischen Peptiden noch ausgeprägter sein. Die Peptide müssen klinisch relevante T-Zell-Epitope repräsentieren, die über die gesamte Polypeptidkette aller bis heute untersuchten Allergene verstreut sind. Das deutet darauf hin, daß Mischungen aus mehreren Peptiden für die optimale Behandlung erforderlich sein werden (35). Wie bei den rekombinanten Allergenen muß auch für die synthetischen Peptide, die bei der spezifischen Allergieimpfung zum Einsatz kommen sollen, die Bedeutung der isoallergenen Variation festgestellt werden. Ein weiteres Problem konnte in der Stabilität der Peptide liegen, von denen man weiß, daß sie schnell aus dem Kreislauf entfernt werden. Der Ansatz auf der Basis synthetischer Peptide muß seine Wirksamkeit in laufenden klinischen Versuchen beweisen. Die vorläufigen Daten sind jedoch nicht ermutigend (37). Entgegen den Erwartungen sind isolierte Spätreaktionen aufgetreten, und die klinische Wirksamkeit scheint nicht höher zu sein als bei der traditionellen spezifischen Allergieimpfung.

Alternative Verabreichungswege

Die bessere Standardisierung der Allergenextrakte hat die Wirksamkeit der traditionellen spezifischen Allergieimpfung auf der Basis wiederholter Injektionen verbessert. Die allgemeine Akzeptanz der Behandlung ist jedoch weiterhin beschränkt, vor allem aufgrund des Risikos systemischer Nebenwirkungen und mangelnder Zustimmung durch die Patienten. Versuche, diese Bedingungen zu verbessern, konzentrieren sich auf alternative Verabreichungswege. Relevante Behandlungen können nasale, bronchiale, orale und sublinguale Verabreichung sein, wenngleich die bronchiale Route aufgrund des hohen Risikos und der Schwere systemischer Nebenwirkungen aus der Diskussion ausgeschlossen wird. Das zugrundeliegende Prinzip der Verabreichung von Allergenextrakten über die Luftwege und die Mundschleimhaut ist die Induktion einer Toleranz, die im Tierversuch beobachtet wurde und möglicherweise durch dendritische Zellen in der Schleimhaut vermittelt wird. Die Zustimmung zu einer Verabreichung über die Schleimhaut hat wahrscheinlich ein höheres Potential, da die Behandlung vom Patienten zu Hause durchgeführt werden kann. Derzeit gibt es jedoch keine wissenschaftliche Untersuchung zu diesem Aspekt.

Die Behandlung über die Schleimhaut basiert auf denselben standardisierten wäßrigen Allergenextrakten, wie sie auch bei der traditionellen spezifischen Allergieimpfung zu Anwendung kommen. Somit ist das Verfahren für eine adäquate Standardisierung dasselbe. Die Verabreichung über die Schleimhaut wird die Anwendung der spezifischen Allergiebehandlung wahrscheinlich erweitern, insbesondere auf Kinder, da keine Spritze notwendig ist.

Bei der nasalen Immuntherapie wird der Allergenextrakt in wäßriger oder Pulverform über die Nase verabreicht. Die bronchiale Immuntherapie erfolgt als Inhalation des Allergenextraktes. Bei der oralen Immuntherapie wird der Allergenextrakt geschluckt. Der Allergenextrakt kann vor Zersetzung im Magen geschützt werden, indem man ihn in Kapseln verpackt, die sich im Intestinum auflösen. Bei der sublingualen Immuntherapie wird ein wäßriger Allergenextrakt mehrere Minuten unter die Zunge gegeben.

Derzeit gibt es keine Berichte zu placebokontrollierten Doppelblindversuchen, die die Wirksamkeit einer Immuntherapie bei Verabreichung über die Schleimhaut und bei subkutaner Applikation vergleichen. Darüber hinaus wurde die langfristige Wirksamkeit der Immuntherapie bei Verabreichung über die Schleimhaut noch nicht untersucht.

Das Ziel der Therapien, die sich auf das Immunsystem richten, liegt in der Erzeugung eines Langzeitschutzes. Bei der traditionellen Allergieimpfung wird eine Verschiebung der TH2-Zytokine zur Produktion von TH1-Zytokinen zumindest als teilweise Erklärung für den Mechanismus der spezifischen Immuntherapie angenommen (18, 46). Neue therapeutische Strategien sollten daher die Produktion der TH1-Zytokine gegenüber den TH2-Zytokinen begünstigen, und zwar entweder durch Herunterregulierung von TH2 (Verschiebung von TH2 nach TH1) oder durch Hochregulierung von TH1. Dadurch entstehen veränderte Zytokinprofile, die die Erzeugung weiterer schützender Antikörper-Unterklassen begünstigen und eine Eosinophilie des Gewebes verhindern (35).

Alle Ansätze zur spezifischen Allergieimpfung, die in diesem Kapitel erörtert wurden, haben dieses allgemeine Prinzip zum Ziel.

Derzeit ist die traditionelle subkutane Allergieimpfung die einzige sorgfältig dokumentierte langfristige kausale Behandlung der Allergie. Die neu vorgeschlagenen Strategien müssen ihre Wirksamkeit und höhere Sicherheit in langfristigen placebokontrollierten Doppelblindversuchen in der Zukunft erst noch beweisen.

Literatur

1 Arntzen, F.C., T.W. Wilhelmsen, H. Løwenstein, B. Gjesing, H.J. Maasch, R. Stromberg, R. Einarsson, A. Backman, S. Makinen-Kiljunen, A. Ford: The international collaborative study on the first international standard of birch (betula verrucosa) pollen extract. J. Allergy clin. Immunol 83 (1989) 66–82

2 Baer, H., M.C. Anderson, R.M. Helm, J.W. Yunginger, H. Løwenstein, B. Gjesing, W. White, G. Douglass,

P.R. Phillips, M. Schumacher, B. Hewitt, B.G. Guerin, J. Charpin, J. Carreira, M. Lombardero, A.K.M. Ekramoddoullah, F. Kisil, R. Einarsson: The preparation and testing of the proposed international reference (IRP) bermuda grass (cynodon dactylon)-pollen extract. J. Allergy clin. Immunol. 78 (1986) 624–631

3 Brighton, W.D.: Profiles of allergen extract components by isoelectric focussing and radioimmunoassay. Develop biol. Stand. 29 (1975) 362–369

4 Butler, N.R., M.A. Voyce, W.L. Burland, M.L. Hilton: Advantages of aluminium hydroxide adsorbed combined diphtheria, tetanus and pertussis vaccines for the immunization of infants. Brit. med. J. 1 (1969) 663–666

5 Ceska, M., R. Eriksson, J.M. Varga: Radioimmunosorbent assay of allergens. J. Allergy clin. Immunol. 49 (1972) 1–9

6 P. Creticos, C.E. Reed, P.S. Norman, J. Khoury, N.F. Adkinson, C.R. Buncher, W.W. Busse, R.K. Bush, J. Gadde, J.T. Li et al.: Ragweed immunotherapy in adult asthma. New Engl. J. Med. 334 (1996) 501–506

6a Dormann, D., C. Ebner, E.R. Jarman, E. Montermann, D. Kraft, A.B. Reske-Kunz: Responses of human birch pollen allergen-reactive T-cells to chemically modified allergens (allergoids). Clin. exp. Allergy 28 (1998) 1374

7 Dreborg, S., R. Einarsson: The major allergen content of allergenic preparations reflects their biological activity. Allergy (1992) 418–423

8 Engvall, E., P. Perlmann: Enzyme-linked immunosorbent assay, ELISA. III. Quantitation of specific antibodies by enzyme-labelled anti-immunoglobulin in antigen-coated tubes. J. Immunol. 109 (1972) 129–135

9 Ford, A., V. Seagroatt, T.A.E. Platts-Mills, H. Løwenstein: A collaborative study on the first international standard of dermatophagoides pteronyssinus (house dust mite) extract. J. Allergy clin. Immunol. 75 (1985) 676–686

10 Freeman, J., L. Noon: Further observations on the treatment of hayfever by hypodermic inoculations of pollen vaccine. Lancet II (1911) 814

11 Gjesing, B., L. Jäger, D.G. Marsh, H. Løwenstein: The international collaborative study establishing the first international standard for timothy (phleum pratense) grass pollen allergenic extract. J. Allergy clin. Immunol. 75 (1985) 258–267

12 Haugaard, L., R. Dahl, L. Jacobsen: A controlled dose-response study of immunotherapy with standardized, partially purified extract of house dust mite: clinical efficacy and side effects. J. Allergy clin. Immunol. 91 (1993) 709–722

13 Hedlin, G., V. Graff-Lonnevig, H. Heilborn, G. Lilja, K. Norrlind, K. Pegelow, B. Sundin, H. Løwenstein: Immunotherapy with cat- and dog-dander extracts. V. Effects of 3 years of treatment. J. Allergy clin. Immunol. 87 (1991) 955–964

14 Hedlin, G., H. Heilborn, G. Lilja, K. Norrlind, K.-O. Pegelow, C. Schou, H. Løwenstein: Long-term follow-up of patients treated with a three-year course of cat or dog immunotherapy. J. Allergy clin. Immunol. 96 (1995) 879–885

15 Helm, R.M., M.B. Gauerke, H. Baer, H. Løwenstein, A. Ford, D.A. Levy, P.S. Norman, J.W. Yunginger: Production and testing of an international reference standard of short ragweed pollen extract. J. Allergy clin. Immunol. 73 (1984) 790–800

16 Helm, R.M., D.I. Squillace, J.W. Yunginger: members of the international collaborative trial: Production of a proposed international reference standard alternaria extract II. Results of a collaborative trial. J. Allergy clin. Immunol. 81 (1988) 651–663

17 Ipsen, H., J.N. Larsen: Detection of antigen-specific IgE antibodies in sera from allergic patients by SDS-PAGE immunoblotting and crossed radioimmunoelectrophoresis. In Bjerrum, O., N.H.H. Heegaard: Handbook of Immunoblotting of proteins, Vol. II. Chemical Rubber, Boca Raton Fla 1988 (p. 159–166)

18 Jutel, M., W.J. Pichler, D. Skrbic, A. Urwyler, C. Dahinden, U.R. Muller: Bee venom immunotherapy results in decrease of IL-4 and IL-5 and increase of IFN-gamma secretion in specific allergen stimulated T Cell cultures. J. Immunol. 154 (1995) 4187–4194

19 King, T.P., D. Hoffman, H. Løwenstein, D.G. Marsh, T.A.E. Platts-Mills, W. Thomas: Allergen Nomenclature. J. Allergy clin. Immunol. 96 (1995) 5–14

20 Kyhse-Andersen, J.: Electroblotting of multiple gels: a simple apparatus without buffer tank for rapid transfer of proteins from polyacrylamide to nitrocellulose. J. biochem. biophys. Meth. (1984) 203–209

21 Laemmli, U.K.: Cleavage of structural proteins during the assembly of the head of bacteriophage T4 Nature 227 (1970) 680–685

22 Larsen, J.N., A. Ford, B. Gjesing, D. Levy, B. Petrunov L. Silvestri, H. Løwenstein: The collaborative study of the international standard of dog, canis domesticus, hair/dancer extract. J. Allergy clin. Immunol. 82 (1988) 318–330

23 Larsen, J.N.: Isoallergens – significance in allergen exposure and response. ACI News 7 (1995) 141–146

24 Lee, W.Y., A.H. Sehon: Abrogation of reaginic antibodies with modified allergens. Nature 267 (1977 618–619

25 Lemanske, R.F., S.L. Taylor: Standardized extracts foods. Clin. Rev. Allergy 5 (1987) 23–36

26 Lichtenstein, L.M., P.S. Norman, K. Ishizaka: Studie on the clinical effects of immunotherapy. In Allergology. Proceedings of the VIII International Congres of Allergology, Tokyo 1973. American Elsevier Publ New York 1974 (p. 61)

27 Løwenstein, H.: Quantitative immunoelectrophoretic methods as a tool for the analysis and isolation of allergens. Prog. Allergy 25 (1978) 1

28 Løwenstein, H.: Physico-chemical and immunochemical methods for the control of potency and quality of allergenic extracts. Arb. Paul Ehrlich Inst. 7 (1980) 122–132

29 Løwenstein, H., D.G. Marsh: Antigens of Ambrosia ela tior (short ragweed) pollen. I. Crossed immunoelectrophoretic analyses. J. Immunol. 126 (1981) 943–94

30 Løwenstein, H.: Selection of reference preparation. IUIS reference preparation criteria. Arb. Paul Ehrlich Inst. (1987) 75–78
31 Løwenstein, H., S.H. Sparholt, S.S. Klysner, H. Ipsen, J.N. Larsen: The significance of isoallergenic variations in present and future specific immunotherapy. Int. Arch. Allergy Immunol. 107 (1995) 285–289
32 Marsh, D.G., L.M. Lichtenstein, D.H. Campbell: Studies on „allergoids" prepared from naturally occurring allergens. I. Assay of allergenicity and antigenicity of formalinized rye group I component. Immunol. 18 (1970) 705–722
33 Marsh, D.G., P.S. Norman, M. Roebber, L.M. Lichtenstein: Studies on allergoids from naturally occurring allergens III. Preparation of ragweed pollen allergoids by aldehyde modification in two steps. J. Allergy clin. Immunol. 68 (1981) 449–459
34 van Metre, T.E., D.G. Marsh, N.F. Adkinson, A. Kagey-Sobotka, A. Khattignavong, P.S. Norman, G.L. Rosenberg: Immunotherapy for cat asthma. J. Allergy clin. Immunol. 82 (1988) 1055–1068
35 van Neerven, R.J.J., C. Ebner, H. Yssel, M.L. Kapsenberg, J.R. Lamb: T-cell responses to allergens: epitope-specificity and clinical relevance. Immunol. Today 17 (1996) 526–532
36 Noon, L.: Prophylactic inoculation against hay fever. Lancet I (1911) 1572–1573
37 Norman, P.S., J.L. Ohman jr., A.A. Long, P.S. Creticos, M.A. Gefter, Z. Shaked, R.A. Wood, P.A. Eggleston, K.B. Hafner, P. Rao, L.M. Lichtenstein, N.H. Jones, C.F. Nicodemus: Treatment of cat allergy with T-cell reactive peptides. Amer. J. respir. crit. Care Med. 154 (1996) 1623–1628
38 Osterballe, Q.: Immunotherapy in hay fever with two major allergens 19, 25 and partially purified extract of timothy grass pollen. Allergy 35 (1980) 473–489
39 Platts-Mills, T.A.E., M.D. Chapman: Allergen standardization. J. Allergy clin. Immunol. 87 (1991) 621–625
40 van Ree, R., P.Z. Brewczynski, K.Y. Tan, H.J. Mulder-Willems, P. Widjaja, S.O. Stapel, R.C. Aalberse, A.M. Kroon: Grass pollen immunotherapy induces highly cross-reactive IgG antibodies to group V allergen from different grass species. Allergy 50 (1995) 281–283
41 Scheiner, O., D. Kraft: Basic and practical aspects of recombinant allergens. Allergy 50 (1995) 384–391
42 Siraganian, R.P.: Automated histamine analysis for in vitro allergy testing. II. Correlation of skin test results with in vitro whole blood histamine release in 82 patients. J. Allergy clin. Immunol. 59 (1977) 214–222
43 Stewart, G.A., K.J. Turner, B.A. Baldo, A.W. Cripps, A. Ford, V. Seagroatt, H. Løwenstein, A.K.M. Ekramoddoullah: Standardization of rye-grass pollen (lolium perenne) extract. An immunochemical and physicochemical assessment of six candidate international reference preparations. Int. Arch. Allergy appl. Immunol. 86 (1988) 9–18
44 B. Sundin, G. Lilja, V. Graff-Lonnevig, G. Hedlin, H. Heilborn, K. Norrlind, K.-O. Pegelow, H. Løwenstein: Immunotherapy with partially purified and standardized animal dander extracts. I. Clinical results from a double-blind study on patients with animal dander asthma. J. Allergy clin. Immunol. 77 (1986) 478–487
45 Varney, V.A., M. Gaga, A.J. Frew, V.R. Aber, A.B. Kay, S.R. Durham: Usefulness of immunotherapy in patients with severe summer hay fever uncontrolled by antiallergic drugs. Brit. med. J. 302 (1991) 265–269
46 Varney, V.A., Q.A. Hamid, M. Gaga, S. Ying, M. Jacobson, A.J. Frew, A.B. Kay, S.R. Durham: Influence of grass pollen immunotherapy on cellular infiltration and cytokine mRNA expression during allergen-induced late-phase cutaneous responses. J. clin. Invest. 92 (1993) 644–651
47 Wahn, U., C. Schweter, P. Lind, H. Løwenstein: Prospective study on immunologic changes induced by two different dermatophagoides pteronyssinus extracts prepared from whole mite culture and mite bodies. J. Allergy clin. Immunol. 82 (1988) 360–370
48 Weeke, B., E. Weeke, H. Løwenstein: The adsorption of serum proteins to aluminium hydroxide gel examined by means of quantitative immunoelectrophoresis. In Axelsen, N.H.: Quantitative Immunoelectrophoresis, New Developments and Applications. Scand. J. Immunol. Suppl. 2 (1975) 149–154
49 Weeke, B., I. Søndergaard, P. Lind, L. Aukrust, H. Løwenstein: Crossed radioimmunoelectrophoresis (CRIE) for the identification of allergens and determination of the antigenic specificities of patients' IgE. In Axelsen, N.H.: Handbook of Immunoprecipitation-in-gel Techniques. Scand. J. Immunol. 17 (Suppl. 10) (1983) 265–272
50 Yssel, H., S. Fasler, J.R. Lamb, J.E. de Vries: Induction of non-responsiveness in human allergen-specific type 2 T helper cells. Curr. Op. Immunol. 6 (1994) 847–852

6 Theorien zur Wirkweise der Hyposensibilisierung

A. B. Reske-Kunz, L. Klimek und J. Saloga

Wirksamkeit der SIT mit Allergenextrakten: klinische Befunde

Bei der **klassischen spezifischen Immuntherapie** (SIT) wird ein Allergenextrakt einem Patienten repetitiv in ansteigenden Dosen **subkutan** injiziert, bis eine auf den Patienten abgestimmte Erhaltungsdosis erreicht ist (Aufbaubehandlung). Im Verlauf der im Anschluß vorgenommenen Fortsetzungsbehandlung wird die Erhaltungsdosis wiederholt verabreicht. Der therapeutische Erfolg korreliert mit der Höhe der injizierten Allergendosis während der Erhaltungsphase. Daher wird die Applikation einer möglichst hohen Erhaltungsdosis angestrebt, die jedoch keine systemischen IgE-bedingten Reaktionen auslösen darf. Eine Vielzahl kontrollierter klinischer Studien belegt die Wirksamkeit der SIT (5, 14, 17, 22, 27, 29, 30, 31).

Eine erfolgreiche SIT spiegelt sich in vielfältigen positiven Effekten wider (Tabelle 6.**1**). Diese werden subjektiv erlebt, und sie sind objektivierbar. So kommt es zu einer Verminderung der allergischen Symptome (Symptom score) und damit zusammenhängend zu einer Verminderung des Medikamentenbedarfs (3, 45). In mehreren Untersuchungen wurden im Anschluß an einen initialen Anstieg reduzierte Werte für allergenspezifisches IgE im Serum gefunden, eine verringerte Reaktivität in dermalen, nasalen und bronchialen Provokationstesten sowie eine geringere unspezifische Reagibilität der betroffenen Gewebe (5, 10, 11, 17, 30, 34, 47, 48). Auch zeigte sich nach Provokation mit dem entsprechenden Allergen sowie während der Pollensaison eine verminderte Einwanderung von Eosinophilen in die Zielorgane (15) und es wurden verringerte Werte von Eosinophilen-Aktivierungsmarkern wie z. B. des eosinophilen kationischen Proteins (ECP) gemessen (35). Darüberhinaus wurde über eine reduzierte allergeninduzierte Histaminfreisetzung aus Mastzellen und Basophilen berichtet (41). Der Wirkmechanismus der SIT, der allen diesen Reaktionen zugrunde liegt, ist allerdings immer noch nicht in allen Einzelheiten bekannt.

Tabelle 6.**1** Positive Effekte der spezifischen Immuntherapie

Abklingen der Symptome und Rückführung des Medikamentenbedarfs
Verminderte Werte für allergenspezifisches IgE im Serum (langfristig)
Reduzierte Reaktivität in dermalen, nasalen und bronchialen Provokationstesten
Geringere unspezifische Reagibilität der betroffenen Gewebe
Verminderte Einwanderung von Eosinophilen in die betroffenen Gewebe und verminderte Aktivität dieser Zellen
Reduzierte allergeninduzierte Histaminfreisetzung aus Mastzellen und Basophilen

Bisheriges Erklärungsmodell der SIT: These der blockierenden Antikörper als Effektormechanismus der SIT

Serologische Untersuchungen hatten gezeigt, daß die SIT zunächst mit einem Anstieg der Konzentration an allergenspezifischem IgE einhergeht, daß es in der Folge jedoch zu einem allmählichen Abfall des Gehaltes an allergenspezifischem IgE unter den Ausgangswert kommt; auch die saisonalen Erhöhungen der IgE-Produktion fallen geringer aus (16). Gleichzeitig wird ein Anstieg von IgG-Antikörpern, insbesondere der IgG4-Subklasse, beobachtet (16). Die Gesamtheit dieser Befunde lieferte die Grundlage für das Konzept der „blockierenden Antikörper" zur Erklärung des Wirkmechanismus der SIT (8). Gemäß dieser Vorstellung konkurrieren allergenspezifische IgG-Antikörper mit IgE-Antikörpern, welche an die Fcε-I-Rezeptoren auf Mastzellen und Basophilen binden, um das Allergen. Durch die Kompetition wird die Aktivierung dieser Zellen mit nachfolgender Mediatorsynthese und Mediatorfreisetzung unterbunden. Bemerkenswert ist allerdings, daß in vielen Studien die Veränderungen im Serumgehalt an IgE und IgG im Verlauf einer SIT nicht mit dem therapeutischen Erfolg korrelierten (20). Daraus konnte man schließen, daß ein Wegfangen des Allergens durch kompetitive IgG-Antikörper mit dem einer erfolgreichen SIT zugrunde liegenden Wirkmechanismus nicht in ursächlichem Zusammenhang steht, sondern allenfalls als ein **Epiphänomen** zu bewerten ist.

Aktuelle Vorstellungen über den Wirkmechanismus der SIT: Umorientierung der Lymphokinproduktion zu einem dominierenden TH1-Lymphokinmuster

Im Gegensatz zur These eines humoralen Prinzips in Form blockierender Antikörper steht die heute favorisierte Vorstellung, daß T-Lymphozyten für den Wirkmechanismus der SIT eine zentrale Bedeutung besitzen (11, 46). Insbesondere T-Helfer-Lymphozyten des TH2-Typs, welche u. a. IL-4 und IL-5 in hohem Maße produzieren, spielen für die Entwicklung, Aufrechterhaltung und Auslösung einer Soforttyp-Allergie eine essentielle Rolle (s. Kapitel über die Grundlagen der Typ I-Allergie). **Bei allergischen Patienten akkumulieren TH2-Zellen in den Erfolgsorganen** (37), und ein Allergenstimulus führt zu einer lokalen Aktivierung von allergenreaktiven TH2-Zellen (9). Letztere lassen sich auch in vitro durch Kultur der mononukleären Zellen des Blutes von Allergikern in Gegenwart des korrespondierenden Allergens anreichern (39).

Der Einfluß von TH2-Zellen auf das allergische Geschehen ist vielfältig (39). B-Lymphozyten benötigen zur Produktion von IgE-Antikörpern die Hilfe von TH2-Zellen durch die Bereitstellung der Lymphokine IL-4 und IL-13. Dabei ist Membrankontakt zwischen den beiden Zellpartnern notwendig. Die von TH2-Zellen nach allergenvermittelter Aktivierung produzierten Lymphokine wie IL-3 und IL-4 sind auch für die Proliferation und Differenzierung von Mastzellen und Basophilen wichtig. Auch die Anlockung, Differenzierung und Aktivierung von Eosinophilen ist abhängig von TH2-Mediatoren wie IL-3 und IL-5. TH2-Zellen sind somit für die Sensibilisierungsphase und die Auslösephase (sowohl für die Sofortreaktion als auch für die Spätphasenreaktion) der Typ I-Allergie von grundlegender Bedeutung. Von einer effizienten Therapie dieser Krankheit ist daher zu fordern, daß sie an dieser zentralen Zellpopulation angreift.

Die Gegenspieler der TH2-Lymphozyten sind die TH1-Zellen (28). TH1-Zellen bilden Zytokine wie IFN-γ und TNF-β. Über distinkte Lymphokine regulieren sich beide Subpopulationen wechselseitig. Das von TH1-Zellen produzierte IFN-γ inhibiert die Differenzierung von TH2-Zellen, während die von TH2-Zellen gebildeten Lymphokine IL-4 und IL-10 die Entwicklung von TH1-Zellen hemmen (23). Der Isotyp-Wechsel auf der Ebene der B-Zellen zur IgE-Produktion wird gleichfalls durch IFN-γ inhibiert (32). Aufgrund der wechselseitigen Beeinflussung von TH1- und TH2-Zellen favorisiert eine leichte Dominanz des einen Zelltyps die verstärkte Differenzierung weiterer Zellen dieses Typs (11). Eine ausgewogene Immunantwort beruht auf einem austarierten Gleichgewicht zwischen TH1- und TH2-Zellen. Bei Allergikern ist diese Balance zugunsten der TH2-Zellen verschoben.

Nach heutigem Verständnis veranlaßt die SIT eine **Umorientierung der allergeninduzierten Lymphokinproduktion** zu einem dominierenden TH1-Zytokinprofil. Da das Mengenverhältnis von IL-4 und seinem Regulator IFN-γ das Ausmaß der IgE-Synthese durch B-Zellen steuert, hat die Umorientierung eine verminderte IgE-Produktion zur Folge. IFN-γ inhibiert zusätzlich die Differenzierung von TH2-Zellen aus Vorläuferzellen; dadurch stehen weniger TH2-Zellen zur Verfügung, um B-Zellen Hilfe zur Produktion von IgE-Antikörpern zu leisten, und um die Differenzierung von Mastzellen und Basophilen sowie die Anlockung, Differenzierung und Aktivierung von Eosinophilen zu gewährleisten. Es resultiert eine Hemmung der Sensibilisierung, der Sofortreaktion und der Spätphasenreaktion der Typ I-Allergie (Abb. 6.**1**). Die positiven Effekte der SIT sind somit auf der Basis der Umorientierung des Lymphokinprofils der induzierten T-Zellen zu erklären.

Nicht geklärt ist die Frage, auf welchen Mechanismen die Änderung des Lymphokinmusters basiert. Mehrere Möglichkeiten können gegenwär-

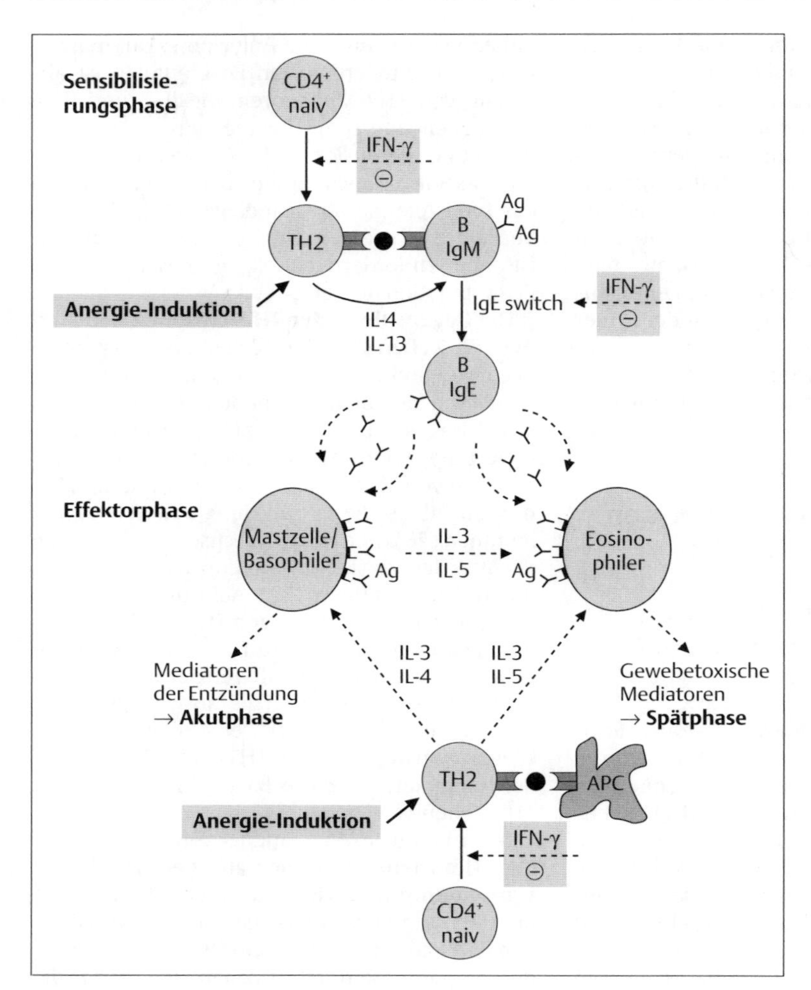

Abb. 6.**1** Wirkungsmechanismus der spezifischen Immuntherapie. Ag = Allergen, APC = antigenpräsentierende Zelle, B = B-Zelle, $CD4^+$-naiv = $CD4^+$-T-Zelle ohne vorherigen Antigenkontakt, IFN = Interferon, Ig = Immunglobulin, IL = Interleukin

tig in Betracht gezogen werden: 1. eine vermehrte Differenzierung von allergenspezifischen $CD4^+$-Vorläuferzellen in TH1-Zellen oder eine Umpolung schon etablierter TH2-Zellen zur Produktion von IFN-γ, 2. die Differenzierung von IFN-γ-produzierenden $CD8^+$-T-Zellen und von T-Zellen mit T-Zellantigenrezeptoren des γ,δ-Typs, und 3. die Induktion einer Anergie in TH2-Zellen.

Differenzierung von TH1-Zellen: begünstigende Einflußfaktoren

T-Lymphozyten erkennen mit ihren membranständigen Antigenerkennungs-Rezeptoren (T-Zell-Rezeptoren) Proteine nicht in ihrer natürlichen Faltung. T-Zellen erkennen lediglich Fragmente eines Protein-Antigens (sog. T-Zellepitope), welche während des Prozesses der Antigenprozessierung in antigenpräsentierenden Zellen durch enzymatische Degradierung gebildet werden. Diese Peptidfragmente sind in der Antigenbindungsgrube von MHC-Molekülen gebunden. Die Interaktion des T-Zell-Rezeptors mit dem Komplex aus MHC-Molekül und Peptid hat Signalwirkung. Es wird eine Signalkaskade in der T-Zelle in Gang gesetzt, welche die Transkription und Expression distinkter Gene zur Folge hat. Zahlreiche in vitro-Experimente belegen, daß die Differenzierung von $CD4^+$-Vorläufer-T-Zellen in die spezialisierten Subpopulationen TH1 und TH2 von der Intensität des über den T-Zell-

Rezeptor vermittelten Signals abhängt (6,7, 33,44). Ein **starkes Signal fördert die Differenzierung zu TH1-Zellen**, während ein schwaches Signal eine bevorzugte Differenzierung zu TH2-Zellen zur Folge hat. Für den Fall, daß die Interaktion des T-Zell-Rezeptors mit dem Peptid/MHC-Komplex eine hohe Avidität besitzt, oder daß eine große Zahl von Peptid/MHC-Komplexen mit den T-Zell-Rezeptoren einer T-Zelle interagiert, ist ein starkes Stimulationssignal zu erwarten. Somit hat die Menge des Antigens einen entscheidenden Einfluß auf die Differenzierung der T-Zellen. Bei der SIT wird das relevante Allergen in möglichst hoher Dosierung verabreicht. Diese hohe Dosierung sollte eine Umorientierung der T-Helferzell-Differenzierung in Richtung einer TH1-Antwort begünstigen.

Desweiteren gibt es experimentelle Hinweise darauf, daß der Typ der antigenpräsentierenden Zellen gleichfalls die Differenzierung von T-Zellen beeinflußt (42, 44). In Gegenwart von Allergenpeptid-präsentierenden B-Zellen differenzieren die T-Zellen bevorzugt in Richtung TH2, während Allergenpeptid-präsentierende **Monozyten und Makrophagen** eine TH1-Antwort begünstigen. Dieses Verhalten basiert zum großen Teil auf der unterschiedlichen Fähigkeit dieser antigenpräsentierenden Zellen, die für die funktionelle T-Zelldifferenzierung essentiellen Zytokine zu bilden. So sind Monozyten und Makrophagen Produzenten von IL-12 und IFN-α, Zytokine, welche die T-Zelldifferenzierung in Richtung TH1 treiben. Die Applikation des Allergens im Verlauf der SIT erfolgt subkutan. Dort wird das injizierte Material vorzugsweise von Makrophagen internalisiert und prozessiert; damit ist eine wichtige Voraussetzung für die Induktion von allergenspezifischen T-Zellen mit TH1-Lymphokinmuster erfüllt.

Die Aufnahme von Allergenen über das Epithel des Respirationstraktes und der Haut führt bevorzugt zu der Entstehung einer Soforttyp-Allergie. Das **epitheliale Zytokin-Mikromilieu** scheint die Entwicklung von TH2-Zellen zu begünstigen (1). Mit der subkutanen Applikation der Allergenpräparation im Verlauf der SIT wird ein Einfluß des Zytokin-Mikromilieus der Epithelschicht auf die Differenzierung allergenspezifischer T-Zellen umgangen, so daß in diesem Fall eine Dominanz von allergenreaktiven TH1-Zellen erreicht werden kann.

Allergeninduzierte Differenzierung von IFN-γ-sekretierenden $CD8^+$ T-Zellen und von T-Zellen mit γ,δ-T-Zell-Antigenrezeptoren

$CD8^+$ T-Zellen können sich ebenfalls in zwei funktionell unterschiedliche Subpopulationen entwickeln, welche durch ein Typ 1-Lymphokinmuster (TC1) bzw. ein Typ 2-Lymphokinprofil (TC2) charakterisiert sind (40). Die Einflüsse, welche eine Differenzierung in die eine oder andere Subpopulation begünstigen, sind die gleichen wie die oben für $CD4^+$-T-Zellen beschriebenen Parameter. In Experimenten an Mäusen und Ratten wurde gezeigt, daß IFN-γ-sekretierende $CD8^+$-T-Zellen (TC1) die IgE-Produktion in vivo inhibieren können (25, 36). Zumindest ein Teil dieser $CD8^+$-T-Zellen trägt γ,δ-T-Zell-Rezeptoren (26). Bei früheren Untersuchungen zum Wirkmechanismus der SIT hatte man beobachtet, daß im Verlauf der SIT die Zahl der $CD8^+$-T-Zellen ansteigt; letztere können die IgE-Produktion möglicherweise unterdrücken (38).

Induktion einer Anergie in TH2-Zellen

Die volle Aktivierung von T-Helferzellen zur Lymphokinproduktion mit nachfolgender Proliferation erfordert außer dem spezifischen Signal, welches durch die Interaktion des T-Zell-Rezeptor/CD3-Komplexes mit dem Antigenpeptid/MHC-Komplex auf antigenpräsentierenden Zellen vermittelt wird, zusätzliche, sog. **kostimulatorische Signale** (s. Kapitel über die Grundlagen der Typ I-Allergie). Kostimulatorische Signale erfährt die T-Zelle zum einen durch die Interaktion zwischen Membranmolekülen auf der Oberfläche der T-Zelle und der antigenpräsentierenden Zelle wie beispielsweise zwischen CD28 und seinem Liganden B7–1 bzw. B7–2, zum anderen durch die Bindung von löslichen Faktoren an entsprechende Rezeptoren auf der T-Zelle. Erkennt eine T-Zelle den Peptid/MHC-Komplex auf einer antigenpräsentierenden Zelle, welche keine kostimulatorischen Signale beisteuern kann (nichtprofessionelle antigenpräsentierende Zelle), so wird die T-Zelle lediglich unvollständig aktiviert: die T-Zelle verliert dann die Fähigkeit, Lymphokine wie IL-2 bzw. IL-4 zu produzieren und zu proliferieren (Anergie). Selbst wenn das Antigenpeptid der T-Zelle im Anschluß an eine Anergie-Induktion von einer professionellen antigenpräsentierenden Zelle, welche kostimulatorische Signale beisteuern kann, präsentiert wird, bleibt die T-Zelle unreaktiv. Im Falle von TH2-Zellen mit Spezifität für ein Allergen der Hausstaubmilbe (Der p I) wurde gezeigt, daß die T-Zellen nach Anergie-Induktion weder IL-4 noch IL-13 sekretieren und damit keine Helferfunktion für B-Zellen ausüben können (13). Es wäre somit zu erwarten, daß eine Anergie-Induktion in allergenspezifischen TH2-Zellen sowohl die Sensibilisierungsphase als auch die Sofortreaktion und die Spätphasenreaktion der Typ I-Allergie inhibieren würde.

Experimentelle Evidenz zur Änderung des Lymphokinprofils im Verlauf einer SIT mit Allergenextrakten

Studien mit dem Ziel einer Analyse des Wirkmechanismus der SIT zur Überprüfung des dargestellten Konzeptes werden heute verstärkt durchgeführt. Die bereits vorliegenden Resultate deuten an, daß sich unter der SIT das von den T-Zellen produzierte TH2-dominierte Lymphokinmuster dahingehend ändert, daß die **Balance zwischen TH2- und TH1-Zytokinen** zugunsten der TH1-Zytokine verschoben wird.

An Patienten mit einer Gräserpollenallergie, welche an einer doppelblinden, placebokontrollierten, 12 Monate währenden Hyposensibilisierungsstudie mit einem Gräserpollenextrakt teilnahmen, wurden die Zellinfiltration und die Zytokin-mRNA-Expression während der allergeninduzierten kutanen Spätphasenreaktion analysiert (46). Dazu wurden 24 Stunden nach intradermaler Injektion des Gräserpollenextrakts Biopsien entnommen. In Biopsien von hyposensibilisierten Personen fand man eine geringere Zahl von $CD3^+$- und $CD4^+$-Zellen sowie von Eosinophilen im Vergleich mit Biopsien der placebobehandelten Patienten. Dagegen war die Zahl der $CD8^+$-Zellen, der Neutrophilen und der Makrophagen vergleichbar. Mit Hilfe der In-situ-Hybridisierung wurde die Zytokinproduktion in den Biopsien bestimmt. In Proben von beiden Patientengruppen waren $mRNA^+$ Zellen für IL-4 und IL-5 in ähnlichem Ausmaß nachweisbar. Eine Zunahme der Zahl von IFN-γ mRNA-exprimierenden Zellen war in den Biopsien eines Großteils der hyposensibilisierten Patienten detektierbar, nicht jedoch in den Proben der Kontrollgruppe.

Patienten mit einer Allergie gegen Milben (Dermatophagoides farinae) und/oder Lolch/englisches Raygras (Lolium perenne L.) standen im Mittelpunkt einer weiteren Untersuchung (43). Die Patienten waren mindestens drei Jahre lang hyposensibilisiert worden. Mononukleäre Zellen des Blutes der hyposensibilisierten Personen bzw. von unbehandelten Allergikern, welche von $CD8^+$-Zellen depletiert worden waren, wurden für 14 Tage in Anwesenheit des korrespondierenden Allergens oder des Kontrollantigens Tetanustoxoid kultiviert. Nach dieser Phase wurden die Zellen mit einem mitogenen Stimulus (Phytohämagglutinin zusammen mit Phorbolmyristinsäureester) restimuliert. Nach 24 Stunden wurden die von den Zellen in den Kulturüberstand sekretierten Zytokine gemessen. Dabei wurde beobachtet, daß die mit dem jeweiligen Allergen kultivierten Zellen der behandelten Patienten nach Stimulation in vitro signifikant weniger IL-4 produzierten als die Zellen der unbehandelten Kontrollpatienten. Die Sekretion von IL-2 und IFN-γ durch die beiden Zellpopulationen war hingegen vergleichbar. Es zeigte sich somit eine Reduktion des IL-4/IFN-γ Verhältnisses bei Analyse der allergenspezifischen T-Zellen. Die tetanustoxoidreaktiven Zellen zeigten dieses Verhalten nicht. Die allergeninduzierte Proliferation der Zellen der hyposensibilisierten Patienten war geringer als jene der Kontrollpersonen. Dieser Befund könnte als ein Hinweis auf die Ausprägung einer Anergie in den allergenreaktiven T-Zellen gewertet werden.

In einer Studie mit acht monosensibilisierten Gräserpollenallergikern wurde die Proliferation allergenspezifischer T-Zell-Klone gegen Graspollenextrakt und gegen das rekombinant hergestellte Graspollen-Allergen Phl p1 gemessen (12). Bereits nach 3monatiger Therapie zeigten die Lymphozyten eine deutlich geringere Proliferationstendenz auf Allergenstimulation. Zudem änderte sich das Zytokinmuster dieser allergenspezifischen T-Zell-Klone von einem überwiegenden TH2-Zelltyp hin zu einem TH1-Zelltyp- Dieser T-Zell-Shift war hauptsächlich durch eine verringerte IL-4-Produktion dieser Zellen und nur in geringem Ausmaß durch einen Anstieg der IFN-γ-Produktion bedingt. Epitopanalysen der T-Zellen vor und nach SIT zeigten keine Ausbildung neur („protektiver") Zell-Linien. Zudem wurde keine Induktion allergenspezifischer $CD8^+$-Lymphozyten (Suppressorzellen) beobachtet.

In einer anderen Studie wurden Patienten mit einer Bienengiftallergie einer Ultra-Rush-Hyposensibilisierung unterzogen, wobei am ersten Tag der SIT eine kumulative Allergendosis von 111 µg appliziert wurde (21). Zu verschiedenen Zeitpunkten der SIT wurden die mononukleären Blutzellen für 7 Tage in Gegenwart des Hauptallergens des Bienengiftes, der Phospholipase A2, oder des Kontrollantigens Tetanustoxoid kultiviert. Anschließend wurden die Zellen mit Hilfe von immobilisierten anti-CD3-Antikörpern erneut aktiviert, und die Zytokinsekretion wurde bestimmt. Als Ergebnis ließ sich festhalten, daß im Verlauf der SIT beginnend an Tag 7 die Produktion von IL-4 und IL-5 signifikant abfiel, während gleichzeitig die Sekretion von IFN-γ zunahm. In Zellkulturen, welche mit Tetanustoxoid anstelle der Phospholipase A2 in Kontakt kamen, zeigten sich im Verlauf der SIT keine signifikanten Änderungen im Gehalt an den drei Zytokinen IL-4, IL-5 und IFN-γ. Die Phospholipase A2-induzierte Proliferation der Zellen war im Anschluß an die SIT reduziert.

Ähnliche Ergebnisse wurden in einer weiteren Untersuchung zur Rush-Hyposensibilisierung von Bienen- und Wespengiftallergikern erhalten (2). In dieser Studie wurde die Erhaltungsdosis von 100 µg Allergen innerhalb einer Woche erreicht. Nach Ablauf dieser Woche wurde eine signifikante Abnahme der allergeninduzierten IL-4-Produktion sowie eine Zunahme der IFN-γ- und IL-10-Produktion durch mononukleäre Zellen des Blutes der Patienten beobachtet. Ebenso zeigte sich eine verminderte allergeninduzierte Proliferation der Zellen.

Spezifische Immuntherapie mit Allergoiden

Der therapeutische Erfolg einer SIT korreliert mit der Höhe der Erhaltungsdosis des Allergens. Allerdings erhöht sich mit steigenden Konzentrationen des applizierten Allergens auch das Risiko von systemischen, durch IgE-Antikörper bedingten **Nebenreaktionen**. Diese Dosis-Wirkungsbeziehung konnte für systemische Nebenwirkungen bei Milben-SIT eindrucksvoll gezeigt werden (17). Aufgrund dieses Sachverhaltes wurde der Versuch unternommen, Allergenpräparationen zu entwickeln, welche eine geringe Bindung an IgE-Antikörper aufweisen (Eliminierung Konformations-bedingter B-Zell-Epitope), während die Primärstruktur-bedingten T-Zell-Epitope und damit die Erkennung durch T-Zellen intakt bleiben sollen.

Die chemische Modifikation von Allergenen zu sogenannten Allergoiden stellt einen solchen Versuch dar. Die ursprüngliche Tertiärstruktur des Allergenmoleküls wird hierbei zerstört, und es wird in **neue Faltungsformen** überführt. Dadurch gehen konformationelle B-Zellepitope verloren, was zu einer verminderten Bindung des Allergoids an freie und membranständige IgE-Moleküle auf Mastzellen, Basophilen und B-Zellen führt (24). Die Proteinsequenz-abhängigen T-Zell-Epitope sollen hingegen intakt bleiben und für die Stimulation von T-Zellen zur Verfügung stehen. Diesbezügliche Studien mit detaillierten Analysen der immunologischen Wirkungen stehen jedoch noch aus. In tierexperimentellen Untersuchungen wurde gezeigt, daß die Gabe von glutaraldehydbehandeltem Ovalbumin (Ovalbumin-Allergoid) eine bestehende IgE-Immunantwort inhibieren kann (18). Bei einer nachfolgenden Immunisierung mit unmodifiziertem Ovalbumin, adsorbiert an Aluminiumhydroxid, wurde die Entwicklung einer IgE-Antwort unterdrückt (19). Die Inhibition der IgE-Synthese korrelierte mit einer Veränderung des Lymphokin-Syntheseprofils in Richtung auf eine dominierende TH1-Antwort (49). Derartige Veränderungen konnten beim Menschen jedoch bislang nicht nachgewiesen werden.

Die Wirksamkeit der SIT mit Allergoiden ist durch kontrollierte klinische Studien belegt (4,27,29). Zum Wirkmechanismus liegen noch keine die SIT begleitenden experimentellen Untersuchungen vor. Weitere plazebokontrollierte Doppelblindstudien mit den handelsüblichen Präparaten sind daher wünschenswert. Es ist denkbar, daß Allergoide aufgrund ihrer hochmolekularen Struktur besonders effizient von Makrophagen aufgenommen und prozessiert werden. Die Voraussetzungen für eine Umorientierung des Zytokinsynthesemusters sind daher theoretisch gegeben.

Literatur

1 Bellinghausen, I., A. H. Enk, M. Mohamadzadeh, S. Lohmann, J. Knop, J. Saloga: Epidermal cells enhance interleukin 4 and immunoglobulin E production after stimulation with protein allergen. J. invest. Dermatol. 107 (1996) 582

2 Bellinghausen, I., G. Metz, A. H. Enk, S. Christmann, J. Knop, J. Saloga: Insect venom immunotherapy induces interleukin-10 production and a T helper 2-to-T helper 1 shift, and changes surface marker expression in venom-allergic subjects. Europ. J. Immunol. 27 (1997) 1131

3 Bousquet, J., W. M. Becker, A. Hejjaoui, I. Chanal, B. Lebel, H. Dhivert, F. B. Michel: Differences in clinical and immunologic reactivity of patients allergic to grass pollens and to multiple-pollen species. II. Efficacy of a double-blind, placebo-controlled, specific immunotherapy with standardized extracts. J. Allergy clin. Immunol. 88 (1991) 43

4 Bousquet, J., A. Heijaoui, W. Skassa-Brociek, et al.: Double-blind, placebo-controlled immunotherapy with mixed grass-pollen allergoids. I. Rush immunotherapy with allergoids and standardized orchard grass-pollen extract. J. Allergy clin. Immunol. 82 (1988) 439

5 Bousquet, J., H. Maasch, B. Martinot, et al.: Double-blind, placebo-controlled immunotherapy with mixed grass-pollen allergoids. II. Comparisons between parameters assessing the efficacy of immunotherapy. J Allergy clin. Immunol. 82 (1988) 439

6 Carballido, J. M., N. Carballido Perrig, G. Terres, C. H. Heusser, K. Blaser.: Bee venom phospholiphase A2-specific T cell clones from human allergic and non-allergic individuals: cytokine patterns change in response to the antigen concentration. Europ. J. Immunol. 22 (1992)1357

7 Constant, S., C. Pfeiffer, A. Woodard, T. Pasqualini, K. Bottomly: Extent of T cell receptor ligation can determine the functional differentiation of naive CD4+ T cells. J. exp. Med. 182 (1995) 1591

8 Creticos, P. S., T. E. Van Metre, M. R. Mardiney, G. L. Rosenberg, P. S. Norman, N. F. Adkinson,jr.: Dose response of IgE and IgG antibodies during ragweed immunotherapy. J. Allergy clin. Immunol. 73 (1984) 94

9 Del Prete, G. F., M. De Carli, M. M. D'Elios, P. Maestrelli, M. Ricci, L. Fabbri, S. Romagnani.: Allergen exposure induces the activation of allergen-specific Th2 cells in the airway mucosa of patients with allergic respiratory disorders. Europ. J. Immunol. 23 (1993) 1445

10 Dolz, I., C. Martínez-Cócera, J. M. Bartolomé, M. Cimarra: A double-blind, placebo-controlled study of immunotherapy with grass-pollen extract Alutard SQ during a 3-year period with initial rush immunotherapy. Allergy 51 (1996) 489

11 Durham, S. R.: New insights into the mechanisms of immunotherapy. Europ. Arch. Otorhinolaryngol 252 (Suppl. 1) (1995) 64

12 Ebner, C., U. Siemann, B. Bohle, M. Willheim, U. Wiedermann, S. Schenk, F. Klotz, H. Ebner, D. Kraft, O. Scheiner: Immunological changes during specific immunotherapy of grass pollen allergy: reduced lymphoproliferative responses to allergen and shift from TH2 to TH1 in T-cell clones specific for Phl p 1, a major grass pollen allergen. Clin. exp. Allergy 27 (1997) 1007

13 Fasler, S., G. Aversa, A. Terr, K. Thestrup-Pedersen, J. E. de Vries, H. Yssel.: Peptide-induced anergy in allergen-specific human Th2 cells results in lack of cytokine production and B cell help for IgE synthesis. Reversal by IL-2, not by IL-4 or IL-13. J. Immunol. 155 (1995) 4199

14 Frew, A. J.: Conventional and alternative allergen immunotherapy: do they work ? Are they safe? Clin. exp. Allergy 24 (1994) 416

15 Furin, M. J., P. S. Norman, P. S. Creticos, D. Proud, A. Kagey-Sobotka, L. M. Lichtenstein, R. M. Naclerio: Immunotherapy decreases antigen-induced eosinophil cell migration into the nasal cavity. J. Allergy clin. Immunol. 88 (1991) 27

16 Gleich, G. J., E. M. Zimmermann, L. L. Henderson, J. W. Yunginger: Effect of immunotherapy on immunoglobulin E and immunoglobulin G antibodies to ragweed antigens: a six-year prospective study. J. Allergy clin. Immunol. 70 (1982) 261

17 Haugaard, L., R. Dahl, L. Jacobsen: A controlled dose-response study of immunotherapy with standardized, partially purified extract of house dust mite: clinical efficacy and side effects. J. Allergy clin. Immunol. 91 (1993) 709

18 Hayglass, K. T., W. Stefura: Antigen-specific inhibition of ongoing murine IgE responses. II. Inhibition of IgE responses induced by treatment with glutaraldehyde-modified allergens is paralleled by reciprocal increases in IgG2a synthesis. J. Immunol. 147 (1991) 2455

19 Hayglass, K. T., W. Stefura: Anti-IFNgamma treatment blocks the ability of glutaraldehyde-polymerized allergens to inhibit specific IgE responses. J. exp. Med. 173 (1991) 279

20 Jarolim, E., L. K. Poulsen, B. M. Stadler, H. Mosbech, O. Oesterballe, D. Kraft, B. Weeke: A long-term follow-up study of hyposensitization with immunoblotting. J Allergy clin. Immunol. 85 (1990) 996

21 Jutel, M., W. J. Pichler, D. Ṣkrbic, A. Urwyler, C. Dahinden, U. R. Müller: Bee venom immunotherapy results in decrease of IL-4 and IL-5 and increase of IFN-gamma secretion in specific allergen-stimulated T cell cultures. J. Immunol. 154 (1995) 4187

22 Lowell, F. C., W. Franklin: A double blind study of the effectiveness and specificity of injection therapy in rag weed hay fever. New Engl. J. Med. 273 (1965) 675

23 Maggi, E., P. Parronchi, R. Manetti, C. Simonelli, M. P. Piccinni, F. S. Rugiu, M. De Carli, M. Ricci, S. Romagnani: Reciprocal regulatory effects of IFN-gamma and IL-4 on the in vitro development of human Th1 and Th2 clones. J. Immunol. 148 (1992) 2142

24 Marsh, D. G., L. M. Lichtenstein, D. H. Campbell: Studies on „allergoids" prepared from naturally occuring allergens. I. Assay of allergenicity and antigenicity of formalinized rye group I component. Immunology 18 (1970) 705

25 McMenamin, C., P. G. Holt: The natural immune response to inhaled soluble protein antigens involves major histocompatibility complex (MHC) class I-restricted CD8+ T cell-mediated but MHC class II-restricted CD4+ T cell-dependent immune deviation resulting in selective suppression of immunoglobulin E production. J. exp. Med. 178 (1993) 889
26 McMenamin, C., C. Pimm, M. McKersey, P. G. Holt: Regulation of IgE responses to inhaled antigen in mice by antigen-specific gamma delta T cells. Science 265 (1994) 1869
27 Metzger, W. J., H. C. Dorminey, H. B. Richerson, J. M. Weiler, A. Donnelly, D. Moran: Clinical and immunologic evaluation of glutaraldehyde-modified tyrosine-adsorbed short ragweed extract: a double-blind, placebo-controlled trial. J. Allergy clin. Immunol. 68 (1981) 442
28 Mosmann, T. R., S. Sad: The expanding universe of T-cell subsets: Th1, Th2 and more. Immunol. Today 17 (1996) 138
29 Norman, P. S., M. D. Lawrence, M. Lichtenstein et al.: Controlled evaluation of allergoid in immunotherapy of ragweed hay fever. J. Allergy clin. Immunol. 70 (1982) 247
30 Nüchel Petersin, B., H. Janniche, E. P. Munch, J. A. Wihl, H. Böwadt, H. Ipsen, H. Lowenstein: Immunotherapy with partially purified and standardized tree pollen extracts. I. Clinical results from a three-year double-blind study of patients treated with pollen extracts either of birch or combinations of alder, birch and hazel. Allergy 43 (1988) 353
31 Ohman, J. L., jr.: Allergen immunotherapy in asthma: evidence for efficacy. J. Allergy clin. Immunol. 84 (1989) 133
32 Pene, J., F. Rousset, F. Briere, I. Chretien, X. Paliard, J. Banchereau, H. Spits, J. E. de Vries.: IgE production by normal human B cells induced by alloreactive T cell clones is mediated by IL-4 and suppressed by IFN-gamma. J. Immunol. 141 (1988) 1218
33 Pfeiffer, C., J. Stein, S. Southwood, H. Ketelaar, A. Sette, K. Bottomly.: Altered peptide ligands can control CD4 T lymphocyte differentiation in vivo. J. exp. Med. 181 (1995) 1569
34 Pichler, C.E., A. Marquardsen, S. Sparholt, H. Løwenstein, A. Bircher, M. Bischof, W.J. Pichler: Specific immunotherapy with *Dermatophagoides pteronyssinus* and *D. farinae* results in decreased bronchial hyperreactivity. Allergy 52 (1997) 274
35 Rak, S., O. Löwhagen, P. Venge.: The effect of immunotherapy on bronchial hyperresponsiveness and eosinophil cationic protein in pollen-allergic patients. J Allergy clin. Immunol. 82 (1988) 470
36 Renz, H., G. Lack, J. Saloga, R. Schwinzer, K. Bradley, J. Loader, A. Kupfer, G. L. Larsen, E. W. Gelfand.: Inhibition of IgE production and normalization of airways responsiveness by sensitized CD8 T cells in a mouse model of allergen-induced sensitization. J. Immunol. 152 (1994) 351
37 Robinson, D. S., Q. Hamid, S. Ying, A. Tsicopoulos, J. Barkans, A. M. Bentley, C. Corrigan, S. R. Durham, A. B. Kay: Predominant TH2-like bronchoalveolar T-lymphocyte population in atopic asthma. New Engl. J. Med. 326 (1992) 298
38 Rocklin, R. E., A. L. Sheffer, D. K. Greineder, K. L. Melmon.: Generation of antigen-specific suppressor cells during allergy desensitization. New Engl. J. Med. 302 (1980) 1213
39 Romagnani, S.: Regulation of the development of type 2 T-helper cells in allergy. Curr. Opin. Immunol. 6 (1994) 838
40 Sad, S., R. Marcotte, T. R. Mosmann: Cytokine-induced differentiation of precursor mouse CD8+ T cells into cytotoxic CD8+ T cells secreting Th1 or Th2 cytokines. Immunity 2 (1995) 271
41 Sadan, N., M. B. Rhyne, E. D. Mellits, E. O. Goldstein, D. A. Levy, L. M. Lichtenstein: Immunotherapy of pollinosis in children. Investigation of the immunologic basis of clinical improvement. New Engl. J. Med. 280 (1969) 623
42 Schmitz, J., M. Assenmacher, A. Radbruch: Regulation of T helper cell cytokine expression: functional dichotomy of antigen-presenting cells. Europ. J. Immunol. 23 (1993) 191
43 Secrist, H., C. J. Chelen, Y. Wen, J. D. Marshall, D. T. Umetsu: Allergen immunotherapy decreases interleukin 4 production in CD4+ T cells from allergic individuals. J. exp. Med. 178 (1993) 2123
44 Secrist, H., R. H. DeKruyff, D. T. Umetsu: Interleukin 4 production by CD4+ T cells from allergic individuals is modulated by antigen concentration and antigen-presenting cell type. J. exp. Med. 181 (1995) 1081
45 Varney, V.A., M. Gaga, A.J. Frew, V.R. Aber, A.B. Kay, S.R. Durham: Usefulness of immunotherapy in patients with severe summer hay fever uncontrolled by antiallergic drugs. Br. med. J. 302 (1991) 265
46 Varney, V.A., Q.A. Hamid, M. Gaga, S. Ying, M. Jacobson, A.J. Frew, A.B. Kay, S.R. Durham: Influence of grass pollen immunotherapy on cellular infiltration and cytokine mRNA-expression during allergen-induced late-phase cutaneous responses. J. clin. Invest. 92 (1993) 644
47 Walker, S.M., V.A. Varney, M. Gaga, M.R. Jacobson, S.R. Durham: Grass pollen immunotherapy: efficacy and safety during a 4-year follw-up study. Allergy 50 (1995) 405
48 Wihl, J.Å., H. Ipsen, B. Nüchel-Petersen, E.P. Munch, H. Janniche, H. Løwenstein: Immmunotherapy with partially purified and standardized tree pollen extracts. II. Results of skin prick tests and nasal provocation tests from a three-year double-blind study of patients treated with pollen extracts eithe of birch or combinations of alder, birch and hazel. Allergy 43 (1988) 363
49 Yang, X., R. S. Gieni, T. R. Mosmann, K. T. Hayglass: Chemically modified antigen preferentially elicits induction of Th1-like cytokine synthesis patterns in vivo. J. exp. Med. 178 (1993) 349

7 Indikationen und Kontraindikationen der spezifischen Hyposensibilisierung (IT)

H.-J. Malling und L. Klimek

Indikationen

Nach einem Positionspapier der European Academy of Allergology and Clinical Immunology (EAACI) (3) ist die Indikation zur IT gegeben, falls:

- die Relevanz eines Allergens oder einer Allergengruppe für die Auslösung der Beschwerden gesichert wurde,
- eine ausreichende Meidung des Allergens nicht möglich ist und
- eine spezifische Hyposensibilisierung für das Allergen bzw. die Allergengruppe durch klinischen Studien als sicher und effektiv belegt wurde (Tabelle 7.**1**).

Bei der Indikationsstellung einer spezifischen Hyposensibilisierungstherapie (IT) bei **allergischer Rhinitis** sollten die nachfolgend genannten Aspekte beachtet werden:

1. Schweregrad und Dauer der Beschwerden,
2. Verbrauch und Wirksamkeit symptomatischer Medikation,
3. Abwägung der durch die Behandlung und die Erkrankung bedingten Risiken,
4. Abschätzung der zukünftigen Krankheitsentwicklung,
5. psychologische Faktoren,
6. Therapiekosten.

Tabelle 7.**1** Allergengruppen, für die qualitativ hochwertige Allergenextrakte zur IT mit erwiesener Wirksamkeit zur Verfügung stehen

Bienen- und Wespengift
Baumpollen (insbesondere Birke, Erle, Hasel)
Gräser- und Roggenpollen
Hausstaubmilben
Beifuß
Katzenallergen und einige andere Tierepithelien
Schimmelpilze

Zu 1: Die Indikation für eine IT bei allergischer Rhinitis muß in Beziehung gesetzt werden zum Schweregrad der Erkrankung und der Dauer der Symptome. Leichte Beschwerden, die ausreichend auf topische oder systemische Antihistaminika ansprechen, rechtfertigen eine IT nicht. Dies gilt jedoch nur bei mehrjährig stabiler Reaktionslage. Tritt eine Allergie neu auf und ist eine deutliche Progredienz der Symptome erkennbar, sollte bereits **frühzeitig** eine IT erfolgen. Symptome, die wiederholte systemische Applikation von Glucocorticoiden erfordern (ungeachtet der Dauer der Allergiesaison), oder Symptome, die zahlreiche Wochen anhalten (selbst wenn sie eher mild sind und adäquat auf medikamentöse Therapie ansprechen), sind eine Indikation für eine spezifische IT (3). Anscheinend sprechen Kinder besser auf die Behandlung an als Erwachsene. Auch wenn das Alter des Patienten von Bedeutung ist, so spielt doch die Dauer der Erkrankung eine wichtigere Rolle. Dies macht deutlich, daß der Versuch unternommen werden sollte, frühzeitig in den Krankheitsverlauf einzugreifen, d.h., bevor die Krankheit zu irreversiblen Veränderungen im Erfolgsorgan geführt hat.

Auf der Grundlage einer wachsenden Beachtung möglicher Nebenwirkungen synthetischer Medikamente durch viele Patienten werden Ärzte zunehmend mit dem Wunsch nach einer Behandlung konfrontiert, die, im Gegensatz zu einer rein symptomorientierten Therapie, den natürlichen Krankheitsverlauf **ursächlich** beeinflußt.

Zu 2: Bei Notwendigkeit einer intensiven symptomatischen Therapie ist zur Reduktion der Medikation eine **ergänzende spezifische IT** angebracht. Beste Ergebnisse lassen sich mit der spezifischen IT bei Patienten mit mildem Krankheitsverlauf erzielen, d.h. bei Notwendigkeit einer eher moderaten pharmakologischen Therapie. Es ist ein weitverbreiteter Irrtum anzunehmen, daß die spezifische IT auf Patienten beschränkt werden sollte, die auf Medikamente entweder nicht ausreichend ansprechen oder unter deren Nebenwirkungen leiden.

Zu 3: Die Nutzen-Risiko-Abschätzung einer IT im Vergleich zu einer möglichen Progredienz der Erkrankung ist ein wichtiger Aspekt der Indikationstellung. Grundsätzlich ist die allergische Rhinitis zwar eine lästige, keinesfalls aber eine lebensbedrohliche Erkrankung. Die Lebensqualität ist jedoch erheblich eingeschränkt durch die Beeinträchtigung der Leistungsfähigkeit in Freizeit, Schule und Beruf und auch durch die Behinderung sozialer Kontakte. Das Risiko einer spezifischen IT ist vor allem bedingt durch das mögliche Auftreten anaphylaktischer Reaktionen. **Die Häufigkeit ernsthafter systemischer Reaktionen beträgt etwa 5%** (3), bei Rhinitikern, die mit hochpotenten Extrakten behandelt werden. Diese treten vor allem in der Phase der Dosissteigerung auf (3). Da systemische Komplikationen generell die Anwendung der spezifischen IT einschränken, sollte die Indikationsstellung und Durchführung von einem allergologisch erfahrenen Arzt vorgenommen werden, dem die speziellen Risiken bewußt sind und der die Notfallbehandlung beherrscht (3).

Zu 4: Die Möglichkeit und Wahrscheinlichkeit eines **Etagenwechsels** muß beachtet werden. Eine beträchtliche Anzahl von Rhinitikern (ca. 30 – 40%) entwickelt im Verlauf der Krankheit ein Asthma bronchiale. Die spezifische Immuntherapie ist neben der Allergenkarenz die einzige Behandlung, die den natürlichen Verlauf von Allergieerkrankungen beeinflußt und so dem Etagenwechsel von der Rhinitis zum Asthma oder neue Sensibilisierungen verhindern kann (5).

Zu 5: Psychologische Faktoren haben einen Einfluß auf Krankheitseinsicht und die Compliance des Patienten. In Studien zur Medikamenten-Compliance asthmatischer Patienten wurde gezeigt, daß nur ungefähr die Hälfte der verschriebenen Medikamente auch eingenommen werden (6). Die Compliance bei Rhinitis mag aufgrund der kürzeren Symptomdauer in der Heuschnupfensaison größer sein. Dennoch neigen viele Patienten dazu, die verschriebene Medikationsdosis zu reduzieren und auch schwere Symptome zu ertragen (1). Dies gilt vor allem für Kortikosteroide (1). Trotz gesicherter Daten über die Sicherheit intranasaler Steroide führt die „Steroidphobie" immer noch dazu, daß einigen Patienten eine adäquate medikamentöse Behandlung nicht zuteil wird.

Ein wichtiger Faktor bei der Behandlung allergischer Erkrankungen ist das **individuelle Erleben** des Schweregrades der Krankheit durch den Patienten. Es ist deswegen wichtig, nicht nur die Symptome zu reduzieren, sondern auch die Motivation des Patienten und sein Verständnis der wissenschaftlichen Grundlagen der Behandlung allergischer Entzündungen zu erhöhen.

Zu 6: Die Reduktion des Medikamentenverbrauchs und die Steigerung der Leistungsfähigkeit bzw. die Verringerung von beruflichen Fehlzeiten macht die spezifische IT auch unter ökonomischen Gesichtspunkten zu einer wirtschaftlichen Behandlungsform (2).

Die Indikationsstellung für eine spezifische IT basiert somit auf einer vorsichtigen Abwägung aller Vor- und Nachteile, wobei die persönliche Einstellung des Patienten zu seiner Krankheit, deren Symptomen und zu möglichen Behandlungsformen beachtet werden muß.

Die spezifische IT ist jedoch sicherlich keine ultimative Therapiemöglichkeit, sondern sollte (ggf. auch ergänzend zur medikamentösen Behandlung) schon in frühen Krankheitsstadien eingesetzt werden mit dem Ziel, den Patienten im medizinisch möglichen Rahmen symptomfrei zu machen (3).

Kontraindikationen

Kontraindikationen (Tabelle 7.**2**) müssen unbedingt beachtet werden. Wichtig sind schwerwie-

Tabelle 7.**2** Kontraindikationen für die SIT

Kontraindikationen
Funktionell relevante Veränderungen am Respirationssystem (insbesondere unkontrollierbares Asthma bronchiale und restriktive Störungen) Funktionell relevante Veränderungen im kardiovaskulären System (insbesondere KHK und Herzinsuffizienz
Hyperthyreose
Therapie mit β-Blockern (auch Augentropfen) oder ACE-Hemmern
Chronische Infektionskrankheiten (wie Tbc) und chronische Entzündungsprozesse bei Autoimmun-/rheumatischen Erkrankungen
Tumorleiden
Immundefekte (Immunsuppression)
Andere schwerwiegende Erkrankungen (Niereninsuffizienz, Leberfunktionsstörung)
Schwangerschaft

gende andere immunologische Erkrankungen und Malignome, Umstände, unter denen sich die Applikation von Adrenalin verbietet und mangelnde Compliance des Patienten (3). Häufig vernachlässigt wird eine bestehende Medikation des Patienten. Während der Hyposensibilisierung dürfen keine ß-Blocker und möglichst keine ACE-Hemmer eingenommen werden. Erstere können insbesondere mit einer eventuellen Notfallbehandlung mit Adrenalin oder Sympathomimetika interferieren und letztere können evtl. allergische Reaktionen in ihrem Ablauf verstärken, indem sie in den Kinin-Metabolismus eingreifen. Während einer Schwangerschaft sollte keine Dosissteigerungsphase eingeleitet werden, bei hoher Gefährdung durch die Allergie (z.B. Bienen-/Wespensensibilisierung) kann jedoch eine bislang gut vertragene Behandlung fortgeführt werden.

Die früher häufig vorgenommene Altersbeschränkung auf Patienten unter 50 Jahren kann heute nicht mehr aufrecht gehalten werden. Das chronologische Alter spielt hier weniger eine Rolle als das biologische Alter.

Literatur

1 Bronsky, W.A., R.J. Dockhorn, E.O. Meltzer, G. Shapiro, H. Boltansky, C. LaForce, J. Ransom, J.M. Weiler, M. Blumenthal, S. Weakley, M. Wisniewski, E. Field, P. Rogenes: Fluticasone propionate aqueous nasal spray compared with terfenadine tablets in the treatment of seasonal allergic rhinitis. J. Allergy clin. Immunol. 97 (1996) 915–921

2 Büchner, K., M. Siepe: Nutzen der Hyposensibilisierung unter wirtschaftlichen Aspekten. Allergo Journal. 4 (1995)156–163

3 Malling, H.-J., B. Weeke: EAACI immunotherapy position paper. Allergy 38 (Suppl 14) (1993) 9–45

4 Tabar, A.I., B.E. Gracia, A. Rodriguez, J.M. Olaguibel, M.D. Muro, S.A. Quirce: Prospective safety-monitoring study of immunotherapy with biologically standardized extracts. Allergy 48 (1993) 450–453

5 WHO Position Paper. Allergen immunotherapy – therapeutic vaccines for allergic diseases. Allergy 53 (Suppl.) (1998) 44

6 Yeung, M., S.A. O'Connor, D.T. Parry, G..M. Cochrane: Compliance with prescribed drug therapy in asthma. Respir. Med. 88 (1994) 31–35

8 Durchführungsschemata und praktisches Vorgehen bei der Immuntherapie

L. Klimek und J. Saloga

Bezüglich der Durchführungsschemata für die spezifische Immuntherapie (IT) unterscheidet man die in Tab. 8.**1** aufgeführten Verfahren.

Grundsätzlich ist festzuhalten, daß alle der aufgezeigten Schemata auf der Basis **empirischer Erfahrungen** entwickelt wurden. Bis dato ist nicht bekannt, welches das „optimale" Durchführungsschema für die IT ist. Dennoch haben sich bestimmte Schemata aufgrund besonders günstiger Ergebnisse in kontrollierten Studien weitgehend durchgesetzt und werden daher heute als **„Standardschemata"** bezeichnet. Andere Schemata (Niedrigdosis-IT, Skin-endpoint-IT, Provokations-Neutralisations-IT) sind dagegen als unzureichend wirksam beurteilt worden und werden hier nur der historischen Vollständigkeit halber beschrieben, bzw. weil sie in verschiedenen Ländern weiterhin angewendet werden.

Nachfolgend werden nur Durchführungsschemata für die **subkutane Immuntherapie** als der am meisten verbreiteten und wissenschaftlich am besten abgesicherten Applikationsart aufgezeigt.

Tabelle 8.**1** Verschiedene Verfahren zur Durchführung der SIT (nach Fuchs)

Niedrigdosis-IT (Low-dose-IT) nach Hansel mit konstanter Dosierung
IT basierend auf Skin endpoint titration
Cluster-IT: Injektionsserien (2- bis 3mal/Tag mit 2- bis 3wöchigem Intervall)
Rush- und Ultra-Rush-IT (Schnell-/Stoß-IT) ein- bis mehrmals tägliche Injektionen mit ansteigender Dosierung
Standard-IT: 1- bis 2mal wöchentliche Injektion mit ansteigender Dosierung (Dosissteigerungsphase) (evtl. gefolgt von einer Erhaltungsdosis-Phase) als – präsaisonale IT (Langzeit-Schema) – präsaisonale IT (Kurzzeit-Schema) – perenniale IT mit kosaisonaler Dosisreduktion – perenniale IT

Tabelle 8.**2** Aspekte bei der Durchführung einer IT

Allergenart: saisonales Vorkommen (z. B. Pollen), perenniales Vorkommen (z. B. Milben, Pilze, Tierhaare), Insektengift usw.
Art des Allergenextraktes (wäßrige Lösung, Semidepot-Lösung)
Zeitpunkt des Therapiebeginns
Ausmaß der Beschwerden
Zeitliche Möglichkeiten und Wünsche des Patienten

Grundsätzlich sind bei der Auswahl des geeigneten Durchführungsschemas zahlreiche Aspekte zu berücksichtigen (Tab. 8.**2**).

So wird für bestimmte Allergenarten (z.B. Hausstaubmilben) von vorne herein nur ein perenniales IT-Schema in Frage kommen. Auch bestimmte Arten von Allergenextrakten werden heute nur noch für einzelne Schemata empfohlen. So sind wäßrige Allergenextrakte überwiegend der Schnell- und Rush-IT vorbehalten. Semidepotpräparate sind hingegen die üblichen Extrakte für die Standardschemata. Der Zeitpunkt des Therapiebeginns und die Bereitschaft des Patienten, bzw. seine zeitlichen Möglichkeiten beeinflussen entscheidend die Auswahl eines präsaisonalen oder perennialen Therapieschemas bei der Immuntherapie saisonaler Allergene, bzw. die Wahl eines präsaisonalen Kurzzeit- oder Langzeitschemas.

Low-dose-Immuntherapie

Seit Ende der 20er Jahre dieses Jahrhunderts wurden zahlreiche Therapieschemata einer Niedrigdosis-IT entwickelt (21,22,56). Das Verfahren, welches die größte Verbreitung gefunden hatte, basierte auf den Empfehlungen von Hansel (21,22).

Dieser entwickelte im Jahre 1935 die sog. „serielle Verdünnungstechnik", mit dem eine sichere

Initialdosierung für die kosaisonale IT von Pollenallergien bestimmt werden sollte (22). Hansel berichtete über eine symptomreduzierende Wirkung, die unmittelbar nach Injektion des Allergenextraktes einsetze (22).

In diesem Schema wurde eine gleichbleibend niedrig dosierte Allergenmenge kosaisonal injiziert. Die Therapie wurde somit oft erst mit Beginn der Pollensaison eingeleitet und mit Ende des Pollenfluges abgebrochen.

Ein Expertenforum der Weltgesundheitsorganisation (WHO) hat in einem Positionspapier zur IT Durchführungsschemata basierend auf einer kontinuierlichen Niedrig-Erhaltungsdosis (Low-dose-Hyposensibilisierung) als **ineffektiv** beurteilt (71).

Immuntherapie basierend auf Skin endpoint titration (SET-IT)

Aufbauend auf der Low-dose-IT nach Hansel wurde in den 40er Jahren u.a. von H. J. Rinkel (49,50,51,52) eine modifizierte Version entwikkelt, die als „Skin endpoint titration immunotherapy (SET-IT)" vor allem in den USA weite Verbreitung fand (9,10,27,34,65,66,68,69). Hierbei wird die IT mit der für jeden Patienten jeweils individuell evaluierten „Endpunkt"-Dosis eines Allergenextraktes durchgeführt (Abb. 8.**1a,b**).

Als Vorteil der Methode wurde insbesondere die Individualisierung der Therapie hervorgehoben, wodurch eine hohe Sicherheit, rasche Wirksamkeit, Möglichkeit des Therapiemonitorings (Änderungen des Endpunkts) und hierdurch einer Dosisanpassung gegeben sein soll (65).

Die „Skin-endpoint-titration" (SET)-Technik war von der American Medical Association (AMA, [Council of Scientific Affairs) als diagnostisches Verfahren zum Nachweis von Allergien anerkannt (8) und wurde in den USA auch von der FDA (Food and Drug Administration, Office of Biologic Research and Review) für die Standardisierung von Allergenextrakten eingesetzt (59). Die SET-IT-Technik wird auch in der neueren US-amerikanischen Literatur zur Dosisfindung bei IT empfohlen (34,66). Einige Studien sprechen jedoch dafür, daß die therapeutische Wirksamkeit dieser Technik einer Placebotherapie nicht signifikant überlegen ist (60,61,62,63), bzw. daß sie der Wirksamkeit anderer IT-Verfahren (s.u.) signifikant unterlegen ist (23,24).

Flasche-Nr. (Verdünnungsstufen)	Konzentration
0	1 : 20
1	1 : 100
2	1 : 500
3	1 : 2500
4	1 : 12500
5	1 : 62500
6	1 : 312500

a

Flasche-Nr. (Verdünnungsstufen)	Hautreaktion (Quaddeldurchmesser)
6	4 mm
5	4 mm
4	6 mm
3	8 mm
2	10 mm

b

Abb. 8.**1** Immuntherapie basierend auf Skin endpoint titration.
a Serielle Verdünnungsstufen (6 Stufen 1:5 bezogen auf den Ausgangsextrakt).
b Beispiel für ein SET-Ergebnis: Die Allergenlösung wird so eingebracht, daß eine 4 mm (Durchmesser) große Quaddel entsteht. Nach 10 Minuten kommt es in Verdünnungsstufe 6 und 5 zu keiner Änderung. Stufe 4 ist um 2 mm größer geworden, gefolgt von weiteren Größenzunahmen der nachfolgenden Verdünnungsstufen (SET positiv Stufe 4) (nach Anon)

Ein Expertenforum der Weltgesundheitsorganisation (WHO) hat daher in einem Positionspapier zur IT Durchführungsschemata basierend auf der Skin-endpoint-titration und anderer titrierter Hauttestungen als **ineffektiv** beurteilt (71). Auch wenn dieses Verfahren daher weiterhin zahlreiche Anhänger in den USA hat (34,66) und dort, wenn auch z.T. in geringfügig modifizierten Formen, weit verbreitet ist (1), sollte es nicht mehr angewandt werden.

Cluster-Immuntherapie

Die Cluster-IT basiert auf einem Konzept von Norman u. Mitarb. (38,43,44,45) und entstand aus dem Wunsch, die Anzahl der Patientenbesuche möglichst gering zu halten bei gleichzeitig möglichst hoher Anzahl verabreichter Injektionen und somit möglichst hoher Gesamtallergendosis. Folgerichtig bestand die Cluster-IT im wesentlichen aus einer Injektionsserie von ca. 2–3 Injektionen je Besuchstag, worauf dann eine ca. 2- bis 3wöchige Pause folgte. In mehreren Studien wurde beispielsweise ein Konzept erprobt, bei dem 11 Injektionen in 5 Besuchen in 3wöchigen Abständen verabreicht wurden (33,43,44,45,46).

Der Abstand zwischen den einzelnen Injektionen sollte mindestens 30 Minuten betragen (43,44,45). Die Dosierung je Injektion folgte hierbei einem festgelegten Dosissteigerungsschema (33). Das Konzept entstand aus den Erfahrungen der Arbeitsgruppe um Norman mit formaldehydmodifizierten Allergenen (Allergoiden), daher wurden für die IT nach dem „Cluster-Regime" auch überwiegend Allergoide eingesetzt. Auch bei den ersten in Deutschland durchgeführten Allergoid-Studien wurde dieses Schema angewandt (4).

Die Cluster-Immuntherapie hat sich aufgrund einer relativ hohen Zahl von **Nebenwirkungen** (33) in der klinischen Routine nicht durchsetzen können.

Booster-Immuntherapie

Die Booster-IT beruht auf dem Konzept, daß bei wiederauftretenden Symptomen nach Abschluß einer IT-Behandlung kein vollständiges Therapieschema durchgeführt wird, sondern nur eine „Boosterung" im Sinne eines reduzierten Therapieschemas.

Ebner u. Mitarb. (11) führten eine Studie mit einem Booster-IT-Konzept bei Graspollenallergikern durch, die nach einer initial erfolgreichen 3jährigen IT eine Rezidivsymptomatik entwickelt hatten. Hierbei wurde ein „High-dose-Schema" und ein „Low-dose-Schema" (11 Injektionen einmal/Woche mit einem Dosissteigerungsschema von 200 SQU bis 60 000 SQU vs 6 Injektionen einmal/14 Tage mit einem Dosissteigerungsschema von 50 SQU bis 10 000 SQU).

Beide Therapieregimes waren nahezu gleich erfolgreich und zeigten eine ca. 70 %ige Rate erfolgreich therapierter Patienten (Responder: definiert als nahezu symptomfrei während der nachfolgenden Pollensaison).

Die klinische Wertigkeit dieser Booster-IT ist bislang noch nicht eindeutig festgelegt. Hier sind weitere Studien erforderlich.

Rush-Immuntherapie (Schnell-/Stoß-IT)

Bei dieser Form der IT wird versucht, durch eine möglichst rasche Dosissteigerung (6–10 Injektionen täglich) eine schnelle Veränderung der immunologischen Reaktionslage zu erreichen. Dies ist sinnvoll vor allem bei allergischen Reaktionsformen, die nicht vorhersehbar sind und den Patienten akut gefährden, beispielsweise bei **Insektengiftallergien**. Daher hat sich bei dieser Indikation die Rush-IT als Standardform der IT-Dosierung durchgesetzt (s. u.). Es wurden jedoch auch Studien publiziert, in denen eine Rush-IT bei Pollenallergien, Milbenallergien und Schimmelpilzallergien durchgeführt wurden (5,6,7,25). Voraussetzung ist in jedem Falle die Verwendung wäßriger Allergenlösungen, da es bei Verabreichung von Semidepotpräparaten zur Akkumulation von Allergenen mit möglichen Komplikationen kommen kann. Aufgrund der raschen Dosissteigerung ist jedoch die Rush-IT generell mit einem erhöhten Risiko von Allgemeinreaktionen verbunden und sollte daher grundsätzlich nur **stationär** durchgeführt werden.

Schnellimmuntherapie bei Bienen- und Wespengiftallergie (Hymenopterengift-IT)

Systemische, ggf. bedrohliche allergische Reaktionen nach Bienen- oder Wespenstich stellen eine Indikation für die Hyposensibilisierung mit dem entsprechenden Insektengift dar (16,42). Die jeweilige Sensibilisierung sollte zuvor durch einen spezifischen immunologischen Test verifiziert werden (Prick- oder Intrakutantest, allergenspezifisches IgE im Serum, ggf. auch Histamin-release-Assay o. ä.). Verwendet werden sollten heute nur noch gereinigte und standardisierte Extrakte aus dem jeweiligen Gift und keine früher gebräuchlichen Ganzkörperextrakte, da diese einer Plazebotherapie nicht überlegen sind (26). In der Regel wird die Hyposensibilisierung stationär als Rush-Hyposensibilisierung eingeleitet und dann ambulant für mindestens drei Jahre fortgesetzt. Die IT kann auch ambulant langsam (konventionell) bzw. als Cluster-IT eingeleitet werden. Für konventionelle Therapieprotokolle liegen eindeutige Wirknachweisstudien vor (40,58,72,73), wobei jedoch bis zum Erreichen einer protektiven Dosis (s.u.) einige Zeit verstreicht. Weiterhin kann stationär die Hyposensibilisierung unter quasi intensivmedizinischen Bedingungen auch als Ultra-Rush-Hyposensibilisierung begonnen werden (Tab. 8.**3**). Für diese Ultra-Rush-Protokolle, bei denen die Dosissteigerung innerhalb weniger Stunden erfolgt, ist jedoch eine Wirksamkeit nicht eindeutig belegt. (53). Unterschiedliche Wirksamkeiten von Rush-ITs, Cluster-IT und konventionellen Protokollen sind aufgrund der vorliegenden Studien nicht erkennbar (20,41,53,58), jedoch fehlen direkte Vergleichsstudien. Daher sollte die Auswahl eines geeigneten Behandlungsprotokolls davon ab-

Tabelle 8.**3** Therapieprotokoll für die Hymenopterengift-IT (nach Müller)

Zeitraum		**Hymenopterengift-Dosis in Mikrogramm**				
Tag	Stunde	Ultra-Rush	Rush	Cluster	Konventionell	Aluminiumhydroxid absorbiert
1	0	0,1	0,2	0,001	0,01	0,02
	0,5	1		0,01	0,1	
	1	10		0,1		
	1,5	20				
	2	0,04				
	2,5	30				
	3,5	40				
	4		0,08			
	6		0,02			
2	0		0,4			
	2		0,8			
	4		2			
	6		4			
3	0		8			
	2		10			
	4		20			
	6		30			
4	0		40			
	2		50			
	4		60			
	6		70			
5	0		80			
	2		90			
	4		100			
8	0			1	1	0,04
	1			5	2	
	2			10		
15	0	50	100	20	4	0,08
	1	50		30	8	
22	0		100	50	10	0,2
	1			50	20	
29				100	40	0,4
36			100	100	60	0,8
43		100			80	2
50			100		100	4
57					100	6
64				100		8
71		100	100		100	10
78						20
85					100	40
92			100	100		60
99		100				80
106					100	100

hängig gemacht werden, wie rasch ein Therapieeffekt einsetzen muß, gegebenenfalls von weiteren Einfluß- bzw. Risikofaktoren (53). Die gebräuchlichste Form der Hyposensibilisierung gegen Hymenopterengift mit stationärer Einleitung als Rush-Hyposensibilisierung und nachfolgender ambulanter Fortsetzung soll nachfolgend genauer ausgeführt werden.

Stationäre Einleitungsphase

Begonnen wird in der Regel mit der niedrigsten vom Hersteller empfohlenen Dosis, wenn nicht aus individuellen Gründen bei dem jeweiligen Patienten mit einer noch geringeren Dosis zu beginnen ist. Einen Anhaltspunkt für eine geeignete Anfangsdosis kann auch der titrierte Hauttest mit dem jeweiligen Gift liefern (48). So wird empfohlen, mit einer subkutanen Injektion von 0,1 ml der hundertfachen Verdünnung der Konzentration zu beginnen, die gerade noch eine positive Reaktion im Prick-Test auslöst (bzw. mit 0,1 ml der zehnfachen Verdünnung der niedrigsten noch positiven Intrakutan-Test-Konzentration). Soweit dies der Patient individuell toleriert, werden pro Tag 3–4 Injektionen verabreicht, wobei der Abstand zwischen den Injektionen mindestens eine Stunde betragen sollte. Die Dosis wird in der Regel jeweils auf das Doppelte der vorangegangenen Dosis gesteigert, soweit diese vertragen wurde. Am nächsten Tag wird von vielen Allergologen mit der letzten am Vortage vertragenen Dosis begonnen. Bei den höheren Dosen wird langsamer gesteigert bis die angestrebte Erhaltungsdosis von 100 μg Gift erreicht ist. Diese Dosis kann nicht bei allen Patienten erreicht werden und auch die vorangehende Steigerungsphase muß u. U. länger ausgedehnt werden. Bei einigen Patienten, insbesondere bei Bienengift-Allergikern, kann manchmal mit 100 μg Erhaltungsdosis keine ausreichende Toleranz erzielt werden. Auch für hochgradig stichexponierte Personen kann eine Dosis von 100 μg, die bereits bei einem Bienenstich erreicht werden kann, eventuell keinen ausreichenden Schutz darstellen. In solchen Einzelfällen kann unter Abwägung aller Umstände eine höhere Erhaltungsdosis (z. B. von 200 μg) angestrebt werden (15).

Ambulante Fortsetzung

Die stationär tolerierte Erhaltungsdosis wird ambulant in regelmäßigen Intervallen subkutan injiziert. Dabei kann eine Umstellung auf Depotpräparationen des jeweiligen Giftes erfolgen, die für die initiale Rush-Hyposensibilisierung nicht geeignet sind, es aber ermöglichen, die ambulanten Injektionsintervalle auf nicht nur 4 Wochen, sondern auf 6 bis maximal 8 Wochen zu verlängern. Initial wird das Injektionsintervall (nach der letzten stationären Injektion) in der Regel eine Woche betragen, dann 2, dann drei, dann 4 und bei Depotpräparaten anschließend 5 und schließlich 6 Wochen. Im Einzelfall kann es erforderlich sein, die Injektionsintervalle kürzer zu wählen oder die Dosis zu reduzieren. Dies ist auch bei Intervallüberschreitungen erforderlich. Diesbezüglich geben die Hersteller der entsprechenden Extrakte Empfehlungen im Beipackzettel.

Die Hyposensibilisierungbehandlung mit Bienen- oder Wespengift sollte für insgesamt **mindestens drei Jahre** durchgeführt werden und stellt für über 85 % der so behandelten Patienten einen sicheren Schutz dar (42). Wird der Patient während der Hyposensibilisierung (unfreiwillig) gestochen, ist ggf. das Injektionsintervall anzupassen (z. B. Verschiebung der nächsten Injektion um eine Woche während der ambulanten Fortsetzungsbehandlung). Wird der Patient nach Abschluß seiner Hyposensibilisierung gestochen, sollte er sich zur erneuten allergologischen Evaluation wieder vorstellen. Generell ist es empfehlenswert, nach Abschluß der Hyposensibilisierung zumindest einmal jährlich das allergenspezifische IgE im Serum zu überprüfen. Bei Doppelsensibilisierungen gegen Bienen- und Wespengift sind ggf. zwei getrennte Hyposensibilisierungen mit dem jeweiligen Gift durchzuführen (48).

Standard-Immuntherapie

Als Standard-IT werden Dosierungsschemata bezeichnet, die in zahlreichen klinischen Studien erprobt worden sind und deren klinische und immunologische Wirksamkeit **zweifelsfrei belegt** ist. Bei diesen unterscheidet man für die saisonalen Allergene die präsaisonalen (Kurzzeit oder Langzeit) von den perennialen Schemata. Bei perennialen Allergenen werden grundsätzlich ganzjährige Schemata verwendet.

Bei der Standard-IT besteht die Therapie aus einer, bzw. zwei Phasen:

Der **Dosissteigerungs- (Initial-) phase** und der **Erhaltungsphase** (nur bei präsaisonaler Langzeitbehandlung und perennialer Therapie).

Dosissteigerungsphase

Nach Angaben eines Expertenforums der Weltgesundheitsorganisation (71) besteht die Dosissteigerungsphase im Standardschema der IT in einer ein- bis zweimal wöchentlichen Injektion bis zum Erreichen der individuellen Erhaltungsdosis. Diese Einschätzung stimmt mit den in Europa und USA geltenden Empfehlungen (8,35) überein. Nach den in Deutschland geltenden Empfehlungen sollten die Abstände zwischen den Injektionen in der Steigerungsphase 7 bis 14 Tage betragen (55), kürzere Intervalle sollten zur Vermeidung von Allergenkumulationen vermieden werden. Es kann als gesichert angenommen werden, daß sich in Deutschland und anderen europäischen Ländern für diese Therapiephase einmal wöchentliche Injektionen durchgesetzt haben.

Hat der Patient den Abstand auf drei Wochen überzogen, so wird die Dosis nicht gesteigert, bei einem vierwöchigen Abstand wird um ein bis zwei Stufen reduziert, nach jeder weiteren Woche um eine weitere Stufe (55), bzw. die Therapie wieder von vorne begonnen. Generell sollten dabei die Empfehlungen des Herstellers beachtet werden.

Je nach Präparat stehen für die Dosissteigerungsphase zwei (Kurzzeit-IT) bzw. drei bis vier (Langzeit-IT) Fläschchen in ansteigender Konzentration zur Verfügung.

Den Packungen liegen in der Regel vom Hersteller empfohlene Dosierungsrichtlinien für die Dosissteigerung bei. Diese sind jedoch nur als allgemeine Richtlinien gedacht. Die jeweilige Dosis muß stets der individuellen Reaktionslage des Patienten angepaßt werden. Eine Dosissteigerung kann nur erfolgen, wenn die vorangegangene Injektion einwandfrei vertragen wurde. Bei Patienten mit hohem Sensibilisierungsgrad ist eine langsamere Dosissteigerung und evtl. eine nochmals 1:10 verdünnte Ausgangslösung empfehlenswert.

Als Beispiel für das Auffinden einer adäquaten Dosierung in der Initialphase sei die Studie von Osterballe dargestellt. In einer Studie mit Gräserpollen (46a) wurde hierbei die Dosissteigerung von 20 SQ-E auf 100 000 SQ-E in 12 Schritten vorgenommen. Gegen Ende der Behandlung, insbesondere bei den letzten beiden Injektionen mit 50 000 und 100 000 SQ-E traten jedoch vermehrt lokale und systemische Reaktionen auf, was darauf hinwies, daß in diesem Dosisbereich die Steigerung zu rasch vorgenommen wurde. Aus diesem Grunde wurden für die beiden höchsten Konzentrationsstufen Zwischenschritte empfohlen. Das heute von diesem Hersteller empfohlene Schema umfaßt für die Dosissteigerungsphase 16 Schritte von 20 bis 100 000 SQ-E.

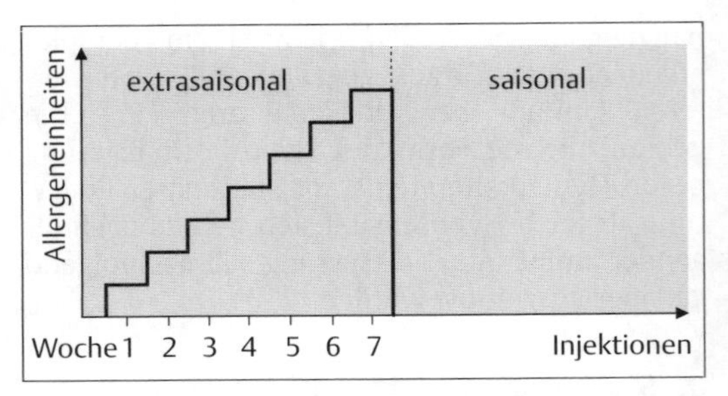

Abb. 8.**2** Durchführungsschema einer Studie mit Gräser-Roggen-Pollen

Erhaltungsphase

Jedes Dosierungsschema empfiehlt eine maximale Dosis als Erhaltungsdosis, die aufgrund empirischer Erfahrungswerte von der Mehrzahl der Patienten problemlos vertragen wird. Treten jedoch bereits bei niedrigerer Dosis wiederholt deutlich tast- und sichtbare Lokalreaktionen oder gar Allgemeinreaktionen auf, sollte die Dosis nicht weiter gesteigert werden. Die zuletzt ohne Komplikationen vertragene Dosis dient dann als Erhaltungsdosis, die in Einzelfällen deutlich geringer sein kann als die vom Hersteller empfohlene Maximaldosis.

Ist diese Dosis erreicht, wird die Dosissteigerungsphase beendet und die Injektionsintervalle werden je nach Präparat auf vier bis acht Wochen ausgedehnt.

Je nach Allergenart und individuellen Anforderungen des Patienten stehen drei verschiedene Dosierungsschemata zur Auswahl:

Präsaisonale Therapie

Diese Behandlungsmethode kommt für **alle Pollen** in Betracht. Dabei werden nach dem Ende

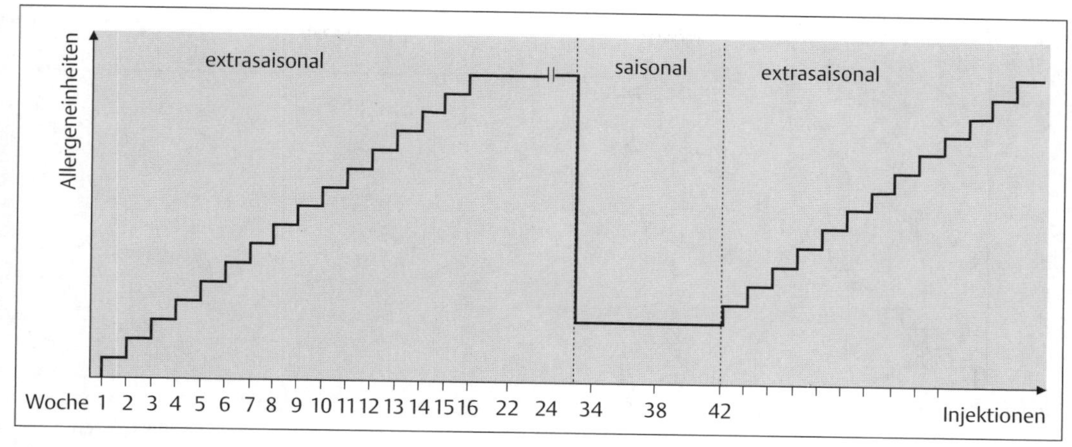

Abb. 8.**3** Behandlungsplan für die Therapie mit kosaisonal reduzierter Erhaltungsdosis

der Pollenflugzeit die Immuntherapielösungen bestellt und die Therapie beginnt rechtzeitig vor dem Beginn der nächsten Pollensaison mit der Aufbaubehandlung, d.h. es wird mit der geringsten vorgesehenen und für den Patienten geeigneten (s.o.) Allergenmenge begonnen und dann weiter gesteigert. Bei Erreichen der Maximaldosis bzw. der individuellen Erhaltungsdosis wird diese wiederholt verabreicht bis zum Einsetzen des Pollenflugs. Dann wird die Behandlung unterbrochen und nach dem Ende der Allergiesaison erneut eine Aufbaubehandlung eingeleitet.

Die präsaisonale Therapie war früher in Deutschland die häufigste Form der spezifischen Hyposensibilisierung für saisonale Allergene. Heute hat sich auch hier die vor allem in skandinavischen Ländern seit langem übliche ganzjährige Therapie (s.u.) mehr und mehr durchgesetzt.

Die **präsaisonale Kurzzeitimmuntherapie** stellt eine Ergänzung zur oben dargestellten präsaisonalen Langzeitbehandlung dar. Sie wird je nach Präparat nach verschiedenen Schemata mit 6 bis 7 Injektionen vorgenommen. Für die Therapie mit chemisch modifizierten Allergenen (Allergoiden) stehen derartige Konzepte bereits seit längerer Zeit zur Verfügung (14,33,36). In den letzten Jahren wurden auch mit molekular definierten Allergenen zahlreiche erfolgreiche Studien sowohl mit Pollen von Gräsern und Roggen (30,70,74) als auch mit Pollen von frühblühenden Bäumen (3,28,29) durchgeführt. Beispielhaft sei hier das Dosierungsschema einer Studie mit Gräser-Roggen-Pollen dargestellt (Abb. 8.**2**) (30,70).

Perenniale Behandlung mit kosaisonal reduzierter Erhaltungsdosis

Sie kommt für **alle Pollenarten** in Betracht. Nach Erreichen der Erhaltungsdosis, möglichst noch vor Einsetzen des entsprechenden Pollenflugs wird die Dosis zu Beginn des Pollenflugs deutlich auf 1/3 bis 1/5 reduziert. Nach Ende des Pollenflugs wird die Dosis dann erneut in wöchentlichen Abständen auf die Erhaltungsdosis gesteigert, wobei man sich an den Herstellerangaben orientieren kann, aber die Behandlung wie immer individuell auf den einzelnen Patienten abstimmen muß. In Abb. 8.**3** ist ein Behandlungsplan für diese Therapieform beispielhaft dargestellt: Dosissteigerungsphase als Anfangsbehandlung mit steigender Konzentrationen bis zur Erhaltungsdosis, Fortsetzungsbehandlung mit voller Erhaltungsdosis bis zum Beginn der Pollensaison, Absenkung der Dosis auf 1/5 und Steigerung nach der Pollensaison auf die ursprüngliche Erhaltungsdosis.

Dieses Verfahren hat den Vorteil, daß man nicht in jedem Jahr bei „Null“ anfangen muß, sondern bereits von dem Niveau, das während der Allergiesaison vertragen wurde, ausgehen kann. Insgesamt ergibt sich so eine höhere kumulativ verabreichte Allergendosis und damit verbunden ein **besserer Therapieerfolg** (31). Außerdem ergibt sich der Vorteil einer deutlich besseren Führung der Patienten mit einer guten Kontrolle der Wirksamkeit, da sich die Patienten während der Saison regelmäßig beim Arzt vorstellen.

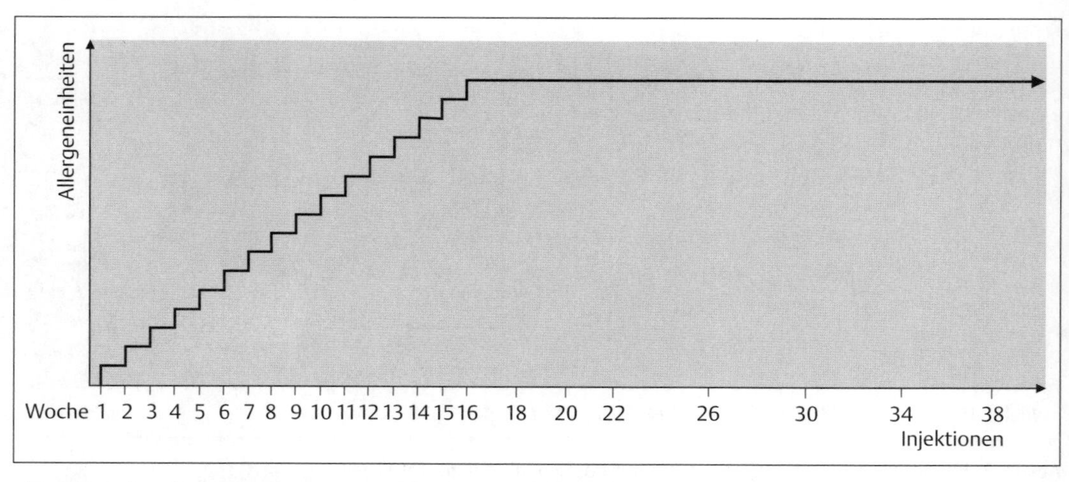

Abb. 8.**4** Behandlungsplan für eine ganzjährige perenniale Therapie

Perenniale Therapie

Sie findet bei **allen ganzjährig auftretenden Allergenen** Anwendung, z.B. Hausstaubmilben, Tierhaaren usw. Nach Erreichen der Erhaltungsdosis wird diese das ganze Jahr über uneingeschränkt weiter verabreicht. Abb. 8.**4** zeigt beispielhaft einen ganzjährigen Behandlungsplan: Dosissteigerungsphase als Anfangsbehandlung mit steigender Konzentrationen bis zur Erhaltungsdosis, Fortsetzungsbehandlung mit voller Erhaltungsdosis über mehrere Jahre.

In einer klinischen Studie an Hausstaubmilben-Allergikern konnte Haugaard nachweisen, daß die optimale Maximaldosis 100 000 SQ-E (entsprechend 9,8 μg des Allergens Der p1) beträgt. Niedrigere Enddosen bewirkten eine reduzierte Wirksamkeit der Behandlung, während die höchste eingesetzte Dosis von 300 000 SQ-E keine Steigerung der Wirksamkeit erbrachte, sodaß sich für diese Dosis ein ungünstigeres Nutzen-Risiko-Verhältnis ergab (22a).

Therapiedauer

Die spezifische Hyposensibilisierung, präsaisonal oder ganzjährig, wird in der Regel **ca. drei Jahre lang** durchgeführt. Zeigt sich nach dem ersten bzw. zweiten Jahr kein erwartungsgemäßer Therapieerfolg, ist die Indikation insbesondere bezüglich der klinischen Relevanz der ausgewählten Allergene erneut zu überprüfen. In Einzelfällen kann auch länger als drei Jahre therapiert werden, was vor allem für Insektengiftallergien empfohlen wird (57). Auch kann eine IT natürlich mit den gleichen oder auch anderen Allergenen wiederholt werden, wenn der Therapieerfolg nachläßt und die Indikationsstellung (s.u.) entsprechend erfolgt ist.

Praktisches Vorgehen

Indikationsstellung

Vor der Entscheidung zur Immuntherapiebehandlung muß die Diagnose feststehen und die Relevanz des entsprechenden Allergens für das Krankheitsbild gesichert sein (ggf. spezifische Organprovokation).

Eventuelle Kontraindikationen müssen beachtet werden. Dies sind funktionell relevante Krankheitszustände am Respirations- und kardiovaskulären System (s. Kapitel 7). Das Asthma bronchiale gilt als Kontraindikation, wenn es bereits zu einer dauerhaften Einschränkung der Lungenfunktion geführt hat. Überdies ist es einer der Hauptrisikofaktoren für unerwünschte überschießende Reaktionen, so daß hier eine enge Kooperation mit dem betreuenden Internisten oder Pneumologen bezüglich der Indikationsstellung und Durchführung der IT notwendig ist. Die Einnahme von β-Blockern und ACE-Hemmern gefährdet den Patienten durch Interferenz mit Adrenalin oder α-Sympathomimetika bei einer eventuellen Notfallbehandlung (β-Blokker) oder durch evtl. Verstärkung des Ablaufs allergischer Reaktionen durch Eingreifen in den Kininmetabolismus (ACE-Hemmer). Weitere Kontraindikationen wegen möglicher Interferenzen mit dem Krankheitsgeschehen sind Infektionskrankheiten, Autoimmun- und rheumatische Krankheiten, maligne Erkrankungen, Immundefekte, eine immunsuppressive Therapie und weitere schwerwiegende Erkrankungen. Ein atopisches Ekzem kann sich unter IT ebenfalls verschlechtern und somit zum Therapieabbruch zwingen.

Es gibt zwar keine Hinweise darauf, daß die IT zu einer Schädigung einer schwangeren Patientin oder ihrer Leibesfrucht führt, dennoch sollten bei Schwangeren alle vermeidbaren Therapien grundsätzlich unterbleiben, zumal allergische Zwischenfälle nicht auszuschließen sind, zu deren Therapie dann ebenfalls weitere Pharmaka gegeben werden müßten (eine ggf. vital indizierte IT bei Insektengiftallergie kann fortgesetzt werden).

Grundsätzlich sollte eine möglichst weitgehende **Allergenkarenz** während der IT angestrebt werden. Der Hauptgrund hierfür ist, daß der Patient ansonsten einer unbekannten zusätzlichen Allergendosis exponiert wird, die im therapeutischen Schema nicht berücksichtigt werden und somit zu Komplikationen führen kann.

Diese Allergenkarenz gilt auch in Bezug auf kreuzallergene Nahrungsmittel (s. Kapitel 4).

Impfungen sollten nach Möglichkeit nicht während einer IT durchgeführt werden. Sofern eine Impfung notwendig wird, sollte der Abstand zur letzten IT Injektion mindestens 1 Woche betragen (55). Nach der Impfung sollte bis zum Wiederbeginn der IT mindestens 2 Wochen gewartet werden, wobei die Dosierung um 1 Stufe reduziert werden sollte (55). Die anschließende Steigerung erfolgt in üblicher Weise.

Der Patient muß über mögliche Risiken, die Erfolgsaussichten und wichtige Aspekte der Durchführung (u.a. die Notwendigkeit eines regelmäßigen Erscheinens und Verhaltensrichtlinien) aufgeklärt werden (17,35,54,55). Eine schriftliche **Einverständniserklärung** ist empfehlenswert. Die während der Immuntherapie zu beachtenden Verhaltensmaßnahmen (s.u.) müssen dem Patienten in einem eingehenden Gespräch erläutert werden. Wir empfehlen zudem die Mitgabe eines Informationsblattes, in dem auch das Verhalten bei Auftreten von Komplikationen erklärt wird. Dieses und ein entsprechender Aufklärungsbogen ist im Anhang dargestellt.

Verwendung antiallergischer Medikation während IT

Eine antiallergische Medikation beeinflußt den Erfolg einer IT nicht, deshalb kann eine solche Therapie unter der IT **fortgeführt** werden (55). Dies ist insbesondere interessant für die persaisonale IT bei Pollenallergien und für die IT mit perennialen Allergenen.

Es ist von verschiedenen Autoren beschrieben worden, daß die Compliance der Patienten durch eine prophylaktische Gabe z.B. eines Antihistaminikums vor jeder Injektion zu verbessern sei, da die Lokalreaktion somit vermindert und die Injektion vom Patienten als nicht so unangenehm empfunden werde. Es ist jedoch zu bedenken, daß die Stärke einer ggf. auftretenden Allgemeinreaktion hierdurch initial verschleiert werden könnte. Somit könnte eine starke Allgemeinreaktion erst dann manifest werden, wenn die nicht durch das Antihistaminikum beeinflußten, verzögert auftretenden Mediatoren wirksam werden. Zu diesem Zeitpunkt hätte der Patient dann jedoch wahrscheinlich bereits nach der 30minütigen Wartezeit die Aufsicht des Arztes verlassen, so daß die wichtigen Initialmaßnahmen zur Anaphylaxiebehandlung nicht schnell genug ergriffen werden könnten. Außerdem können durch solche Medikation wichtige systemische Reaktionen als Warnzeichen einer (individuellen) Überdosierung unterdrückt werden und evtl. bei späteren Injektionen nicht mehr ausreichend antagonisierbare schwere Reaktionen auftreten.

Vor der Injektion

Die Allergenextrakte werden grundsätzlich im Kühlschrank gelagert (bei 4 °C, nicht einfrieren!) und rechtzeitig vor der Applikation herausgestellt. Vor jeder Injektion ist eine Kontrolle von Haltbarkeit und Aussehen des Allergenextraktes erforderlich (Verfallsdatum, Lösung trüb?). Die Allergenlösung sollte gut geschüttelt werden. Zudem hat eine **Identifikation von Allergenlösung und Patient** zu erfolgen, und es muß sichergestellt werden, daß der Patient die richtige Dosis erhält (viele Zwischenfälle beruhen auf Verwechslungen und versehentlicher Überdosierung). Der Patient muß danach **befragt** werden, wie er die letzte Injektion vertragen hat (Rötung und Schwellung an Injektionsstelle, systemische Reaktionen?) und ob interkurrente Infekte oder andere Erkrankungen aufgetreten sind. Zwischenzeitliche Impfungen, neue Medikation oder geänderte Dosierungen sind ebenso zu erfragen wir eine ggf. bekannt gewordene Schwangerschaft oder der Beginn allergischer Symptome. Bei Asthmatikern sollte eine **Peak-Flow-Messung** vor der Injektion und nach der Warteperiode durchgeführt werden. Kommt es zu einem signifikanten Abfall der Werte, oder treten gar asthmatische Beschwerden auf, ist zumindest die Warteperiode zu verlängern, ggf. therapeutisch einzugreifen.

In Hinsicht auf Intervallüberschreitungen geben die Hersteller der Allergenextrakte in der Regel Orientierungshilfen bezüglich der Dosisreduktion vor, ebenso für Reaktionen, die über eine geringe Lokalreaktion an der Injektionsstelle hinausgehen.

Während der Injektion

Die Injektion muß **durch den Arzt selbst** erfolgen und darf nicht delegiert werden. Sie sollte unter sterilem Vorgehen in die laterale Oberarmfläche, ca. eine Handbreit oberhalb des Olekranons erfolgen. Empfehlenswert ist die Verwendung von 1-ml-Tuberkulin-Spritzen und Nadeln Nr. 16 oder 18 zur subkutanen Injektion. Besonders wichtig ist die streng subkutane Verabreichung. Hierzu sollte eine Hautfalte von der Muskulatur abgehoben und im 45°-Winkel eingestochen werden. Vor der Injektion ist mehrfach zu aspirieren. Größere Volumina sollten langsam injiziert werden.

Nach der Injektion

Die **Wartezeit** darf nie unter 30 Minuten betragen. In dieser Zeit muß der Patient unter unmittelbarer Aufsicht überwacht werden. Der Arzt muß sich zumindest räumlich benachbart aufhalten. Der Patient ist darauf hinzuweisen, Unverträglichkeiten und Symptome jeder Art dem Arzt zu melden. Nach 30 Minuten beurteilt der Arzt die Injektionsstelle und befragt den Patienten gezielt nach Lokal- und Allgemeinsymptomen. Notfallbehandlungsmaßnahmen wie sie im Kapitel 14 beschrieben werden, müssen unmittelbar möglich sein, eine entsprechende Ausrüstung ist vorzuhalten und ihr Einsatz sollte mit allen involvierten Mitarbeitern erprobt werden (13). Grundsätzlich können alle allergischen Symptome wie Urtikaria, Angioödem, Asthma bronchiale bis hin zum anaphylaktischen Schock vorkommen. Ursächlich sind überwiegend Applikationsfehler (Verwechslung, intravasale Injektion) und Mißachtung von Kontraindikationen und Verhaltensmaßregeln. Die Häufigkeit systemischer Reaktionen beträgt bezogen auf die Anzahl subkutaner Injektionen je nach Untersucher und nach verwendeten Extrakten bis zu 1% (43,44,45,46). Fatale Zwischenfälle sind sehr selten, jedoch ebenfalls dokumentiert (32). Weiterhin muß der Patient am Tage der Injektion körperliche Anstrengungen (körperlich schwere Arbeit, Sport), aber auch andere „Stressoren" (Alkohol) meiden. Treten überschießende unerwünschte Wirkungen auf, ist neben der Therapie die Überwachung entsprechend zu intensivieren und zu verlängern. Die genannten Sicherheitsvorkehrungen sollten unbedingt beachtet werden, um schwere Zwischenfälle zu vermeiden.

Injektionszeitpunkt, Lokalisation, Verlauf (Lokal-/ Allgemeinreaktionen ? Stärke ?) und Entlassungszeitpunkt sind schriftlich in geeigneter Form festzuhalten.

Literatur

1 Anon, J.B.: Introduction to in vivo allergy testing. Otolaryngol. Head Neck Surg. 109 (1993) 593
2 Anon, J.B.: Persönliche Mitteilung (1997)
3 Balda, B.R., C. Baumgarten, L. Klimek, G. Rasp, G. Kunkel, S. Müller, W. Mann, B. Hauswald, W. Heppt, B. Przybilla, H. Wilff, R. Bischoff, G. Becher, S. Hummel, P.J. Frosch, L. Jäger, T. Luger, J. Schnitker, H. Wolf: Tree pollen allergy can be efficiently treated by shortterm immunotherapy (STI) with 7 preseasonal injections of molecular standardized unmodified allergens. Allergy (in press)
4 Baumgarten, C., G. Kunkel, R. Rudolph: Vergleichende Untersuchungen von Graspollen-Allergikern behandelt mit Graspollenallergoid sowie an Aluminiumhydroxid adsorbierten Graspollen-Allergenen. Allergologie 5 (1982) 89
5 Bousquet, J., P. Calvayrac, B. Guerin et al.: Immunotherapy with a standardized Dermatophagoides pteronyssinus extract. I. In vivo and in vitro parameters after a short course of treatment. J. Allergy clin. Immunol. 76 (1985) 734

6 Bousquet, J, A. Hejjaoui, W. Skassa-Brociek et al.: Double blind, placebo-controlled immunotherapy with mixed grass-pollen allergoids. I. Rush immunotherapy with allergoids and standardized orchard grass-pollen extract. J. Allergy clin. Immunol. 80 (1987) 591

7 Bousquet, J, H. Maasch, B. Martinot et al.: Double blind, placebo-controlled immunotherapy with mixed grass-pollen allergoids. II. Comparisons between parameters assessing the efficacy of immunotherapy. J. Allergy clin. Immunol. 82 (1988) 439

8 Council on Scientific Affairs (AMA) In vivo diagnostic testing and immunotherapy for allergy. J. Amer. med. Ass. 258 (1987) 1363

9 Cowen, D.E.: Serial dilution titration: technique and application. J.Oto-Rhino-Laryngol. 41 (1979) 37

10 Cowen, D.E., B.J. Dixon (revision by W.A. Ward): Skin Endpoint Titration Technique. American Academie of Otolaryngic Allergy Manual Washington (DC) (1987)

11 Ebner, C., D. Kraft, H. Ebner.: Booster immunotherapy (BIT). Allergy 49 (1994) 38

12 Executive Committee American Academy of Allergy and Immunology, Position statement.: Personnel and equipment to treat systemic reactions caused by immunotherapy with allergenic extracts. J. Allergy clin. Immunol. 77 (1986) 271

13 Executive Committee American Academy of Allergy and Immunology, Position statement: The waiting period after allergen skin testing and immunotherapy. J. Allergy clin. Immunol. 85 (1990) 526

14 Felten, G., G. Forck, E. Herrmann, K.J. Kalveram, H. Kästner, C. Sippel, K.J. Drachenberg, B. Renner: Immuntherapie mit Tyrosin-adsorbiertem Baumpollenallergoid. Allergologie 11 (1988) 68

15 Forck, G., K.J. Kalveram: Insektenallergie. In Fuchs, E., K.-H. Schulz: Manuale Allergologicum. Dustri-Verlag, Deisenhofen 1987

16 Franken, H.H., A.E.J. Dubois, H.J. Minkema, S. van der Heide, J.G.R. de Monchi: Lack of reproducibility of a single negative sting challenge response in the assessment of anaphylactic risk in patients with suspected yellow jacket hypersensitivity. J. Allergy clin. Immunol. 93 (1994) 431

17 Fritze, E.. Das ärztliche Gutachten im Arzt-Haftungsverfahren. In Fritze, E.: Die ärztliche Begutachtung, 4. Aufl. Steinkopff, Darmstadt 1992 (S. 190 – 194)

18 Fuchs, E.: Die subkutane Hyposensibilisierung (Immunotherapie). In Fuchs, E., K.H. Schulz: Manuale Allergologicum. Dustri-Verlag, Deisenhofen 1988

19 Gillman, S.A., L.H. Cummins, P.P. Kozak, D.R. Hoffman: Venom immunotherapy: comparison of „rush" vs „conventional" schedules. Ann. Allergy 45 (1980) 351

20 Golden, D.B.K., M.D. Valentine, A.K. Kagey-Sobotka et al.: Regimens of hymenoptera venom immunotherapy. Ann. intern. Med 92. (1980) 620

21 Hansel, F.K.: Allergy of the Nose and Paranasal Sinuses. Mosby, St. Louis 1936

22 Hansel, F.K.: Coseasonal intracutaneous treatment of hay fever. J. Allergy 12 (1941) 457

22a Haugaard, L., R. Dahl, L. Jacobsen: A controlled dose-response study of immunotherapy with standardized, partically purified extract of house dust mite: clinical efficacy and side effects. J. Allergy clin. Immunol. 91 (1993) 709

23 Hirsch, S.R., J.H. Kalbfleisch, T.M. Golbert et al.: Rinkel injection therapy: a multi-center controlled study. J. Allergy clin. Immunol. 68 (1981) 133

24 Hirsch, S.R., J.H. Kalbfleisch, S.H. Cohen et al.: Comparison of Rinkel injection therapy with standard immunotherapy. J. Allergy clin. Immunol. 70 (1982) 183

25 Horst, M., A. Hejjaoui, V. Horst et al.: Double blind, placebo-controlled, rush immunotherapy with a standardized alternaria extract. J. Allergy clin. Immunol. 85 (1990) 460

26 Hunt, K.J., M.D. Valentine, A.K. Sobotka, A.W. Benton, F.J. Amodio, L.M. Lichtenstein: A Controlled Trial of Immunotherapy in Insect Hypersensitivity. New Engl. J. Med. 299 (1978) 157

27 King, W.P.: Endpoint titration – current status. Trans. Amer. Soc. ophthalmol. otolaryngol. Allergy 10 (1980) 173

28 Klimek, L., T. Mewes: Hyposensibilisierungsbehandlung bei saisonaler allergischer Rhinitis: Kurzzeit- versus Langzeittherapie. Allergologie 19 (1996) 432

29 Klimek, L., H. Riechelmann, A.K. Olbrich: Effekt einer präsaisonalen Kurzzeit-Hyposensibilisierung mit Allergenextrakten bei allergischer Rhinitis ein Jahr nach Therapiebeginn. Allergologie 19 (1996) 152

30 Klimek, L., T. Mewes, W. Mann, M. Bollessen, H. Wolf: Kurzzeit-Hyposensibilisierung verringert die allergen-induzierte Degranulation von Eosinophilen und Mastzellen bei der Graspollen-Rhinitis. Allergo Journal 6 (1997) 42

31 Koch, R., H. Schreyer: Vergleich von Effektivität und Sicherheit zwischen einer präsaisonalen und einer ganzjährig durchgeführten spezifischen Hyposensibilisierung mit molekular definierten Allergenpräparaten. Allergo Journal 2 (1993) 38

32 Lockey, R.F., L.M. Benedict, P.C. Turkeltaub et al.: Fatalities from immunotherapy and skin testing. J. Allergy clin. Immunol. 79 (1987) 660

33 Maasch, H.J., D.G. Marsh: Standardized extracts. Modified allergens – allergoids. Clin. Rev. Allergy 5 (1987) 89

34 Mabry, R.L.: Whealing responses. In Mabry, R.L.: Skin Endpoint Titration. American Academy of Otolaryngic Allergy Monograph Series. Thieme, New York 1994 (p. 19 – 25)

35 Malling, H.J., B. Weeke: Position paper. Immunotherapy, allergy. 48 (Suppl.14) (1993) 9 (and Appendicies)

36 Manger, B.J., B. Hess, H.G. Nüsslein, F.E. Krapf, H. Schreyer, G. Maak, H.W. Baenkler: Hyposensibilisierung von Pollinosis-Patienten mit Tyrosin-adsorbiertem Gräser- und Roggenpollenallergoid. Allergologie 7 (1984) 222

37 Marsh, D.G., L.M. Lichtenstein, D.H. Campbell: Studies on „allergoids" prepared from naturally occuring allergens. 1. Assay of allergenicity and antigenicity of formalinized rye group 1 component. Immunology 18 (1970) 705

38 Marsh, D.G., J.F. Alexander, P.S. Norman: Boosting of patients with high and low doses of allergoid. J. Allergy clin. Immunol. 69 (1962) 99

39 Mokry, L., B. Wüthrich, R. Dietschi: Zur kausalen Behandlung der Hymenopterenstichallergie. Schweiz. Rdschau Med. 74 (1985) 1005

40 Mosbech, H., H.-J. Malling, I. Biering, H. Böwadt, M. Søborg, B. Weeke, H. Løwenstein: Immunotherapy with yellow jacket venom. Allergy 41 (1986) 95

41 Müller, U., A.Helbling, E. Berchtold: Immunotherapy with honeybee venom and yellow jacket venom is different regarding efficacy and safety. J. Allergy clin. Immunol 89 (1992) 529

42 Müller, U., H. Mosbech: Position paper: immunotherapy with hymenoptera venoms. Allergy 48 (Suppl. 14) (1993) 37

43 Norman, P.S., D.G. Marsh, K. Ishizaka, L.M. Lichtenstein: New immunologic methods of treatment in IgE mediated allergies. In Allergy and Clinical Immunology. Excerpta Medica, Amsterdam 1977 (p. 483)

44 Norman, P.S., L.M. Lichtenstein, D.G. Marsh: Studies on allergoids from naturally occuring allergens. IV. Efficacy and safety of long-term allergoid treatment of ragweed hay fever. J. Allergy clin. Immunol. 68 (1981) 460

45 Norman, P.S.: Immunotherapy for nasal allergy (symposium). J. Allergy clin. Immunol. 81 (1988) 992

46 Norman, P.S., T.E. Van Metre: The safety of allergenic immunotherapy. J. Allergy clin. Immunol. 85 (1990) 522

46a Østerballe, O.: Immunotherapy in hay fever with two major allergens 19, 25 and partially purified extract of timothy gras pollen. Allergy 35 (1980) 473

47 Ramirez, D.A., S. Londono, R. Evans: Adverse reactions to venom immunotherapy. Ann. Allergy 47 (1981) 435–439

48 Ring, J.: Bienen- und Wespengift-Allergie. In Ring, J.: Angewandte Allergologie, 2. Aufl. MMV, München 1995

49 Rinkel, H.J.: Inhalant allergy. Ann. Allergy 7 (1949) 639

50 Rinkel, H.J.: The management of clinical allergy. Part I. General considerations. Arch. otolaryngol. 76 (1962) 491

51 Rinkel, H.J.: The management of clinical allergy. Part II. Etiologic factors and skin titration. Arch. otolaryngol. 77 (1963) 56

52 Rinkel, H.J.: The management of clinical allergy. Part III. Inhalant allergy therapy. Arch. otolaryngol. 77 (1963) 205

53 Ruëff, F., B. Przybilla.: Schnellhyposensibilisierung bei Insektengiftallergie: noch aktuell? Allergo Journal 4 (1996) 195

54 Schultze-Werninghaus, G.: Aufklärung bei allergischen Erkrankungen. Allergo Journal 2 (1993) 10

55 Sennekamp, J., W. Kersten, E. Fuchs, B. Hornung: Empfehlungen zur Hyposensibilisierung mit Allergenextrakten. Ärzteverband Deutscher Allergologen (ÄDA). Allergologie 13 (1990) 185

56 Shambaugh, G.E.: History of otolaryngologic regional allergy. Otolaryngol. Clin. N. Amer. 7 (1974) 569

57 Subcommittee on Insect Venom Allergy, Position paper. Immunotherapy with hymenoptera venoms. Allergy 48 (Suppl. 14) (1993) 37

58 Thurnheer, U., U. Müller, R. Stoller et al.: Venom immunotherapy in hymenoptera sting allergy. Comparison of rush and conventional hyposensitization and observations during long-term treatment. Allergy 38 (1983) 465

59 Turkeltaub, P.C. et al.: A standardized quantitative skin test assay of allergen potency and stability. Allergy clin. Immunol. 70 (1982) 343

60 VanMetre, T.E., N.F Adkinson, L.M. Lichtenstein et al.: A controlled study of the effectiveness of the Rinkel method of immunotherapy for ragweed pollen hay fever. J. Allergy clin. Immunol. 65 (1980) 288

61 VanMetre, T.E., N.F Adkinson, F.J. Amodio et al.: A comparative study of the effectiveness of the Rinkel method and of the current standard method of immunotherapy for ragweed pollen hay fever. J. Allergy clin. Immunol. 66 (1980) 500

62 Van Metre, T.E., N.F. Adkinson, L.M. Lichtenstein et al. A controlled study of the effectiveness of the Rinkel method of immunotherapy for ragweed pollen hay fever. J. Allergy clin. Immunol. 65 (1980) 288

63 VanMetre, T.E., N.F Adkinson, F.J. Amodio et al.: A comparison of immunotherapy schedules for injection treatment of ragweed pollen hay fever. J. Allergy clin. Immunol. 69 (1982) 181

64 VanMetre, T.E., N.F. Adkinson: Immunotherapy for aeroallergen disease. In Middleton, E., C.E. Reed, E.F. Ellis, N.F. Adkinson, J.W. Yunginger, W.W. Busse: Allergy Principles and Practice. Mosby, St. Louis 1993 (p. 1489)

65 Ward, W.A.: Skin endpoint immunotherapy. In Krause, H.F.: Otolaryngic Allergy and Immunology. Saunders, Philadelphia 1989 (p. 155)

66 Ward, W.A.: Immunotherapy dosage based on skin endpoint titration. In Mabry, R.L.: Skin Endpoint Titration. American Academy of Otolaryngic Allergy Monograph Series. Thieme, New York 1994 (p. 19)

67 Williams, R.I.: Modern concepts in clinical management of allergy in otolaryngology. Laryngoscope 76 (1966) 1389

68 Williams, R.I.: Skin titration: testing and treatment. Otolarngol. Clin. N. Amer. 4 (1971) 507

69 Willoughby, J.W.: Serial dilution titration skin tests in inhalant allergy. A clinical quantitative assessment of biologic skin reactivity to allergenic extracts. Otolaryngol. Clin. N. Amer. 7 (1974) 579

70 Wolf, H., T. Mewes, W. Mann, M. Bollessen, L. Klimek: Kurzzeit-Hyposensibilisierung reduziert Rhinokonjunktivitis-Symptome und spezifische nasale Reaktivität effizienter als symptomatische Behandlung. Allergo Journal 6 (1997) 42

71 World Health Organization Report: Current status of allergen immunotherapy. Lancet I (1989) 259

72 Wüthrich, B., T. Scheitlin, M. Wyss.: Resultate einer prospektiven Studie über die Hyposensibilisierung mit Aluminiumhydroxid-adsorbierten Insektengiftextrakten. Allergo Journal, Sondernummer 2 (1993) 95

73 Wyss, M., T. Scheitlin, B.M. Stadler, B. Wüthrich: Immunotherapy with aluminum hydroxide adsorbed insect venom extracts (Alutard SQ): immunologic and clinical results of a prospective study over 3 years. Allergy 48 (1993) 81

74 Zenner, H.P., C. Baumgarten, G. Rasp, T. Fuchs, G. Kunkel et al.: Shortterm immunotherapy (STI): Efficacy and safety of a molecular standardized unmodified grass/rye allergen preparation for patients with allergic rhinitis. J. Allergy clin.. Immunol. 100 (1997) 23

Patienteninformation Hyposensibilisierung
(spezifische Immuntherapie)

Allergie-Ambulanz der HNO-Universitätsklinik Mainz (Dr. L. Klimek)

Liebe Patientin, lieber Patient,

bei Ihnen wurde eine Allergie als Ursache Ihrer Beschwerden festgestellt. Dies wird für Sie einerseits beunruhigend sein, andererseits bietet die exakte Diagnose Ihnen und uns die Möglichkeit einer gezielten Behandlung Ihres Krankheitsbildes.

Grundsätzlich basiert jede Allergiebehandlung auf verschiedenen Prinzipien:
- Vermeidung des Allergens (der krankheitsauslösenden Substanz)
- medikamentöse Behandlung
- spezifische Hyposensibilisierung (Immuntherapie)
- ggf. weitere Behandlungsformen

Die weitestmögliche Vermeidung krankheitsauslösender Substanzen (Allergene) ist sicherlich die beste Therapie. Wir werden Sie diesbezüglich gern beraten und Ihnen ausführliche Informationen geben. Leider ist für die bei Ihnen diagnostizierten Allergene eine Vermeidung oftmals nicht vollständig möglich. Wir werden Ihnen daher eine Behandlung mit Medikamenten für die Zeit der stärksten Beschwerden anbieten. Mit den heute zur Verfügung stehenden modernen Wirkstoffen ist eine deutliche Beschwerdelinderung bei fast allen Patienten möglich. Alle derzeit bekannten Medikamente sind jedoch nicht in der Lage, die Allergie vollständig auszulöschen.

Die einzige Behandlung, für die heute wissenschaftlich nachgewiesen wurde, daß sie eine Reduzierung oder Beseitigung von Allergien bewirken kann, ist die spezifische Hyposensibilisierung (Immuntherapie: IT).

Bei dieser Therapie (IT) wird versucht, durch Injektion von Allergenen unter die Haut (subkutan) die krankhafte Überempfindlichkeit Ihres Körpers gegen diese Stoffe zu beseitigen, d.h., eine Toleranz zu bewirken. Um dies zu erreichen, werden kleine Mengen einer Allergenlösung mit einer feinen Nadel in den Oberarm gespritzt. Die Dosierung wird dann langsam gesteigert, bis Sie auch größere Allergenmengen problemlos vertragen.

Je nach Art der bei Ihnen gefundenen Allergene und weiterer Faktoren kann die Dosierung der IT unterschiedlich vorgenommen werden. Somit kann eine solche Behandlung in Ihrem speziellen Fall nur einige Wochen, oder aber auch 3 – 5 Jahre dauern. In jedem Fall werden wir gemeinsam mit Ihnen die für Sie individuell am besten geeignete Therapie aussuchen!

Bei der ganzjährigen IT-Behandlung folgt der Dosis-Steigerungsphase mit wöchentlichen Spritzen eine Dosis-Erhaltungsphase mit längeren Intervallen (meist 1 Spritze pro Monat), bei der wir Ihnen die für Sie individuell gefundene Höchstdosis verabreichen. Bei Pollenallergenen werden wir in der entsprechenden Pollenflugzeit zudem eine Dosisanpassung vornehmen.

Bei der präsaisonalen IT-Behandlung erhalten Sie Spritzen nur in der Zeit vor dem Pollenflug. Auch hier gibt es verschiedene Dosierungsformen (Kurzzeit-/Langzeittherapie), über deren Vor- und Nachteile wir Sie gern informieren.

Wie sind die Erfolgsaussichten einer IT-Behandlung?

Im Normalfall gut bis sehr gut! Je nach Allergenart und Therapieform erreichen 80 bis 95% aller Patienten eine Beschwerdelinderung oder gar vollständige Beseitigung der Symptome. Dieser Erfolg kann jedoch im Einzelfall nicht genau vorhergesagt werden. Er ist zudem oftmals von der Behandlungsdauer abhängig.

Was sind die Risiken einer IT-Behandlung ?

Häufig auftretende Erscheinungen sind juckende Rötungen und Schwellungen der Haut im Bereich der Einstichstelle. Diese Reaktionen sind als Auseinandersetzung Ihres Körpers mit dem entsprechenden Allergen zu werten und u.a. ein Zeichen dafür, daß die Substanz richtig gewählt wurde. Nur bei ungewöhnlicher Größe geben Sie Anlaß zur Beunruhigung.

Anders sind sogenannte „Fernsymptome" zu bewerten. Hierbei handelt es sich um verschiedene Reaktionen, die entfernt vom Injektionsort auftreten können. Sie können relativ harmlos anfangen (z.B. Hautrötung und –nesseln, Gaumen- und Zungenbrennen, Juckreiz an Hand- und Fußsohlen) und bis zu Aschwerwiegenden Symptomen fortschreiten (z..B. Atembeschwerden, Übel keit, Erbrechen, Durchfall, Zungenschwellung, Herzrasen, Schweißausbruch, Blässe, Bewußtseinsverlust u.a.).

In diesen Fällen sollte eine sofortige Flachlagerung mit erhöhten Beinen und umgehende ärztliche Behandlung erfolgen.

Bitte beachte Sie, daß diese Reaktionen bei Verwendung moderner Therapielösungen äußerst selten und bei Beachtung aller Vorsichtsmaßnahmen (s.u.) gut zu behandeln sind.

Was können Sie beachten?

Auf jeden Fall müssen Sie 30 Minuten lang nach jeder Spritze in unserer Ambulanz bleiben. Wir wissen heute, daß die o.g. Nebenwirkungen der IT-Behandlung so gut wie immer innerhalb dieser Zeit auftreten und entsprechend schnell eingeleitete Gegenmaßnahmen erfolgreich sind.

Sollten entsprechende Reaktionen jedoch erst nach Verlassen der Ambulanz auftreten, informieren Sie uns bitte sofort unter folgender Tel-Nr: 06131 – 17 2456.

Sie sollten Sport und andere körperliche Anstrengung am Tage der Injektion vermeiden. Bitte informieren Sie uns, wenn Impfungen durchgeführt worden oder geplant sind. Es ist für uns auch sehr wichtig zu wissen, wie Sie die letzte Spritze vertragen haben, ob Infektionen aufgetreten sind (auch ein harmloser Schnupfen usw.), ob Sie allergische Beschwerden verspüren und ob Sie Ihre Medikamenteneinnahme geändert haben.

Sollte bei Ihnen ein Asthma bronchiale vorliegen, so werden wir Sie bitten, die Durchgängigkeit Ihrer Bronchien regelmäßig mittels eines Peak-flow-Meters zu prüfen: Bitte führen Sie diese Eigenkontrolle regelmäßig durch und bringen uns die Aufzeichnungen zu jedem Behandlungstermin mit.

Wer sollte keine IT-Behandlung erhalten?

Unter anderen Patienten mit:

- Veränderungen an den Atmungsorganen (bestimmte Fälle von Asthma bronchiale u.a. Störungen),
- Veränderungen an den Herz-/Kreislauforganen (bestimmte Formen von Herzkranzgefäßerkrankungen und Herzversagen),
- Schilddrüsenüberfunktion,
- Therapie mit ß-Blockern (auch Augentropfen) oder ACE-Hemmern (meist als Bluthochdruckmedikamente),
- chronischen Infektionskrankheiten (wie z.B. Tuberkulose) und chronischen Entzündungsprozessen (bestimmte rheumatische Erkrankungen),
- Tumorleiden,
- anderen schwerwiegenden Erkrankungen (Niereninsuffizienz, Leberfunktionsstörung),
- Schwangerschaft.

Bitte informieren Sie uns, wenn bei Ihnen eine der oben genannten oder andere Erkrankungen vorliegen. Eine IT-Behandlung ist nicht in allen Fällen unmöglich: Wir werden Sie individuell beraten!

Liebe Patientin, lieber Patient,

wir hoffen, Ihnen mit dieser Information einige Fragen zu der bei Ihnen geplanten Hyposensibilisierungs- /oder Immuntherapie beantwortet zu haben.

Selbstverständlich stehen wir Ihnen im persönlichen Gespräch für weitere Information zu Verfügung.

Wie bei allen „modernen" medizinischen Patienteninformationen enthalten diese Bögen mehr Einzelheiten über Risiken und Komplikationen der vorgesehenen Behandlung als über die Chancen und Erfolgsaussichten. Dies ist vom Gesetzgeber so gewollt, um Ihnen eine eigenverantwortliche Entscheidung zu dieser Therapie im Bewußtsein aller Risiken zu ermöglichen.

Bitte beachten Sie jedoch, daß gerade auch eine unbehandelte entzündliche Atemwegserkrankung wie die bei Ihnen diagnostizierte Allergie häufig Langzeitschäden nach sich zieht und daß wir die Hyposensibilisierungsbehandlung nach sorgfältiger Abwägung möglicher Risiken mit den zu erwartenden Vorteilen für Sie ausgewählt haben.

Patienteninformation Hyposensibilisierung
(spezifische Immuntherapie)

Patientenname:
Vorname:
Geburtsdatum:

Ich erkläre hiermit, von Frau/Herrn Dr. _______über meine Erkrankung und über die Behandlungsmöglichkeiten im einzelnen, ebenso wie über Wesen, Bedeutung, Tragweite und Notwendigkeit der Hyposensibilisierungsbehandlung und sonstiger Behandlungsmaßnahmen unterrichtet worden zu sein und bin mit der vorgesehenen Behandlung einverstanden. Meine Fragen zu dieser Behandlung sind zu meiner Zufriedenheit beantwortet worden. Ich habe die Patienteninformation zum Verbleib erhalten, gelesen und verstanden. Mit o.g. Arzt/Ärztin habe ich über mögliche Vor- und Nachteile der Behandlung gesprochen. Ich bin bereit, den Anordnungen des Arztes nachzukommen. Auf die Möglichkeiten von Komplikationen bin ich hingewiesen worden, ebenso darauf, daß ein bestimmter Heilungserfolg nicht garantiert bzw. mit Sicherheit vorausgesagt werden kann. Insbesondere bin ich hingewiesen worden auf:

Mögliche Komplikationen
- Schwellungen/Rötungen der Haut
- Atemnot, Asthma bronchiale
- Allergischer (anaphylaktischer Schock)
- weitere Nebenwirkungen (s. Patienteninformation)

Verhalten am Injektionstag:
- unbedingtes Verbleiben 30 Minuten nach Injektion unter ärztlicher Kontrolle;
- *zu meiden sind:* heiß duschen oder baden, Sauna, körperliche Anstrengung, Sport, Gymnastik.

Weitere Besonderheiten:
- Information des Arztes über Impfungen, allergische Beschwerden, Infektionen, Medikamenteneinnahme
- Führen eines Beschwerdetagebuches / Peak-flow-Messungen bei Notwendigkeit.

Folgende Fragen wurden zusätzlich besprochen:

____

____

Ich hatte ausreichend Zeit, nach eingehender Information diese Entscheidung zu treffen.

Ich bin damit einverstanden, daß meine Daten nach Anonymisierung elektronisch gespeichert und zum Zwecke der wissenschaftlichen Auswertung verarbeitet werden. Die Bestimmungen des Datenschutzes werden beachtet.

Patientin / Patient

______________	______________	______________
Name (Druckbuchstaben)	Ort/Datum	Unterschrift

Ärztin / Arzt:

______________	______________	______________
Name (Druckbuchstaben)	Ort/Datum	Unterschrift

9 Lokale Applikationsformen der spezifischen Immuntherapie mit Allergenen

Th. Fuchs und C. Gutgesell

Einleitung

Die **subkutane** Immuntherapie ist heute als effektive Behandlung vor allem der allergischen Rhinokonjunktivitis und der Insektengiftallergien etabliert. Dies gilt (noch) nicht für die **lokalen, d.h. orale, sublinguale und nasale Applikationsformen** der spezifischen Immuntherapie. Historisch gesehen ist dies interessant, da die orale Therapie älter ist als die systemische. Als erste orale Immuntherapie ist die des König Mithridates VI. von Pontus überliefert (2. vorchristliches Jahrhundert, zitiert nach 80). Aus Angst vor Vergiftung schuf er selbst ein Universalantidot, das aus Nüssen, Feigen, Rutablättern und dem Blut von Enten bestand, die mit Giftkräutern gefüttert wurden. Die Rezeptur wurde täglich auf nüchternen Magen eingenommen. Als im Krieg gegen die Römer der eigene Sohn gegen Mithridates revoltierte, versuchte dieser, sich mit einem stets mit sich geführten Giftpflanzenextrakt zu töten. Dies gelang nicht, obwohl der gleiche Extrakt für andere Personen aus seinem Umkreis nachweislich letal war.

2000 Jahre später und 11 Jahre vor dem ersten Bericht über die subkutane Immuntherapie veröffentlichte der US-Amerikaner Curtis im Jahre 1900 seine Erfahrungen über die orale Immuntherapie bei Patienten mit allergischer Rhinokonjunktivitis (20). 1905 erschien in Deutschland eine Arbeit über die orale Immuntherapie bei Kindern mit Milchallergie (31). In den 80er Jahren wurden Arbeiten veröffentlicht, die darauf abzielten, durch orale Antigengabe die schweren Ekzemreaktionen nach Kontakt mit Poison ivy (Rhus toxicodendron) abzumildern: Die Idee zu diesen Versuchen basierte auf der überlieferten Erfahrung der Indianer Nordamerikas, die nämlich aus diesem Grund regelmäßig kleine Mengen der Blätter von Poison ivy kauten (26,85).

Die orale Immuntherapie wurde zu Anfang des Jahrhunderts zunehmend eingesetzt, bis 1940 eine US-amerikanische Multicenter-Studie bei Erwachsenen keinen überzeugenden Wirksamkeitsnachweis erbrachte (27). Seither sind lokale Applikationsformen der Immuntherapie in den angelsächsischen Ländern nahezu unbekannt. In Europa wurde jedoch die orale Immuntherapie weiterhin eingesetzt, vor allem bei Kindern. In letzter Zeit wächst erneut das Interesse an der lokalen Immuntherapie. Dies wird beschleunigt durch die technische Entwicklung, die es ermöglicht, daß Allergene noch besser charakterisiert und rekombinant in großen Mengen produziert werden können. Neben der oralen Immuntherapie finden sublinguale und nasale Applikation zunehmend Verbreitung (Übersicht bei 49).

Immunologische Grundlagen

Es gilt heute als erwiesen, daß Makromoleküle (z.B. Proteine) in immunologisch wirksamer Form durch die intakte Mukosa hindurch resorbiert werden können (82). Damit ist eine Voraussetzung für die Induktion einer Immunantwort im Rahmen einer allergischen Reaktion erfüllt. Das Ausmaß der Mukosapermeabilität wird durch mehrere Faktoren beeinflußt, z.B. durch die atopische Disposition (8).

Das Prinzip der oralen Immuntherapie beruht auf dem Konzept, das Schleimhaut-Immunsystem (**mucosa-associated lymphatic tissue, MALT**) günstig zu beeinflussen. Das MALT besteht u.a. aus der Mukosa des Gastrointestinaltraktes, der Mundschleimhaut und der nasobronchialen Mukosa. Das Schleimhautimmunsystem fungiert als Einheit, d.h. die Stimulation des Systems an der Mukosa eines Organs kann eine spezifische **Immunglobulinantwort an entfernten Schleimhäuten** bewirken (Übersicht bei 80). Dieses Konzept erklärt, warum eine Schluckimpfung vor respiratorischen Infekten schützt und warum eine orale Immuntherapie möglicherweise günstige Effekte auf die nasobronchiale Mukosa haben kann. Von zentraler Bedeutung im Schleimhautimmunsystem ist die **Langerhans-Zelle** (49). Langerhans-Zellen kommen nicht nur in der Haut, sondern auch in der Mundschleimhaut sowie in der Nase und im Magen-Darm-Trakt in einem dichten Netzwerk vor. Die Rolle dieses Zelltyps bei der Antigenpräsentation ist zweifelsfrei belegt: Nach der Antigenadhäsion und -prozession folgt die Migration zum regionären afferenten Lymphknoten, in dessen parakortikaler Region die T-Zell-Präsentation stattfindet (52).

Daß die orale Gabe kleiner Moleküle im allgemeinen zu einer Toleranz führt, ist schon durch die frühen Versuche von Chase (1946) bekannt (17). Er konnte im Tierversuch zeigen, daß Meerschweinchen nicht mehr gegen niedermolekulare Medikamente sensibilisierbar sind, wenn ihnen vorher das Antigen verfüttert wird. Gleiches wurde für Antigenkontakt an der Mundschleimhaut beobachtet (42). Toleranzinduktion ist jedoch ganz offensichtlich auch bei höhermolekularen (bis 150 kD) Substanzen möglich (58), also auch bei Allergenen, die z.B. bei der Pollinose eine Rolle spielen. Der Erfolg der Toleranzinduktion ist von genetischen Faktoren abhängig. Daneben spielen u.a. das Alter des Individuums, die Mukosapermeabilität und der zeitliche Ablauf der Allergengabe eine Rolle (75).

Für die Immuntherapie ist es wichtig, daß nicht nur eine Sensibilisierung verhindert werden kann (17,42,58), sondern daß auch eine bereits bestehende Sensibilisierung und die daraus resultierende klinische Symptomatik günstig beeinflußt werden kann (13,51). Für die *subkutane* Immuntherapie ist als Wirkmechanismus ein „shift" des Zytokinprofils von T-Lymphozyten gezeigt worden: Unter der Hyposensibilisierung kommt es zu einem Wechsel vom proinflammatorischen TH2-Zytokinsekretionsmuster (IL-4, IL-5, IL-10) zum TH1-Zytokinsekretionsmuster (IL-2, Interferon-γ) (23). Hierzu gibt es für die lokalen Applikationsformen der spezifischen Immuntherapie bisher noch keine publizierten Daten.

Orale Immuntherapie

Die orale Applikationsform bei der spezifischen Immuntherapie ist, wie ausgeführt, seit Beginn des 20. Jahrhunderts bekannt (12). Lange Zeit wurde diese Therapie in Teilen Europas mehr oder weniger empirisch durchgeführt, ohne daß eine Wirksamkeit durch kontrollierte Studien belegt gewesen wäre. Eine orale Hyposensibilisierung wird heute bei drei Indikationen durchgeführt: **bei Allergien gegen Inhalationsallergene, bei Nahrungsmittelallergien und bei Medikamentenallergien**, vor allem bei der Therapie HIV-bedingter Infektionserkrankungen. Im folgenden wird ausschließlich auf die Behandlung der Inhalationsallergien eingegangen.

Nachdem frühere klinische Studien enttäuschend verliefen, wurde das Interesse an der oralen Immuntherapie erneut geweckt, als Taudorf u. Mitarb. über einen partiellen klinischen Erfolg bei erwachsenen Birkenpollenallergikern berichteten (78). Neu war, daß in dieser Studie die Antigene nicht wie bisher nativ oder in Form wäßriger Extrakte, sondern hochdosiert in magensaftresistenten Kapseln gegeben wurden.

Ein weiterer Grund, sich verstärkt mit der oralen Immuntherapie zu beschäftigen, waren vor allem Berichte über letale Verläufe während der subkutanen Immuntherapie (53). Die orale Therapie zeichnet sich durch eine **gute Verträglichkeit** aus. Nebenwirkungen werden bei etwa 10% der bisher behandelten Patienten beschrieben. Beim Vergleich der älteren mit neueren Arbeiten scheint sich hier keine wesentliche Veränderung abzuzeichnen. Gastrointestinale Nebenwirkungen sind am häufigsten (2–21%) (32,89). Rhinokonjunktivitische Beschwerden oder unerwünschte Reaktionen an der Bronchialschleimhaut (Asthma) sind möglich und werden gelegentlich beschrieben (6,7). Ein vorbestehendes atopisches Ekzem kann sich verschlechtern. Über lebensbedrohliche Anaphylaxien wurde bislang nicht berichtet.

Es gibt kontrollierte Studien, die zeigen, daß hochdosierte Birkenpollenextrakte **in magensaftresistenten Kapseln**, über mindestens ein Jahr bei Erwachsenen und Kindern präsaisonal gegeben, die Schleimhautreaktion im nasalen oder konjunktivalen Provokationstest reduzieren und die klinische Symptomatik während der Pollenflugzeit bessern können (9,10,59). Bei dieser Behandlung ist auch ein Anstieg des spezifischen Serum-IgG und ein fehlender saisonaler IgE-Anstieg beobachtet worden (79).

Für diese Form der Behandlung ist eine 100- bis 300mal größere Allergenkonzentration notwendig als für die konventionelle subkutane Immuntherapie. Weiterhin ist die Wirksamkeit bisher nur für ein relativ kleines Allergenspektrum, vor allem Birken-, Beifuß-, Traubenkraut- (Ragweed), Maispollen und Hausstaubmilben (Übersicht bei 66) beschrieben. Es gibt kaum Studien mit klinischem Wirksamkeitsnachweis bei anderen Allergenen (Tierepithelien oder Schimmelpilze).

Bei Graspollenallergikern ist die orale Immuntherapie in wenigen Studien (vor allem bei pädiatrische Patienten) als effektiv beschrieben (84,88), insgesamt aber weniger wirksam als bei Birkenpollenallergikern (65,83).

Die Degradation wäßriger Allergenextrakte im Speichel und Magensaft führt zu einer Reduktion der Allergenität um 90%, bevor der Extrakt den Dünndarm erreicht. Dies ist mit RAST-Inhibitionsstudien gezeigt worden (45). Allergene werden im Duodenum zerstört und so vor einer Stimulation des Immunsystems inaktiviert (25). Allerdings besteht theoretisch die Möglichkeit, daß die Spaltung der Allergene in Peptide im Magen-Darm-Trakt eine (unfreiwillige) Peptidtherapie darstellt (11). Hierbei könnte es sich um einen sinnvollen, modernen Ansatz handeln, der bisher jedoch nicht durch entsprechende Studien belegt ist.

Vor einer oralen Hyposensibilisierung müssen einige Voraussetzungen – wie bei der subkutanen spezifischen Immuntherapie – erfüllt sein: Eine spezifische Immuntherapie ist **nur bei IgE-vermittelten Erkrankungen** durchzuführen. Dies ist durch eine sorgfältige allergologische Anamnese und adäquate Diagnostik zu dokumentieren. Diese beinhaltet nicht nur den Hauttest, sondern auch einen nasalen oder konjunktivalen Schleimhautprovokationstest und gegebenenfalls eine serologische Untersuchung (RAST), um die klinische Aktualität einer Sensibilisierung nachzuweisen.

Die Compliance des Patienten bzw. seiner Eltern muß gegeben sein: Eine erfolgreiche Therapie ist nur möglich, wenn das Prinzip der Behandlung verstanden wird und Bereitschaft besteht, entsprechend zu kooperieren. Dazu gehört ein genaues Protokoll über Datum und Menge der täglich eingenommenen Dosis. Eventuelle Nebenwirkungen müssen vermerkt und der behandelnde Arzt in etwa 2- bis 3wöchigen Abständen konsultiert werden.

Bei den im deutschsprachigen Raum für die orale Immuntherapie zur Verfügung stehenden Präparaten (Tab. 9.**1**) handelt es sich in erster Linie um wäßrige Extrakte. Diese werden standardisiert als Tropfen eingenommen. Durch eine regelmäßige Einnahme der Tropfen täglich zur gleichen Zeit bzw. vor der gleichen Mahlzeit (am besten morgens vor dem Frühstück in einem halben Glas Wasser) soll gewährleistet werden, daß der Allergenextrakt immer das gleiche Milieu im Magen-Darm-Trakt mit vergleichbaren Resorptionsbedingungen antrifft (47,48).

Die Dosis ist – wie bei der subkutanen Immuntherapie – kontinuierlich und konsequent zu steigern. Dies hat individuell zu erfolgen. Hierbei ist die Verträglichkeit sowie der Abstand zur jeweils vorangegangenen Dosis zu berücksichti-

Tabelle 9.**1** Orale spezifische Immuntherapie – Produkte in Deutschland

Präparat	SDL oral	HAL oral	Stallergenes oral	Novo-Helisen
Anbieter	Bencard	HAL	Allmed-Stallergenes	Allergopharma
Anzahl Flaschen (Allergenkonzentrationsstufen)	3, 4 bei Bedarf (Spezialverdünnung)	4	4	3
Allergene	Pollen, Schimmelpilze, Milben, Nahrungsmittel, Stäube, fixe Mischungen	Pollen, Milben, Tierepithelien, Schimmelpilze, fixe Mischungen	Pollen, Milben, Tierepithelien, Schimmelpilze, fixe Mischungen	Pollen, Milben, Tierepithelien, Schimmelpilze, fixe Mischungen
Kürzestmögliche Dauer der Anfangsbehandlung	45 Tage	38 Tage	40 Tage	45 Tage

gen. Variierende Abstände können sich durch interkurrente Infekte oder andere akute Erkrankungen sowie durch Complianceprobleme ergeben. Bei den Anbietern stehen in der Regel drei bis vier Konzentrationen in Tropfflaschen mit ansteigenden Konzentrationen zur Verfügung. Gesteigert wird in aller Regel täglich. Die individuelle Höchstdosis richtet sich vor allem nach der Verträglichkeit. Die häufigsten der insgesamt selten auftretenden **Nebenwirkungen** (siehe oben) sind: 1. gastrointestinale Symptome (Schmerzen im Abdomen, Diarrhoe, Erbrechen) sowie 2. rhinitische und 3. asthmatische Beschwerden.

Sobald die Maximaldosis erreicht ist, wird diese nur noch 2- bis 3mal pro Woche gegeben. Praktische Einzelheiten werden im folgenden ausgeführt. Hierbei ist zu berücksichtigen, daß einige Empfehlungen zur praktischen Durchführung lediglich empirisch sind und sich an Erfahrungen bei der subkutanen spezifischen Immuntherapie orientieren. Die Anzahl der bisher publizierten Studien zur oralen Applikationsform der spezifischen Immuntherapie ist zu gering, um von einer in jeder Hinsicht optimierten Therapie zu sprechen.

Indikationen der oralen Immuntherapie

Vor einer Behandlung ist eine sorgfältige allergologische Diagnostik durchzuführen. Hierbei ist das gesamte Allergenspektrum zu erfassen. Die Therapie ist nur bei IgE-vermittelten allergischen Erkrankungen angezeigt, in erster Linie bei der allergischen Rhinokonjunktivitis. Sie sollte nur erfolgen, solange Injektionen nicht gut toleriert werden. Für diese Indikation liegen die meisten Erfahrungen vor. In zweiter Linie kann das exogen-allergische Asthma eine Indikation sein, jedoch gibt es hierzu nur sehr wenig publizierte Untersuchungen (19).

Das durch Inhalationsallergene verschlechterte atopische Ekzem stellt unseres Erachtens keine Indikation für die orale Immuntherapie dar, wenngleich vereinzelt über positive Effekte berichtet wird (33 a).

Kontraindikationen

Es gelten dieselben Kontraindikationen wie bei der subkutanen Immuntherapie. Hierzu zählen: chronische Infekte inklusive Tuberkulose, Autoimmunerkrankungen, Malignome, Immundefekte, Behandlung mit ß-Blockern und ACE-Hemmern. Schweres Asthma und akute Infekte sind ebenfalls Gegenanzeigen.

Nebenwirkungen

Hierzu zählen

- gastrointestinale Symptome wie Abdominalschmerzen, Diarrhoe, Erbrechen,
- Allgemeinreaktionen wie Rhinokonjunktivitis, Asthma, Urtikaria,
- Müdigkeit.

Alle genannten Nebenwirkungen sind selten.

Wechselwirkungen

Eine Hyposensibilisierung sollte nicht gleichzeitig mit einer immunsuppressiven Therapie durchgeführt werden. Vorsicht ist bei gleichzeitig verabfolgten Antihistaminika geboten, da diese die aktuelle Reaktionslage maskieren können.

Besonderheiten bei Schwangerschaft und Schutzimpfungen

Schwangerschaft

Falls eine orale Hyposensibilisierung bei Erwachsenen durchgeführt werden soll, ist die Behandlung während einer Schwangerschaft aus Vorsichtsgründen weder einzuleiten noch fortzusetzen, da sich der **Sensibilisierungsgrad** bei einer Schwangeren in nicht vorhersehbarem Ausmaß ändern kann.

Schutzimpfung

Nach einer Schutzimpfung sollte die nächste Einnahme des Allergenextraktes nach Abklingen der Impfreaktion, 14 Tage nach der Impfung, erfolgen. Sollte es bei der oralen Hyposensibilisierung zu allergischen Nebenwirkungen kommen, so ist die Schutzimpfung frühestens 5 Tage nach Abklingen der Symptomatik durchzuführen.

Dosierung

Die Dosierung sowohl bei der Grundbehandlung als auch bei der Erhaltungstherapie richtet sich nach den Herstellerangaben. Bei Intervallüberschreitung und bei Auftreten von Nebenwirkungen ist die Dosis individuell anzupassen.

Anwendungshinweise

Bei multivalenten Sensibilisierungen sind **Extrakte** zu rezeptieren, deren Potenz, Zusammensetzung und Stabilität dokumentiert sind. Es sollten nur solche Allergenextrakte verwendet werden, die 1. aus einer einzigen Allergenquelle gewonnen wurden oder 2. Mischungen aus verwandten, kreuzreagierenden Allergenen enthalten – beispielsweise Graspollen, Pollen von Laubbäumen, Pollen verwandter Ragweed-Arten oder verwandte Milbenarten – oder 3. Mischungen aus anderen Allergenen, sofern Daten zu Stabilität und klinischer Wirksamkeit vorliegen (87 a). Saisonale und ganzjährige Allergene sind nicht zu kombinieren. Bei einer Pollenallergie kann präsaisonal oder kosaisonal behandelt werden. Bei der präsaisonalen Therapie sollte die individuelle Höchstdosis 2–3 Wochen vor dem zu erwartenden Beschwerdebeginn erreicht sein, d.h. in Deutschland im März für die Birkenpollen und im April für die Graspollen. Bei einer kosaisonalen Therapie wird im allgemeinen mit einem Zehntel der individuell erreichten Erhaltungsdosis während der Pollenflugzeit weiterbehandelt. Diese Empfehlungen sind empirisch und basieren nicht auf kontrollierten Untersuchungen. Bei perennialen Allergenen, z.B. Hausstaubmilben, wird ganzjährig behandelt.

Die Dauer der Therapie sollte unabhängig vom Allergen zunächst 3 Jahre betragen. Da es sich bei den Patienten meist um Kinder handelt, sollte die Einnahme unter Aufsicht eines Erwachsenen erfolgen, möglichst morgens nüchtern. Die Tropfen sind in einem halben Glas Wasser zu lösen.

Wichtig ist die Protokollführung, wobei Datum und Menge der eingenommenen Tropfen vermerkt sein muß. Dies stellt erhebliche Anforderungen an die Kooperationsbereitschaft der Eltern. Bei problemloser Verträglichkeit müssen – individuell abgestimmt – regelmäßige, d.h. etwa 2- bis 3wöchige Kontrollen durchgeführt werden. Eine Rezeptur darf nicht ohne Arzt-Patient-Kontakt erfolgen. Treten Nebenwirkungen auf, muß der Arzt konsultiert werden. Dieser muß mit den Prinzipien der stadiengerechten Schockbehandlung vertraut sein. Dem Patienten sind ggf. Notfallmedikamente zu rezeptieren (ein flüssiges Antihistaminikum, z.B. Fenistil Tropfen, ein flüssiges Glucocorticoid, z.B. Celestamine N 0,5 liquidum und ein Adrenalinspray, z.B. Primatene Mist, Firma Whitehall USA). Über die richtige Anwendungsweise sollte der Patient ausführlich informiert werden.

Lagerung und Haltbarkeit

Die Lagerung der Allergenextrakte muß bei **Kühlschranktemperatur** (2° bis 8 °C) erfolgen. Die Haltbarkeit beträgt dann im allgemeinen 6 bis 12 Monate.

Sublinguale Immuntherapie

Es gibt zwei verschiedene Arten der sublingualen Immuntherapie:

- **eine ausschließlich sublinguale Form**, bei der der Allergenextrakt im Mund über eine bestimmte Zeit behalten wird, um danach ausgespuckt zu werden.
- **eine kombiniert sublinguale/orale Form**, bei der der Extrakt nach einer bestimmten Verweildauer im Mund heruntergeschluckt wird.

Die sublinguale Immuntherapie kann nur dann wirksam sein, wenn ein Kontakt zu Zellen des Immunsystems zustande kommt. In vielen Studien kann kein Anstieg des spezifischen IgG im Serum unter der Therapie festgestellt werden (Übersicht bei 55). Jedoch ist der IgG-Anstieg sehr wahrscheinlich nicht für die verminderte Freisetzung von Mediatoren und damit auch nicht für den Erfolg der Immuntherapie verantwortlich (54). Der Wirkmechanismus der sublingualen Hyposensibilisierung ist bislang nicht geklärt. Diskutiert wird eine Stimulation des lokalen Schleimhautimmunsystems, daneben aber auch die Induktion einer sogenannten Low-zone-tolerance (Übersicht bei 55). Diese Theorien sind unseres Erachtens, ebenso wie jene zum Wirkmechanismus der subkutanen Immuntherapie, noch nicht ausreichend wissenschaftlich untermauert.

Tabelle 9.2 Sublinguale spezifische Immuntherapie – Produkte in Deutschland

Präparat	Oralvac	Sublivac B.E.S.T.	Igevac	Stalmed SL	B.U. Pangramin-SLIT
Anbieter	Bencard	HAL	Tosse	Allmed-Stallergenes	ALK-SCHERAX
Anzahl Flaschen (Allergenkonzentrationsstufen)	3; 4 bei Bedarf (Spezialverdünnung)	2	1	4	4
Allergene	Pollen, Milben, Nahrungsmittel, Schimmelpilze, Tierepithelien, fixe Mischungen	Pollen, Milben, Tierepithelien, fixe Mischungen	Pollen, Milben, fixe Mischungen	Pollen, Milben, Schimmelpilze, Tierepithelien, fixe Mischungen	Pollen, Milben, Schimmelpilze, Tierepithelien, fixe Mischungen
Kürzestmögliche Dauer der Anfangsbehandlung	48 Tage	15 Tage	20 Tage	40 Tage	28 Tage

Zu beachten sind teils erhebliche Preisunterschiede bei den verschiedenen Anbieterfirmen

Die sublinguale Verabreichungsform der allergenspezifischen Immuntherapie (SLIT) ist jünger als die orale Immuntherapie, bei der das Allergen unmittelbar geschluckt wird. Dennoch existiert bereits eine Vielzahl von Studien, die die Wirksamkeit und Verträglichkeit der SLIT belegen. Allerdings muß berücksichtigt werden, daß die Qualität dieser Studien sehr unterschiedlich zu bewerten ist. Von insgesamt 35 z.Z. veröffentlichten Untersuchungen (1–3, 7, 14, 16, 18, 28–30, 38–41, 43, 44, 50, 56, 57, 60, 62–64, 66–74, 76, 77, 81, 90) wurden lediglich 16 placebokontrolliert und im Doppelblind- bzw. Doppeldummy-Design durchgeführt. Insgesamt sind die Ergebnisse zur Wirksamkeit der SLIT in Form von Symptomreduktion und reduziertem Medikamentenverbrauch bemerkenswert. In bezug auf die **Verträglichkeit** weisen sämtliche Studienergebnisse, wie auch die Erfahrungen aus der täglichen Praxis, auf eine mögliche Überlegenheit der SLIT gegenüber der klassischen subkutanen Immuntherapie hin: Bis heute wurde weltweit noch keine schwere systemische Nebenreaktion bekannt. Bevor jedoch eine breite Anwendung dieser Therapieform propagiert werden kann, sind weitere qualitativ einwandfreie, d.h. gemäß den EAACI-Richtlinien angelegte klinische Studien insbesondere mit Kindern durchzuführen. In jedem Falle gehört auch die SLIT in die Hand des allergologisch versierten Facharztes! Gerade weil diese Therapie vom Patienten zu Hause eingenommen werden kann, sind besonders hohe Anforderungen an die Zuverlässigkeit und die Compliance der Patienten zu stellen. Sicherheitshalber sollten die ersten Applikationen in der Praxis erfolgen. Eine kontinuierliche, d.h. mindestens monatliche, besser 2wöchentliche Verlaufskontrolle durch den behandelnden Facharzt ist dringend zu empfehlen. Für die sublinguale Immuntherapie sollten ebenso wie für die subkutane Immuntherapie nur solche Extrakte zum Einsatz kommen, bei denen entsprechend der Forderung der EAACI und der WHO eine Quantifizierung der Majorallergene mittels monoklonaler Antikörper vorgenommen wird (15,24).

Zum Teil wird argumentiert, daß die sublinguale oder auch orale Immuntherapie kostengünstiger (?) sei als die Injektionstherapie. Dies wird vor allem damit begründet, daß der Patient die Behandlung selbst durchführen kann, ohne seinen Arzt konsultieren zu müssen. Dadurch entstehen wirtschaftlich geringere Belastungen. Die bei der subkutanen Injektionstherapie häufigen Arztbesuche und die Wartezeit nach der Injektion entfallen und Arbeitsausfälle des Patienten lassen sich so umgehen.

Im übrigen gelten zur praktischen Durchführung der sublingualen Hyposensibilisierung ähnliche Hinweise wie bei der oralen Immuntherapie (S. 82f). Hinsichtlich der verfügbaren Präparate siehe Tab. 9.2.

Nasale Immuntherapie

Die Wirksamkeit der nasalen Immuntherapie bei der allergischen Rhinitis ist in mehreren Studien vor allem mit Gräser-, Frühblüherpollen- und Hausstaubmilbenextrakten untersucht worden (4–6,21,34–36,46,61,86,87). Im deutschen Sprachraum wird diese Behandlung bisher jedoch nicht in nennenswerter Weise durchgeführt. Anbieter spezieller Allergenextrakte für die nasale Immuntherapie gibt es im deutschen Sprachraum nach unserer Kenntnis nicht.

Die nasale Immuntherapie induziert wahrscheinlich ebenso wie die orale und die sublinguale Immuntherapie eine lokale Schleimhautimmunität (65). Hierbei ergeben sich jedoch Nachteile. Zwar gibt es Hinweise, daß die nasale Hyperreaktivität unter der Behandlung vermindert wird. Dies zeigt sich in einer Verbesserung der klinischen Symptomatik während der Pollenflugzeit. Die Behandlung verursacht jedoch **Nebenwirkungen**, und zwar genau die Symptome, die durch die Therapie verhindert werden sollen. Die allergische Rhinitis ist also nicht nur während der Pollenflugzeit manifest, sondern perennial (wenn auch auf niedrigerem Niveau). Diesem Nachteil versucht man zu begegnen, indem die Allergenextrakte verändert werden. Die chemische Modifikation der Moleküle soll deren Allergenität vermindern, die Immunogenität aber erhalten (46,86,87). Hierbei scheint bisher aber nicht gewährleistet zu sein, daß alle relevanten Epitope erhalten bleiben. Auch ist die Herstellung noch nicht ausreichend standardisiert (11).

Schlußbemerkung

Die orale, sublinguale und auch die nasale spezifische Immuntherapie stellen unter wissenschaftlichen Aspekten interessante Alternativen zur etablierten subkutanen Injektionsbehandlung dar. Bisher werden sie vor allem in Europa eingesetzt, in Amerika werden sie – von Ausnahmen abgesehen – nicht akzeptiert.

Alle lokalen Applikationsformen der Hyposensibilisierung bedürfen weiterer Optimierung. Diese Behandlungsalternativen durchlaufen derzeit eine ähnliche Entwicklungsphase wie die subkutane Injektionstherapie vor etwa 20 Jahren.

Zwei Aspekte müssen betrachtet werden: einerseits der klinische Effekt dieser Behandlung, andererseits die immunologischen Grundlagen, angefangen bei der Resorption der Allergene bis hin zur Charakterisierung der humoralen und zellulären Immunantwort unter der Therapie.

Der klinische Effekt der oralen und sublingualen Therapie wurde inzwischen an etwa 4000 Patienten in Studien untersucht. Überwiegend zeigte sich ein positives Resultat. Beide Applikationsformen sind in Deutschland verbreitet. Viele Fragen sind noch ungeklärt. Beispielsweise ist nicht bekannt, welche Allergene sich für diese Therapieform eignen, welches die optimalen Allergendosen für welche Patienten (Kinder/Erwachsene) sind, wie lange und welcher Therapiemodus anzuwenden ist (präsaisonal vs. kosaisonal) und wie die Langzeitergebnisse sind.

Auch auf der Ebene der immunologischen Grundlagen ist noch viel zu klären, weil die Resorptions- und Wirkmechanismen bisher nicht ausreichend untersucht sind. Zum Teil gilt dies aber auch für die subkutane Immuntherapie.

Ärzte sind aufgefordert, sich kritisch mit neuen, nicht etablierten Behandlungsformen auseinanderzusetzen. In diesem Zusammenhang gilt das besonders für die bisher publizierten Untersuchungen. Qualitätskriterien lassen sich anhand folgender Fragen erarbeiten: Wieviele Patienten wurden über welchen Zeitraum untersucht? Handelt es sich um eine prospektive Studie? Gibt es eine Vorlaufphase, um die klinische Symptomatik vor Therapiebeginn zu erfassen? Gibt es eine Nachbeobachtungsperiode, um die Dauer des Therapieerfolges zu belegen? Gibt es Kontrollen (Placebo- und/oder Standardbehandlung)? Wurde geblindet, d.h. gab es eine Möglichkeit, Verum und Placebo zu unterscheiden? Wurde der Behandlungserfolg ausreichend dokumentiert (Symptomscore, Medikamentenverbrauch)? Wurden vor und nach der Behandlung Provokationstests durchgeführt? Wurden immunologische Parameter gemessen? Ist eine geeignete statistische Auswertung erfolgt und ist der statistisch ermittelte Effekt von klinischem Belang?

Die vorliegenden Studien zu den lokalen Applikationsformen der spezifischen Immuntherapie zeigen eine einfache Handhabung und seltenes Auftreten von Nebenwirkungen. Unter dem Aspekt der Qualitätssicherung gehören diese wissenschaftlich hochinteressanten Methoden in die Hand allergologisch erfahrener Ärzte.

Literatur

1 Aichane, A., Z. Bouayad, B. Smires, N. Trombati, A. Bahlaoui: Sublingual specific immunotherapy to dust-mites prospective study over a period of 12 months. Allergy 52 Suppl. (1997) 313

2 Albano, M., G. Passalacqua, L. Fregonese, A.M. Riccio, P. Puccinelli, S. Parmiani, G.W. Canonica: Effect of rush sublingual immunotherapy to parietaria: a double-blind study. Allergy 52, Suppl. (1997) 162

3 Almagro, E., O. Asensio, J.M. Bartolomè et al.: Multicenter Studie zur Arzneimittelsicherheit der sublingualen Immuntherapie bei allergischen Patienten. Allergol. et Immunopathol. 4 (1995) 153

4 Andri, L., G. Senna, C. Bettelli et al.: Local nasal immunotherapy in allergic rhinits to Parietaria. A double-blind controlled study. Allergy 47 (1992) 318

5 Andri, L., G. Senna, C. Bettelli et al.: Local nasal immunotherapy for Dermatophagoides-induced rhinitis: efficacy of a powder extract. J. Allergy clin. Immunol. 91 (1993) 987

6 Andri, L., G.E. Senna, A.R. Dama: Clinical efficacy and safety of local nasal immonotherapy. Allergy 52, Suppl 33 (1997) 36

7 Ariano, R., G. Augeri: Sublingual immunotherapy with parietaria. A double blind clinical study. Allergy 52, Suppl. (1997) 318

8 Bjarnason, I.S.O.A., A.J. Levi et al.: Intestinal permeability and inflammation in rheumatoid arthritis: Effects of nonsteroidal anti-inflammatory drugs. Lancet II (1984) 1171

9 Björksten, B., S. Dreborg, A. Lanner, C. Möller: Oral immunotherapy of children with rhinoconjunctivitis due to birch pollen allergy. Allergy 41 (1986) 271

10 Björksten, B., C. Möller, U. Broberger et al.: Clinical and immunological effects of oral immunotherapy with a standardized birch pollen extract. Allergy 41 (1986) 290–295

11 Björksten, B.: Local immunotherapy is not documented for clinical use. Allergy 49 (1994) 299

12 Black, J.H..: The oral administration of pollen. J. Lab. clin. Med. 12 (1927) 1156

13 Block, K.J., R.B. Perry, M. Bloch, W.A. Walker: Feeding of antigen reduces antigen-binding activity and blunts the secondary response of actively immunized rats. J. Allergy clin. Immunol. 74 (1984) 482

14 Bousquet, J., C. André, S. Galvain, P. Scheinmann et al.: Efficacy of sublingual immunotherapy in patients with asthma due to house dust mite. A double-blind placebo controlled study. Allergy 52, Suppl. (1997) 508

15 Bousquet, J.: Report of WHO-meeting on the future of immunotherapy. Allergie-Symposium Berlin 20.-22. Juni 1997 (S. 46)

16 Casanovas, M., F. Guerra, C. Moreno et al.: Double blind placebo controlled clinical trial of preseasonal treatment with allergenic extracts of olea europaea pollen administered sublingually. J. invest. allergol. clin. Immunol. 4 (1994) 305

17 Chase, M.W.: Inhibition of experimental drug allergy by prior feeding of the sensitizing agent. Proc. Soc. exp. Biol. Med. 61 (1946) 257

18 Clavel, R., P. Couturier, D. Basset et al.: Reduction of corticosteroid therapy by sublingual immunotherapy. Double blind study against placebo of a standardized 5 grass pollen extract in rhinitis. Allergy 50, Suppl. (1995)

19 Cooper, P.J., J. Dyrbyshire, A.J. Nunn, J.O. Warner: A controlled trial of oral hyposensitization in pollen asthma and rhinitis in children. Clin. Allergy 14 (1984) 541

20 Curtis, H.H.: The immunizimg cure of hay fever. Med. News 77 (1900) 16

21 Deuschl, H., S.G. Johansson: Hyposensitization of patients with allergic rhinitis by intra nasal administration of chemically modified grass pollen extract. A pilot study. Acta allergol. 32 (1977) 248

22 Djurup, K., E. Kappelgaard, L. Laursen et al.: Oral administration of grass pollen to hay fever patients. Allergy 40 (1985) 321

23 Durham, S.R., V. Varney, M. Gaga et al.: Immunotherapy and allergic inflammation. Clin. exp. Allergy 21 (1991) 206

24 EAACI: Position Paper Immunotherapy. Allergy 48, Suppl. (1993) 63
Allergy 49 (1994) 299

25 Einarsson, R., B. Renck, E. Taudorf: In vitro studies of degradation of birch and timothy pollen allergen preparation by human duodenal juice. Allergy 43 (1988) 469

26 Epstein, W.L., V.S. Byers, W. Frankart: Induction of antigen specific to poison oak in sensitized adults. Arch. Dermatol. 118 (1982) 630

27 Feinberg, S.M., E.L. Foran, M.R. Lichtenstein et al.: Oral therapy in ragweed pollinosis, a comparative study. J. Amer. med. Assoc. 115 (1940) 23

28 Durham, S.R., V. Varney, M. Gaga et al.: Immunotherapy and allergic inflammation. Clin. exp. Allergy 21 (1991) 206

28 Feliziani, V., R.M. Marfisi, S. Parmiani: Rush immunotherapy with sublingual administration af grass allergen extract. Allergol. et Immunopathol. 21 (1993) 173

29 Feliziani, V., G. Lattuada, S. Parmiani, P.P. Dall'Aglio: Safety and efficacy of sublingual rush immunotherapy with grass allergen extracts. A double blind study. Allergol. et Immunopathol. 23 (1995) 224

30 Feliziani, V., G. Lattuada, S. Parmiani, P.P. Dall'Aglio: Safety and efficacy of sublingual rush immunotherapy with grass allergen extracts. A double-blind study. Allergol. et Immunopathol. 23 (1995) 224

31 Finkelstein, H.: Kuhmilch als Ursache von Ernährungsstörungen bei Säuglingen. Mschr. Kinderheilk. 4 (1905) 65

32 Fischöder, W., M. Neumann, G. Veltmann: Ergebnisse der subkutanen und oralen spezifischen Hyposensibilisierung mit Inhalationsallergenen. Allergologie 5 (1982) 24

32a Frank, E.: Was kann die orale Hyposensibilisierung leisten? Allergologie 18 (1995) 239

33 Gozalo, F., C. Cortès: High clinical efficacy and tolerance in a two years lolium perenne (LP) sublingual immunotherpy (SLIT) follow-up study. Allergy 50, Suppl. (1995)

34 Georgitis, J., R. Reisman, W. Clayton et al.: Local intranasal immunotherapy for grass allergic rhinitis. J. Allergy clin. Immunol. 71 (1983) 71
35 Georgitis, J., J. Nickelsen, J. Wypych et al.: Local nasal immunotherapy: efficacy of low-dose aqueous extract. J. Allergy clin. Immunol. 75 (1985) 496
36 Georgitis, J., J. Nickelsen, J. Wypych et al.: Local nasal immunotherapy with high-dose polymerised ragweed extract. Int. Arch. Allergy appl. Immunol. 81 (1986) 170
37 Giovane, A., M. Bardare, S. Ruffoni et al.: A three year double blind placebo-controlled study with specific oral immunotherapy to dermatophagoides: evidence of safety and efficacy in paediatric patients. Clin. exp. Allergy 24 (1994) 53
39 Guadagni, G, I. Archinucci, G. Goniglio, V. Akpan, M. Lodovici: The efficacy of sublingual hyposensibilizing therapy. Allergy 50, Suppl. (1995)
40 Guerra, F., C. Moreno, J.C. Daza et al.: A multicenter study of sublingual wite and subcutaneous immunotherapy with a standardized Olea europaea pollen extract. Allergy 50, Suppl. (1995)
41 Hirsch, T., M. Sahn, W. Leupold: Double blind placebo controlled study of sublingual immunotherapy with house dust mite extract in children. Pediat. Allergy Immunol. 8 (1997) 21
42 van Hoogstraten, I.M., D. Boden, M.E. von Blomberg et al.: Persistent immune tolerance to nickel and chromium by oral administration prior to cutaneous sensitization. J. invest. Dermatol. 99 (1992) 608
43 Horak, F., S. Jäger, U. Berger, B. Marks, A. Temmel, J. Toth: Sublingual birch pollen extract for IT (SLIT). Allergy 50, Suppl. (1995) 279
44 Hordijk, G.J., R.A. Luwema, J.B. Antvelink: Sublingual immunotherapy with standardized grass pollen extract (Oralgen); a placebo controlled study. Allergy 52, Suppl. (1997) 512
45 Igea, J.M., M. Cuevas, M. Lazaro et al.: Susceptibility of a grass-pollen oral immunotherapy extract to the saliva and gastric fluid digestive process. Allergol. et Immunopathol. 22 (1994) 55
46 Johansson, S.G.O., H. Deuschl, O. Zetterström: Use of glutaraldehyde-modified timothy grass-pollen extract in nasal hyposensitization treatment of hay fever. Int. Arch. Allergy clin. Immunol. 60 (1979) 447
47 Jorde, W.: Orale Desensibilisierung. In Filipp, G.: Allergologie, Bd. 2. Werk-Verlag, München-Gräfelfing 1980 (S. 53)
48 Jorde, W.: Orale Hyposensibilisierung. Mschr. Kinderheilk. 130 (1982) 473
49 Jorde, W. et al.: Sublinguale und orale Hyposensibilisierung. Allergologie 19 (1996) 563
50 Koch, R.: Die sublinguale Immuntherapie, eine sinnvolle Alternative zur bekannten subkutanen Immuntherapie? Dtsch. Dermatol. 3 (1993) 321
51 Lafont, S., C. André, F. André et al.: Abrogation by subsequent feeding of antibody response, including IgE, in parenterally sensitized mice. J. exp. Med. 155 (1982) 1573
52 Lin, L.M., C.G.Mac Pherson: Antigen acquisition by dendritic cells: intestinal dendritic cells acquire antigen administered orally and can prime naive T cells in vivo. J. exp. Med . 177 (1993) 1299
53 Lockey, R.F., L.M. Benedict, P.C. Turkeltaub, S.C. Bukantz: Fatalities from immunotherapy and skin testing. J. Allergy clin. Immunol. 79 (1987) 660
54 Malling, H.J., R. Djurup: Diagnosis and immunotherapy of mould allergy. VII IgG subclass response and relation to the clinical efficacy of immunotherapy with Cladosporium. Allergy 43 (1987) 60
55 Malling, H.J.: Sublingual immunotherapy. Clin. exp. Allergy 26 (1996) 1228
56 Mastrandrea, F., M. Minelli, N. Rossi, C. Lamanna, A. Tursi: Study about the result of sublingual SLIT in a consecutive series of 35 atopic eczema causes. Allergy 50, Suppl. (1995)
57 Milazzo, F., T. Quirino, E. Iemoli:. Sublingual vs injective immunotherapy in grass pollen atopic patients: a double dummy study. XV Internat Congr. Allergol. clin. Immunol. Stockholm 1994. Allergy clin. Immunol. News Suppl. 2 (1994) 174
58 Miller, A., O. Lider, H.L. Weiner: Antigen-driven bystander suppression after oral administration of antigens. J. exp. Med. 174 (1991) 791
59 Möller, C., K.E. Magnusson, T. Sundqvist et al.: Intestinal permeability as assessed with polyethylene glycols in birch pollen allergic children undergoing oral immunotherapy. Allergy 41 (1986) 280
60 Nelson, H.S., J. Oppenheimer, G.A. Vatsia, A. Bucheinmer: Adouble blind placebo controlled evaluation of sublingual immunotherapy with standardized cat extract. J. Allergy clin. Immunol. 92 (1993) 229
61 Nickelsen, J., J. Georgitis, U. Mueller et al.: Local nasal immunotherapy for ragweed-allergic rhinitis. III. A second year of treatment. Clin. Allergy 13 (1983) 509
62 Novembre, E., E. Marano, R. Bernardin et al.: Studio controllato sull'immunoterapia sublinguale nel trattamento dellásma allergico nel bambino. Riv. ital. Pediat. 17 (1991) 75
63 Ongari, S., P. Domeneghetti, S. Parmiani: Comparison among drugs, injective IT and sublingual IT in grass allergic patients. Allergy 50 (1995) 358
64 Papageorgiou, P.S., D. Vourdas, P. Potamianou, E. Syrigou, F. Carat, C. André: Double-blind placebo-controlled evaluation of sublingual immunotherapy with standardized olive tree pollen extract in patients with allergic rhinoconjunctivitis and mild asthma due to olive tree pollen sensitization. Allergy 52, Suppl. (1997) 507
65 Passalacqua, G., M. Albano, C. Pronzato, A.M. Riccio, A. Scordomaglia, P. Falagiani, G.W. Canonica: Longterm folow-up of nasal immunotherapy to Parietaria: clinical and local immunological effects. Clin. exp. Allergy 27 (1997) 904
66 Passalacqua, G., G.W. Canonica: Alternative routes for allergen-specific immunotherapy. J. invest. Allergol. clin. Immunol. 6 (1996) 81
67 Passalacqua, G., M. Albano, L. Fregonese, C. Pronzato, A. Riccio, G.S. Mela, G.W. Canonica: Randomized controlled trial of local immunotherapy toon allergic inflammation in mite-induced rhinoconjunctivitis. Lancet 351 (1998) 629

68 Pelaez, A., C. Morales, E. Burches, J. Garde, M.C. Morales: A multicenter study of sublingual route and subcutaneous IT with a standardized Parietaria judaica pollen extract. Allergy 50 (1995) 358

69 Piazza, I., N. Bizzaro: Humoral response to subcutaneous, oral and nasal immunotherapy for allergic rhinitis due to Dermatophagoides pteronyssinus. Ann. Allergy 71 (1993) 461

70 Pozzan, M., M. Bernardis, M. Agnolette: Sublinguale contra Injektions-Immuntherapie bei Alternaria tenuis-Allergikern. Allergy clin. Immunol. News Suppl. 2 (1992) 174

71 Purello D'Ambrosio, F., L. Ricciardi, S. Isola, E. Savi, S. Parmiani, P. Puccinelli, A. Musarra: Rush sublingual immunotherapy in Parietaria allergic patients. Allergol. et Immunopathol. 21 (1996) 146

72 Quirino, T., E. Iemoli, E. Siciliani, S. Parmiani, F. Milazzo: Sublingual versus injective immunotherapy in grass pollen allergic patients: a double blind, double-dummy study. Clin. exp. Allergy 26 (1996) 1253

73 Riccardi, L., A. Mussara, S. Isola, E. Savi, P. Puccinelle, F. Parello, P. D'Ambrosio: Rush sublingual immunotherapy in Parietaria allergic patients. Allergy 50, Suppl. (1995)

74 Sabbah, A., S. Hassoun, J. Le Sellin et al.: A double blind placebo controlled trial by the sublingual route of immunotherapy with a standard grass pollen extract. Allergy 49 (1994) 309

75 Saklayen, M.G., A.J. Pesce, V.E. Pollak, J.G. Michael: Kinetics of oral tolerance: Study of variables affecting oral toleranve induced by oral administration of antigen. Int. Arch. Allergy appl. Immunol. 73 (1984) 5

76 Scadding, K., J. Brostoff: Low-dose sublingual therapy in patients with allergic rhinitis due to dust mite. Clin. Allergy 16 (1986) 483

77 Tari, M.G., M. Mancino, G. Monti: Efficacy of sublingual immunotherapy in patients with rhinitis and asthma due to house dust mite. A double blind study. Allergol. et Immunopathol. 18 (1990) 277

78 Taudorf, E., L. Laursen, A. Lanner et al.: Oral immunotherapy in birch pollen hay fever. J. Allergy clin. Immunol. 80 (1987)153

79 Taudorf, E., L. Laursen, A. Lanne et al.: Specific IgE, IgG and IgA antibody response to oral immunotherapy in birch pollinosis. J. Allergy clin. Immunol. 83 (1989) 589

80 Taudorf, E.: Oral immunotherapy of adults with allergic rhinoconjunctivitis. Dan. med. Bull. 39 (1992) 542

81 Troise, C., S. Voltolini, A. Canessa et al.: Sublingual immunotherapy in parietaria pollen induced rhinitis: a double blind study. J. invest. allergol. clin. Immunol. 5 (1995) 25

82 Udall, J.N., W.A. Walker: Antigentransport im Darm. Allergologie 7 (1984) 263

83 Urbanek, R., W. Kuhn, U. Binder: Efficacy of oral and parenteral hyposensitization with pollen extracts. Dtsch. med. Wschr. (1983) 1433

83 Frank, E.: Was kann die orale Hyposensibilisierung leisten? Allergologie 18 (1995) 239

84 Van Niekerk, C., J. De Wet: Efficacy of grass-maize pollen oral immunotherapy in patients with seasonal hay fever: a double blind study. Clin. Allergy 17 (1987) 507

85 Watson, E.S., J.C. Murphy, M.A. El Sohly: Immunologic studies of poisonous Anacardiacae: Oral desensitization to poison ivy and oak urushiols in guinea pigs. J. invest. Dermatol. 80 (1983) 149

86 Welsh, P., E. Zimmerman, J. Yunginger et al.: Preseasonal intranasal immunotherapy with nebulized short ragweed extract. J. Allergy clin. Immunol. 67 (1981) 237

87 Welsh, P., J. Buttersfield, J. Yunginger et al.: Allergen-controlled study of intranasal immunotherapy for ragweed hay fever. J. Allergy clin. Immunol. 71 (1983) 454

87a WHO: Position paper. Allergen immunotherapeutic vaccines for allergic diseases. Allergy 53, Suppl. 44 (1998) 9

88 Wortmann, F.: Behandlungserfolge bei oraler Hyposensibilisierung. In Gronemeyer, W., E. Fuchs: Karenz und Hyposensibilisierung bei Inhalations- und Insektengiftallergie. Dustri, München-Deisenhofen 1983 (S. 103)

89 Wortmann, F.: Die orale Hyposensibilisierung. In Fuchs, E., K.H. Schulz: Manuale allergologicum. Dustri, Deisenhofen 1990 (VII 3.3,1)

90 Zwacka, G., S. Glaser, B. Rieger: Therapeutische Erfahrungen mit Pangramin-SLIT im Vergleich zu einer subkutanen Immuntherapie und zur symptomatischen medikamentösen Behandlung bei Kindern mit Asthma bronchiale, Rhinokonjunktivitis und atopischer Dermatitis. Allergologie 19 (1996) 580

10 Spezifische Hyposensibilisierung bei Rhinokonjunktivitis

H.-J. Malling und L. Klimek

Allergenextrakte, Formeln und Behandlungsdauer

Die Dokumentation der klinischen Wirksamkeit der spezifischen Hyposensibilisierung bei Rhinitis allergica stützt sich auf insgesamt 39 **placebokontrollierte Doppelblindstudien**, die seit 1980 (1–7, 9, 11, 12, 15–21, 24–26, 28–30, 32–34, 36–40, 42–45, 50–52, 54) veröffentlicht wurden. Die ausschließlich englisch sprachigen Studien wurden über eine Literatursuche (Medline) gewonnen. Es wurden ausschließlich nach 1980 veröffentlichte Studien ausgewertet, da erst etwa zu dieser Zeit ausreichend **standardisierte Extrakte** zur Verfügung standen. Vor deren Verwendung waren bereits Studien veröffentlicht worden, aber negative Studienergebnisse (kein klinischer Wirksamkeitsnachweis) waren häufig allein durch den Gebrauch niedrig potenter und inadäquater Extrakte entstanden. Da Allergenextrakte verschiedener Hersteller auch unterschiedlichen Standardisierungsmethoden unterworfen sind, wurde kein Versuch unternommen, die Qualität der Extrakte zu validieren. Es kann jedoch angenommen werden, daß bei der Mehrheit der Studien internationale Richtlinien für die Standardisierung und Produktion von Allergenen (14) beachtet wurden. Verschiedene Zubereitungsformen von Allergenextrakten wurden angewandt. Die meisten Studien verwenden native wäßrige oder Depot-Extrakte, einige untersuchen aber auch die Wirkung von chemisch oder physikalisch modifizierten Allergenen (Allergoiden). Es ist nicht möglich, die Dosen der verabreichten Allergenextrakte zu vergleichen, da in den meisten Studien die Allergenmenge lediglich vom Hersteller festgelegte Größen darstellen, die bezüglich Allergenpotenz und Zusammensetzung keine relevante Information liefern. Da die Allergenextrakte und die Dosierungsschemata Empfehlungen der Hersteller sind, basiert die Anwendbarkeit des jeweiligen Extraktes auf den angegebenen Daten.

In den meisten Studien ist die Behandlungsdauer relativ kurz, d.h. wenige Monate, in seltenen Fällen über ein Jahr. Dies erklärt sich durch die Tatsache, daß meist ein präsaisonales Hyposensibilisierungsschema angewendet wurde. Es existieren jedoch auch Langzeit-Therapiestudien (13,27,41,53). Die Behandlungsdauer wurde bei der nachfolgenden Analyse der Dokumentation der klinischen Wirksamkeit nicht berücksichtigt, trotz der bekannten Tatsache, daß die Wirkung der spezifischen Hyposensibilisierung mit der Behandlungsdauer steigt (35).

Klinische Wirksamkeit der spezifischen Hyposensibilisierung bei Rhinitis

Einige Charakteristika der ausgewerteten Studien sind in Tab. 10.**1** dargestellt. Die Mehrzahl untersucht die Wirksamkeit der spezifischen Hyposensibilisierungsbehandlung bei Pollenallergien. Von diesen Studien wurden 13 (9, 17, 19, 21, 26, 28, 29, 33, 38–40, 50, 51) bei **Ragweed**-Allergie durchgeführt. Neun der Ragweed-Studien zeigten eine klinisch relevante Wirkung, d.h., eine Verminderung der Symptomatik oder der Medikation um mindestens 30% in der behandelten Gruppe gegenüber der Placebogruppe. Nach dem genannten Effektivitätsgrading zeigten 7 Studien eine geringe und zwei Studien eine mäßige Wirksamkeit. Ein starker Effekt wurde nicht beobachtet.

Von dreizehn Studien, die die Wirkung der spezifischen Hyposensibilisierung bei **Gräserallergien** untersuchten (2–7,18,20,34,42,45,52,54), zeigten 12 eine Wirksamkeit. Im Hinblick auf das Effektivitätsgrading resultierte bei 3 Studien eine geringe, bei sieben Studien eine mäßige und bei zwei Studien eine hohe Wirksamkeit.

Sechs Studien untersuchten **andere Pollenallergene**: Bergzedern (16,32,44), Parietaria (12,43) und Kokos (30) (vier wiesen Wirksamkeit auf), wobei zwei Studien geringe, zwei weitere moderate Wirkung zeigten.

Tabelle 10.1 DBPC Rhinitis-Immuntherapie-Studien 1980–1996

Autor und Erscheinungsjahr		Altersgruppe	Allergen	Art des Extrakts	Dauer	Maximale Dosis	Anzahl der Patienten			Klinische Wirkung	Systemische Nebenwirkungen in % der Patienten
							IT-Gruppe	Placebo			
Van Metre (50)	1980	E	Ragweed	wäßrig	5 M	gering	12	12	NS	keine Wirkung	keine
Hirsch (24)	1981	E	verschiedene	wäßrig	13 W	gering	81	74	NS	keine Wirkung	?
Metzger (39)	1981	?	Ragweed	Allergoid	5 W	6000 PNU	43	49	p < 0,02	geringe Verbesserung	5 % U
Weyer (54)	1981	K + E	Gras	wäßrig	6 M	6,25 µg prot	17	16	p < 0,03	geringe Verbesserung	?
Grammer (17)	1982	?	Ragweed	polymerisiert	15 W	1200 µg AgE	21	19	p = 0,02	40 % Verbesserung	keine
Lee (32)	1982	E	Bergzeder	wäßrig	8 W	1000 PNU	48	28	NS	keine Auswirkung	13 %
Norman (40)	1982	?	Ragweed	Allergoid	17 W	5 µg AgE	22	22	p < 0,01	40 % Verbesserung	65 %
Van metre (51)	1982	E	Ragweed	wäßrig	5 M	18,7 µg AgE	33	11	p = 0,01	50 % Verbesserung	97 %
Grammer (18)	1983	E	Gras	polymerisiert	12 W	48 000 PNU	10	13	p < 0,05	50 % Verbesserung	keine
Blainey (1)	1984	E	D. pteron	Tyrosine	14 M	400 Noon U	17	18	p < 0,05	Wirksamkeit	6 %
Grammer (19)	1984	?	Ragweed	polymerisiert	15 W	Σ1200 µg AgE	19	31	p < 0,04	40 % Verbesserung	40 %
Ortolani (42)	1984	E	Gras	wäßrig	10 M	8000 U	8	7	p < 0,001	70 % Verbesserung	25 % U 13 % A 13 % AX
Juniper (28)	1985	E	Ragweed	PEG	2 J	Σ137 µg AgE	24	25	p < 0,05	geringe Verbesserung	17 %
Grammer (20)	1986	?	Gras	polymerisiert	9 W	3300 PNU	20	15	p < 0,05	60 % Verbesserung	keine
Meriney (38)	1986	E	Ragweed	Allergoid	20 W	4000 PNU	10	10	p < 0,01	55 % Verbesserung	keine

Tabelle 10.1 Fortsetzung

Bousquet (3)	1987	K + E	Gras	Allergoid	9 W	Σ25 600 PNU	40	19	p < 0,01	45 % Verbesserung	15 %
Bousquet (4)	1987	K + E	Gras	wäßriges Allergoid	6 M	1000 PNU	19 GOID		p < 0,05	45 % Verbesserung	37 %
						2 IR	15 wäßrig	11	p < 0,01	65 % Verbesserung	20 %
Grammer (21)	1987	?	Ragweed	polymerisiert	15 W	250 AU	34	34	p = 0,02	40 % Verbesserung	keine
Bousquet (5)	1988	E	Gras	Allergoid	8 M	2000 PNU	15	10	p > 0,005	55 % Verbesserung	?
Ewan (15)	1988	E	D. pteron	wäßrig	3 M	100 000 BU	19	19	p < 0,01	50 % Verbesserung	42 % AX 121 %
Bousquet (6)	1989	K + E	Gras	Allergoid	8 M	2000 PNU	15 GOID		NS	40 % Verbesserung	7 % AX
							13 HMW	14	p < 0,01	55 % Verbesserung	20 % mild
Corrado (11)	1989	E	D. pteron	Alginat	15 M	560 000 IU	22	29	p = 0,028 p = 0,12	geringe Verbesserung	14 %
Fling (16)	1989	E	Bergzeder	wäßrig	?	0,5 ml 1:100	12	7	NS	keine Wirkung	17 %
McHugh (36)	1989	E	D. pteron	wäßrig	12 M	100 000 BU	19	28	p < 0,01	35 % Verbesserung	?
Parker (44)	1989	E	Bergzeder	wäßrig	?	0,5 ml 1:50	26	25	p = 0,0001	55 % Verbesserung	?
Bousquet (7)	1990	K + E	Gras	Allergoid	5 M	Σ45 00 PNU Σ10 600 PNU	20 19	18	p < 0,01 p < 0,01	40 % Verbesserung 45 %	15 % 11 %
Horst (25)	1990	K + E	Alternaria	wäßrig	12 M	2000 BU	13	11	p < 0,005	75 % Verbesserung	15 % A
Juniper (29)	1990	E	Ragweed	Tyrosin	6 W	2100 PNU	30	30	–	medikamentöse Therapie reduziert	keine
McHugh (37)	1990	E	D. pteron	wäßrig	12 M	100 000 BU 10 000 PNU	30 20	30	p < 0,01 NS	35 % Verbesserung keine Wirkung	?

Tabelle 10.1 Fortsetzung

Bousquet (2)	1991	E	Gras	wäßrig	9 M	2000 BU	32	34	p < 0,03 NS	50 % Verbesserung	22 %
Iliopoulos (26)	1991	?	Ragweed	wäßrig	8M	1,92 µg AgE	21	20	p < 0,04	40 % Verbesserung	33 %
Litwin (33)	1991	E	Ragweed	wäßriges Peptid	**	13 µg AgE	9		p = 0,001	30 % Verbesserung	11 %
						130 µg AgE	10	8	p < 0,0001	40 % Verbesserung	10 %
Machiels (34)	1991	K + E	Gras	Al-ag-Kom-plex	3 M	?	37	12	p < 0,01	>50 % Verbesse-rung	keine
Varney (52)	1991	E	Gras	Aluminium-Adsorbat	7 M	30 000 BU	21	19	p < 0,002	65 % Verbesserung	10 %
Brunet (9)	1992	E	Ragweed	Aluminium-Adsorbat	2 M	3000 PNU	13	14	p < 0,05	40 % Verbesserung	?
Pastorello (45)	1992	E	Gras	Allergoid	4 M	20 000 PNU	10	9	p < 0,01	45 % Verbesserung	10 %
Karmakar (30)	1994	K + E	Kokos	wäßrig	9 M	?	78	18	p < 0,005	35 % Verbesserung	4 %
Ortolani (43)	1994	E	Parietaria	Alginat	11 M	800 U	18	17	p < 0,05	40 % Verbesserung	28 %
D'Amato (12)	1995	E	Parietaria	Aluminium-Adsorbat	24 M	12 500 BU	12	15	p < 0,01	55 % Verbesserung	keine

Abkürzungen: E = Erwachsener, K = Kind
A = Asthma, AX = Anaphylaxe, U = Urtikaria
* präsaisonale Behandlung 2 Jahre lang
** präsaisonale IT

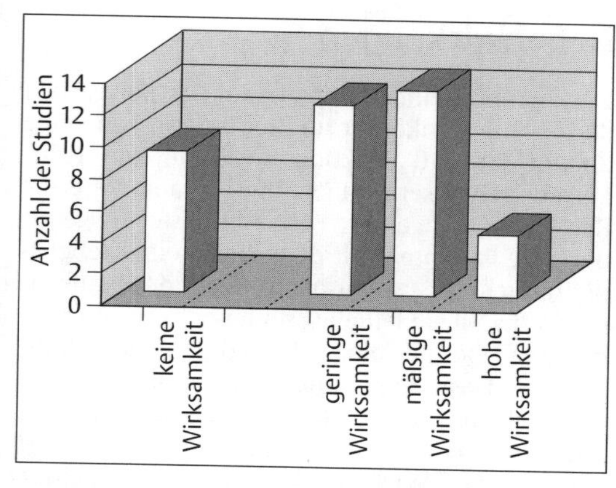

Abb. 10.**1** Größe der klinischen Wirksamkeit bei placebokontrollierten Doppelblindstudien über spezifische Hyposensibilisierung bei Rhinitis (Publikationen von 1980 bis 1996).
Einteilung:
- keine Wirksamkeit (<30 % Verbesserung),
- geringe Wirksamkeit (30–45 % Verbesserung),
- mäßige Wirksamkeit (45–60 % Verbesserung),
- hohe Wirksamkeit (>60 % Verbesserung)

Die Beurteilung der Wirksamkeit der spezifischen Hyposensibilisierung gegen **Hausstaubmilben** basiert auf fünf Studien (1,11,15,36,37) (eine mit geringer und eine mit mäßiger Wirksamkeit).

Bei **Tierhaarallergien** konnte eine Wirkung für Katzenextrakt gezeigt werden (Reduzierung der Rhinitissymptomatik bei Asthma-Patienten) (10).

Bei **Schimmelpilzallergien** ist die Validierung auf eine Studie begrenzt (Alternaria) und zeigte eine hohe Wirksamkeit (25).

Seit 1980 wurden 39 placebokontrollierte Doppelblindstudien über die spezifische Hyposensibilisierung (per injectionem) bei allergischer Rhinitis veröffentlicht. Die hierbei beobachtete mittlere klinische Verbesserung ergab eine Reduzierung der Symptome oder Medikation um durchschnittlich ca. 45 %. Abb. 10.**1** zeigt die Verteilung der Studienanzahl und die Größenordnung der Wirksamkeit nach dem beschriebenen Einteilungssystem. Die besten Ergebnisse zeigte die spezifische Hyposensibilisierung bei Gräserpollen (hohe Repräsentation in den Sparten *moderate* und *hohe* Wirksamkeit). Die Studie von Varney u. Mitarb. ist von besonderem Interesse, da sie eine extrem hohe Effizienz sowohl in bezug auf eine Reduzierung der Symptome als auch auf den Medikamentenverbrauch aufweist (Abb. 10.**2**). Hierbei muß zudem beachtet werden, daß die für diese Studie ausgesuchten Patienten unter schweren Heuschnupfenbeschwerden litten, die nicht auf eine Pharmakotherapie (inklusive Antihistaminika und intranasale Corticosteroide) ansprachen. Die spezifische Hyposensibilisierung bei Allergie gegen Ragweed, Milben und Katze ist ebenfalls gut dokumentiert. Dagegen ist die klinische Wirkung bei anderen Pollen, anderen Tierallergenen und Schimmelpilzen durch placebokontrollierte Doppelblindstudien bislang nicht ausreichend nachgewiesen. Desweiteren muß beachtet werden, daß die Mehrheit der Studien, die eine Wirksamkeit nachweisen, bei Erwachsenen durchgeführt wur-

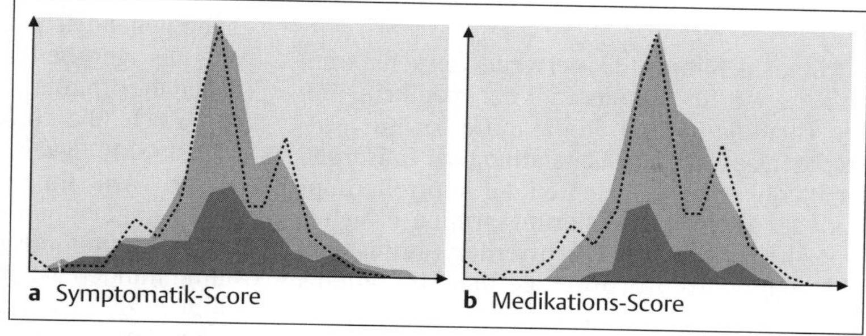

Abb. 10.**2a,b** Größe der klinischen Wirksamkeit veranschaulicht anhand der AUC (area-under-the-curve) der Hyposensibilisierungsgruppe (dunkler Bereich) als prozentualer Anteil der Placebogruppe (heller Bereich). Der Mittelwert der Hyposensibilisierungsgruppe zeigte bezüglich der Symptomatik gegenüber der Placebogruppe eine 40 %ige Reduzierung und bezüglich der Medikation eine 30 %ige Reduzierung, was zu einer Gesamtverbesserung von Symptomatik-/Medikations-Score von 65 % führte. Die gepunktete Linie bezieht sich auf Graspollen (nach Varney u. Mitarb.)

den (75%). Kinder waren lediglich an acht Studien beteiligt, so daß der Nachweis eines positiven Effekts der spezifischen Hyposensibilisierung in dieser besonderen Altersgruppe begrenzt ist. Es ist jedoch eher von höheren als von geringeren Erfolgsquoten auszugehen.

Wirksamkeit im Vergleich zu einer medikamentösen Therapie

Bei der Diskussion über die Anwendung der spezifischen Hyposensibilisierung bei allergischer Rhinitis ergeben sich kritische Fragen insbesondere bezüglich der Wirksamkeit im Vergleich zu einer optimalen pharmakologischen Therapie. Es existieren keine Studien, die die Wirksamkeit einer alleinigen Hyposensibilisierung mit gut standardisierten Allergenextrakten ohne zusätzliche medikamentöse Therapie im Vergleich zu einer definierten Behandlung mit z.B. topischen Steroiden getestet haben. In den meisten Studien erhalten jedoch die Kontrollgruppe und die Verumgruppe eine mehr oder weniger standardisierte medikamentöse Therapie. In der Studie von Varney u. Mitarb. (52) bei Patienten, welche durch eine medikamentöse Therapie nicht ausreichend behandelt werden konnten, konnte mit einer Hyposensibilisierungsbehandlung eine Reduzierung der Symptome und des Medikamentenverbrauchs in der mit dem Verum behandelten Gruppe auf etwa ein Drittel der entsprechenden Werte der Placebogruppe erzielt werden. Dies entspricht ungefähr der Reduktion der klinischen Symptome durch eine Standarddosierung von intranasalen Corticosteroiden (8,47) und übertrifft die mit Antihistaminika erzielten Ergebnisse (22).

Klimek u. Mitarb. (31) verwendeten sehr strenge Kriterien für die Auswahl der medikamentösen Therapie in ihrer Studie mit einer Kurzzeit-Hyposensibilisierungsbehandlung bei Gräserpollenallergikern. Die Patienten der Kontrollgruppe und der Hyposensibilisierungsgruppe erhielten je nach angegebenen Beschwerden Antihistaminika und/oder Corticosteroide topisch und/oder systemisch. Der Medikamentenverbrauch ließ sich in dieser Studie durch die Hyposensibilisierung erheblich reduzieren.

Nebenwirkungen

Die Injektion eines Allergen, auf das der Patient spezifische Antikörper im Blut besitzt, kann eine anaphylaktische Reaktion auslösen. Von Kritikern der Hyposensibilisierungstherapie wird die Rechtfertigung einer Behandlungsform gefordert, die Patienten mit dem Risiko einer lebensbedrohlichen systemischen Reaktion konfrontiert, obwohl sie lediglich an einer zwar unangenehmen, aber harmlosen Krankheit leiden. Während der Dosissteigerungsphase ist dieses Risiko am höchsten (49), darf aber auch während der Phase der Erhaltungsdosierung nicht ignoriert werden (35). Wichtig ist es, zu unterscheiden zwischen unangenehmen aber harmlosen lokalen Reaktionen, nicht lebensbedrohlichen systemischen Reaktionen wie Rhinitis, Asthma und Urtikaria, welche gut auf Behandlung ansprechen, und lebensbedrohlichen Reaktionen wie dem anaphylaktischen Schock und dem Angioödem.

Wir empfehlen diesbezüglich die von der EAACI vorgeschlage Einteilung (35): Schwache systemische Reaktion (Grad 1), moderate systemische Reaktion (Grad 2), schwere systemische Reaktion (Grad 3) und Anaphylaxie (Grad 4). Beachtet werden muß aber, daß anfänglich milde Symptome den Beginn einer Anaphylaxie andeuten können und der Patient daher streng überwacht und adäquat behandelt werden muß. Es wurde über Todesfälle unter spezifischer Hyposensibilisierung berichtet (46). Die meisten dieser Fälle sind nachweislich durch **Nichtbeachten von Sicherheitsmaßnahmen** entstanden, vor allem dadurch, daß die Frühzeichen der anaphylaktischen Reaktion nicht erkannt und somit nicht schnell genug gehandelt wurde. Auf die strenge Beachtung der gegebenen Sicherheitsbestimmungen muß daher immer wieder hingewiesen werden (48). Auch über unspezifische Reaktionen wie exzessive Müdigkeit, Kopfschmerzen und extrem seltene, den Immunkomplexkrankheiten vergleichbare Symptome wurde berichtet. Lokale benigne Granulome werden bei Verwendung von Aluminiumdepot-Zubereitungen beobachtet. Es wurde gezeigt, daß das Risiko, eine anaphylaktische Reaktion zu induzieren, bei Heuschnupfenpatienten geringer ist als bei Asthmatikern (23). Die Rate von mäßigen bis schweren systemischen Reaktionen bei Rhinitikern, die mit hochpotenten Extrakten behandelt werden, beträgt etwa 5% aller Injektionen (49), welche hauptsächlich in der Dosissteigerungsphase auftreten (35). Systemische Reaktionen stellen aber eine generelle Einschränkung der Anwendung der spezifischen Hyposensibilisierung dar, und daher muß die Indikation und auch die praktische Behandlung von einem Spezialisten durchgeführt werden, der sich der Risiken bewußt ist und in der Lage ist, systemische Reaktionen entsprechend zu behandeln (35).

Von den 39 Publikationen, die in dieser Übersicht (Tab. 10.**1**) berücksichtigt wurden, geben 21 % keine Auskunft über den wichtigen Aspekt systemischer Nebenwirkungen. In den anderen Studien wurde hierüber in sehr unterschiedlichem Ausmaß berichtet. Acht Arbeiten beschreiben, daß keine systemischen Nebenwirkungen durch die Injektion von Allergen hervorgerufen wurden, die übrigen Arbeiten berichten über solche mit variierendem Schweregrad. In diesen Arbeiten hatten 26 % der Patienten (Mittelwert) systemische Reaktionen. Die Mehrzahl der Reaktionen verlief mild und erforderte keine oder nur geringe Behandlung. Einige wenige Reaktionen waren aber schwerwiegend, einschließlich Anaphylaxien, bei denen Adrenalin verabreicht werden mußte.

Aus diesen Daten geht nicht hervor, ob bestimmte Allergene, Extrakttypen (wäßrig, Depot oder modifiziert) oder Dosierungsschemata häufiger systemische Nebenwirkungen hervorrufen als andere. Die Studie von Ewan (15) über hochdosierte wäßrige Milbenextrakte beschreibt jedoch 31 systemische Nebenwirkungen bei 19 Patienten (von diesen wurden acht als schwerwiegend oder potentiell schwerwiegend eingestuft, d.h. als anaphylaktischer Typ, der Adrenalin erfordert). Eine weitere Studie mit einem wäßrigen Graspollenextrakt beschreibt aus einer Gesamtheit von acht Patienten zwei mit generalisierter Urtikaria, einen Patienten mit Asthma und einen Patienten mit Anaphylaxie. Potentiell schwere systemische Reaktionen wurden also bei 50 % der Patienten beobachtet (42). Modifizierte Extrakte zeigten in einigen Studien häufiger systemische Reaktionen (40) (65 % bei Ambrosiaallergoid, 45 % bei der Gruppe mit wäßrigen Allergenen). Eine Studie mit Graspollenallergoid (6) zeigte keine schweren (behandlungsbedürftigen) systemischen Reaktionen bei mit fraktioniertem Allergoid behandelten Patienten, eine Rate von 20 % aber bei der unfraktionierten Gruppe (bei Anwendung eines standardisierten wäßrigen Extrakts wurden 5,5 % berichtet). Entsprechende Angaben für leichte systemische Reaktionen waren 15 % für unfraktioniertes Allergoid, 27 % für fraktioniertes Allergoid und 11 % für den wäßrigen Extrakt. Eine andere Studie zum Vergleich von Allergoid und wäßrigen Graspollenextrakten bei Rush-Hyposensibilisierung zeigte bei 37 % der mit Allergoid behandelten Patienten systemische Reaktionen, dagegen aber nur bei 20 % der Patienten, die wäßrige Extrakte erhielten (4). Obwohl die Mehrzahl der Reaktionen in der Allergoidgruppe auftrat, zeigten sich die stärksten systemischen Nebenwirkungen in der mit wäßrigen Extrakten behandelten Gruppe (100 % behandlungsbedürftig gegenüber 30 % bei allergoid-induzierten Reaktionen). Die Allergoidgruppe erforderte in 11 % der Fälle Adrenalin, gegenüber 75 % in der Vergleichsgruppe.

Schlußfolgerungen

Basierend auf der Zahl der placebo-kontrollierten Doppelblindstudien und der großen Anzahl von Patienten, die an diesen Studien beteiligt waren, stellt die spezifische Hyposensibilisierung bei Rhinitis, unter Verwendung potenter und standardisierter Extrakte bei sorgfältig ausgewählten Patienten, hinsichtlich der klinischen Wirksamkeit eine gut dokumentierte Therapieform dar. Obwohl einige Studien keine oder nur geringgradige klinische Wirksamkeit aufweisen, weist doch die Mehrheit eine der pharmakologischen Therapie äquivalente Wirkung auf. Die spezifische Hyposensibilisierung kann Symptome und Medikamentenverbrauch signifikant reduzieren und möglicherweise die Progression zu einem Asthma bronchiale (Etagenwechsel) verhindern. Die wichtigste Voraussetzung einer erfolgreichen spezifischen Hyposensibilisierung ist die richtige **Auswahl der Patienten**. Patienten, die wahrscheinlich gut auf die Behandlung reagieren, sind solche mit primär durch Allergene induzierten Symptomen, Patienten mit kleinem Allergenspektrum (Sensibilisierung nur gegen wenige Allergene) und junge Patienten, bzw. Patienten mit kurzer Krankheitsdauer, ohne chronisch irreversible Schädigung der Zielgewebe (35). Gelegentlich wird es notwendig sein, den Patienten medikamentös zu behandeln und hierunter 1- bis 2mal eine Pollensaison zu beobachten, ehe man die Indikation zur Hyposensibilisierung stellt.

Systemische Nebenwirkungen der spezifischen Hyposensibilisierung stellen das wichtigste Argument dar gegen diesen Typ der Behandlung von allergischen Erkrankungen. Auch wenn starke anaphylaktische Reaktionen induziert werden können, so ist doch das Risiko lebensbedrohlicher Nebenwirkungen gering. Die Mehrzahl systemischer Reaktionen verläuft eher mild und erfordert keine oder nur geringfügige Behandlung. Um das Risiko von Nebenwirkungen zu minimieren, sollte der Patient sorgsam beurteilt und vor jeder Injektion eine angemessene Dosis ausgewählt werden (35). Große Sorgfalt sollte aufgewendet werden, damit Fehler bei Allergenextrakten, Allergenkonzentrationen und Injektionsvolumina vermieden werden. Probleme mit Nebenwirkungen können dadurch minimiert werden, daß Personal entsprechend geschult wird und systemische Reaktionen unmittelbar und angemessen behandelt werden.

Literatur

1 Blainey, A.D., M.J. Philips, R.J. Ollier, R.J. Davies: Hyposensitization with a tyrosine adsorbed extract of *Dermatophagoides pteronyssinus* in adults with perennial rhinitis. Allergy 39 (1984) 521–528

2 Bousquet, J., W.M. Becker, A. Hejjaoui, I. Chanal, B. Lebel, H. Dhivert, F.B. Michel: Differences in clinical and immunologic reactivity of patients allergic to grass pollens and to multiple-pollen species. II. Efficacy of a double-blind, placebo-controlled, specific immunotherapy with standardized extracts. J. Allergy clin. Immunol. 88 (1991) 43–53

3 Bousquet, J., E. Frank, M. Soussana, A. Hejjaoui, H.J. Maasch, F.B. Michel: Double-blind, placebo-controlled immunotherapy with a high-molecular-weight, formalinized allergoid in grass pollen allergy. Int. Arch. Allergy appl. Immunol. 82 (1987) 550–552

4 Bousquet, J., A. Hejjaoui, W. Skassa Brociek, B. Guerin, H.J. Maasch, H. Dhivert, F.B. Michel: Double-blind, placebo-controlled immunotherapy with mixed grass-pollen allergoids. I. Rush immunotherapy with allergoids and standardized orchard grass-pollen extract. J. Allergy clin. Immunol. 80 (1987) 591–598

5 Bousquet, J., H. Maarch, B. Martinot, A. Hejjaoui, R. Wahl, F.B. Michel: Double blind, placebo-controlled immunotherapy with mixed grass-pollen allergoids. II. Comparison between parameters assessing efficacy of immunotherapy. J. Allergy clin. Immunol. 82 (1988) 439–446

6 Bousquet, J., H.J. Maasch, A. Hejjaoui, W. Skassa Brociek, R. Wahl, H. Dhivert, F.B. Michel: Double-blind, placebo-controlled immunotherapy with mixed grass-pollen allergoids. III. Efficacy and safety of unfractionated and high-molecular-weight preparations in rhinoconjunctivitis and asthma. J. Allergy clin. Immunol. 84 (1989) 546–556

7 Bousquet, J., A. Hejjaoui, M. Soussana, F.B. Michel: Double-blind, placebo-controlled immunotherapy with mixed grass-pollen allergoids. IV. Comparison of the safety and efficacy of two dosages of a high-molecular-weight allergoid. J. Allergy clin. Immunol. 85 (1990) 490–497

8 Bronsky, W.A., R.J. Dockhorn, E.O. Meltzer, G. Shapiro, H. Boltansky, C.F. LaForce, J. Ransom, J.M. Weiler, M. Blumenthal, S. Weakley et al.: Fluticasone propionate aqueous nasal spray compared with terfenadine tablets in the treatment of seasonal allergic rhinitis. J. Allergy clin. Immunol. 89 (1996) 76–86

9 Brunet, C., P.-M. Bédard, A. Lavoie, M. Jobin, J. Hébert: Allergic rhinitis to ragweed pollen. I. Reassessment of the effects of immunotherapy on cellular and humoral responses. J. Allergy clin. Immunol. 89 (1992) 76–86

10 Bucur, J., S. Dreborg, R. Einarsson: Immunotherapy with dog and cat allergen preparaions in dog-sensitive and cat-sensitive asthmatics. Ann. Allergy 62 (1989) 355–361

11 Corrado, O.J., E. Pastorello, R.J. Ollier, L. Cresswell, C. Zanussi, C. Ortolani, A. Incorvaia, A. Fugazza, J.R. Lovely, R.I. Harris et al.: A double-blind study of hyposensitization with an alginate conjugated extract of D. pteronyssinus (Conjuvac) in patients with perennial rhinitis.1. Clinical aspects. Allergy 44 (1989) 108–115

12 D'Amato, G., T.R. Kordash, G. Liccardi, G. Lobefalo, M. Cazzola, L.L. Freshwater: Immunotherapy with Alpare in patients with respiratory allergy to *Parietaria* pollen: a two year double-blind placebo-controlled study. Clin. exp. Allergy 25 (1995) 149–158

13 Dolz, I., C. Martinez-Cócera, J.M. Bartolomé, M. Cimarra: A double-blind, placebo-controlled study of immunotherapy with grass-pollen extract Alutard SQ during a 3-year period with initial rush imunotherapy. Allergy 51 (1996) 489–500

14 Dreborg, S., A. Frew: Allergen standardization and skin tests. Allergy 48 (1998) 49–82

15 Ewan, P.W., M.M. Alexander, C. Snape, P.W. Ind, B. Agrell, S. Dreborg: Effective hyposensitization in allergic rhinitis using a potent partially purified extract of house dust mite. Clin. Allergy 18 (1988) 501–508

16 Fling, J.A., M.E. Ruff, W.A. Parker, et al.: Suppression of the late cutaneous response by immunotherapy. J. Allergy clin. Immunol. 83 (1989) 101–109

17 Grammer, L.C., C.R. Zeiss, I.M. Suszko, M.A. Shaughnessy, R. Patterson: A double-blind placebo-controlled trial of polymerized whole ragweed for immunotherapy of ragweed allergy. J. Allergy clin. Immunol. 69 (1982) 494–499

18 Grammer, L.C., M.A. Shaughnessy, I.M. Suszko, J.J. Shaughnessy, R. Patterson: A double-blind histamine placebo-controlled trial of polymerized whole grass for immunotherapy of grass allergy. J. Allergy clin. Immunol. 72 (1983) 448–453

19 Grammer, L.C., M.A. Shaughnessy, J.J. Shaughnessy, R. Patterson: Asthma as a variable in a study of immunotherapy for allergic rhinitis. J. Allergy clin. Immunol. 73 (1984) 557–560

20 Grammer, L.C., M.A. Shaughnessy, S.M. Finkle, J.J. Shaughnessy, R. Patterson: A double-blind placebo-controlled trial of polymerized whole grass admin-

istered in an accelerated dosage schedule for immunotherapy of grass pollinosis. J. Allergy clin. Immunol. 78 (1986) 1180–1184

21 Grammer, L.C., M.A. Shaughnessy, M.I. Bernhard, S.M. Finkle, H.R. Pyle, L. Silvestri, R. Patterson: The safety and activity of polymerized ragweed: a double-blind, placebo-controlled trial in 81 patients with ragweed rhinitis. J. Allergy clin. Immunol. 80 (1987) 177–183

22 Grant, J.A., C.F. Nicodemus, S.R. Findlay, M.M. Glovsky, J. Grossman, H. Kaiser, E.O. Meltzer, D.Q. Mitchell, D. Pearlman, J. Selner et al.: Cetirizine in patients with seasonal rhinitis and concomitant asthma: prospective, randomized, placebo-controlled trial. J. Allergy clin. Immunol 95 (1995) 923–932

23 Hejjaoui, A., R. Ferrando, H. Dhivert, F.B. Michel, J. Bousquet: Systemic reactions occuring during immunotherapy with standardized pollen extracts. J. Allergy clin. Immunol 89 (1992) 925–933

24 Hirsch, S.R., J.H. Kalbfleisch, T.M. Golbert, B.M. Jesephson, L.H. McConnell, R. Scanlon, W.T. Kniker, J.N. Fink, J.J. Murphree, S.H. Cohen: Rinkel injection therapy: a multicenter controlled study. J. Allergy clin. Immunol 68 (1981) 133–155

25 Horst, M., A. Hejjaoui, V. Horst, F.-B. Michel, J. Bousquet: Double-blind, placebo-controlled rush immunotherapy with a standardized *Alternaria* extract. J. Allergy clin. Immunol . 85 (1990) 460–472

26 Iliopoulos, O., D. Proud, N.F. Adkinson jr., P.S. Creticos, P.S. Norman, A. Kagey-Sobotka, L.M. Lichtenstein, R.M. Naclerio: The effects of immunotherapy on the early, late, and rechallenge nasal reaction to provocation with allergen: changes in inflammatory mediators and cells. J. Allergy clin. Immunol 87 (1991) 855–866

27 Jacobsen, L., B. Nüchel Petersen, J.Å. Wihl, H. Løwenstein, H. Ipsen: Immunotherapy with partially purified and standardized tree pollen extracts. IV. Results from long-term (6-year) follow up. Allergy 52 (1997) 914–920

28 Juniper, E.F., R.S. Roberts, L.K. Kennedy, J. O'Connor, M. Syty-Golda, J. Dolovich, F.E. Hargreave: Polyethylene glycol-modified ragweed pollen extract in rhinoconjunctivitis. J. Allergy clin. Immunol. 75 (1985) 578–585

29 Juniper, E.F., P.A. Kline, E.H. Ramsdale, F.E. Hargreave: Comparison of the efficacy and side effects of aqueous steroid nasal spray (budesonide) and allergen-injection therapy (Polinex-R) in the treatment of seasonal allergic rhinoconjunctivitis. J. Allergy clin. Immunol. 85 (1990) 606–611

30 Karmakar, P.R., A. Das, B.P. Chatterjee: Placebo-controlled immunotherapy with *Cocos nucifera* pollen extract. Int. Arch. Allergy Immunol. 103 (1994) 194–201

31 Klimek, L., T. Mewes, W. Mann, M. Bollessen, H. Wolf: Short-term immunotherapy (STI) is able to reduce allergeninduced eosinophil and mast-cell degranulation in grass pollen rhinitis. (Abstract) Allergy 52, Suppl. 37 (1997) 153

32 Lee, L.K., W.T. Kniker, T. Campos: Aggressive coseasonal immunotherapy in mountain cedar pollen allergy. Arch. Otolaryngol. 108 (1982) 787–794

33 Litwin, A., G.P. Pesce, T. Fischer, M. Michael: Regulation of the human immune response to ragweed pollen by immunotherapy. A controlled trial comparing the effect of immmunosuppressive peptic fragments of short ragweed with standard treatment. Clin. exp. Allergy 21 (1991) 457–465

34 Machiels, J.J., M.A. Somville, M.G. Jacquemin, J.M.R. Saint-Remy: Allergen-antibody complexes can efficiently prevent seasonal rhinitis and asthma in grass pollen hypersensitive patients. Allergy 46 (1991) 335–348

35 Malling, H.J., B. Weeke: Position Paper Immunotherapy of the EAACI. Allergy 48 (1993) 9–35 (and Appendicies)

36 McHugh, S.M., P.W. Ewan: Reduction of increased serum neutrophil chemotactic activity following effective hyposensitization in house dust mite allergy. Clin. exp. Allergy 19 (1989) 327–334

37 McHugh, S.M., B. Lavelle, D.M. Kemeny, S. Patel, P.W. Ewan: A placebo-controlled trial of immunotherapy with two extracts of Dermatophagoides pteronyssinus in allergic rhinitis, comparing clinical outcome with changes in antigen-specific IgE, IgG, ang IgG subclasses. J. Allergy clin. Immunol. 86 (1990) 521–532

38 Meriney, D.K., H. Kothari, P. Chinoy, M.H. Grieco: The clinical and immunologic efficacy of immunotherapy with modified ragweed extract (allergoid) for ragweed hay fever. Ann. Allergy 56 (1986) 34–38

39 Metzger, W.J., H.C. Dorminey, H.B. Richerson, J.M. Weiler, A. Donnelly, D. Moran: Clinical and immunologic evaluation of glutaraldehyde-modified, tyrosine-absorbed short ragweed extract: a double-blind, placebo-controlled trial. J. Allergy clin. Immunol. 68 (1981) 442–448

40 Norman, P.S., L.M. Lichtenstein, A. Kagey-Sobotka, D.G. Marsh: Controlled evaluation of allergoid in the immunotherapy of ragweed hay fever. J. Allergy clin. Immunol. 70 (1982) 248–260

41 Nüchel Petersen, B., H. Janniche, E.P. Munch, J.Å. Wihl, H. Böwadt, H. Ipsen, H. Løwenstein: Immunotherapy with partially purified and standardized tree pollen extracts. I.Clinical results from a three-year double-blind study of patients treated with pollen extracts either of birch or combinations of alder, birch and hazel. Allergy 43 (1988) 353–362

42 Ortolani, C., E. Pastorello, R.B. Moss, Y.-P. Hsu, M. Restuccia, G. Joppolo, A. Miadonna, U. Cornelli, G. Halpern, C. Zanussi: Grass pollen immunotherapy: A single year double-blind, placebo-controlled study in patients with grass pollen-induced asthma and rhinitis. J. Allergy clin. Immunol. 73 (1984) 283–290

43 Ortolani, C., E.A. Pastorello, A. Incorvaia, M. Ispano, L. Farioli, C. Zara, V. Pravettoni, C. Zanussi: A double-blind, placebo-controlled study of immunotherapy with an alginate-conjugated extract of *Parietaria judaica* in patients with *Parietaria* hay fever. Allergy 49 (1994) 12–21

44 Parker, W.A., B.A. Whisman, S.J. Apaliski, M.J. Reid: The relationships between late cutaneous responses and specific antibody responses with outcome

of immunotherapy for seasonal allergic rhinitis. J. Allergy clin. Immunol. 84 (1989) 667–677

45 Pastorello, E., V. Pravettoni, M. Mambretti, E. Franck, R. Wahl, C. Zanussi: Clinical and immunological effects of immunotherapy with alum-absorbed grass allergoid in grass-pollen-induced hay fever. Allergy 47 (1992) 281–290

46 Reid, M.J., R.F. Lockey, P.C. Turkeltaub, T.A.E. Platts-Mills: Survey of fatalities from skin testing and immunotherapy 1985–1989. J. Allergy clin. Immunol. 92 (1993) 6–15

47 Scadding, G.K., V.J. Lund, L.A. Jacques, D.H. Richards: A placebo-controlled study of fluticasone propionate aqueous nasal spray and beclomethasone dipropionate in perennial rhinitis: efficacy in allergic and non-alleric perennial rhinitis. Clin. exp. Allergy 25 (1995) 737–743

48 Stewart, I.G.E., R.F. Lockey: Systemic reactions from allergen immunotherapy. J. Allergy clin. Immunol. 90 (1992) 567–578

49 Tabar, A.I., B.E. Garcia, A. Rodriguez, J.M. Olaguibel, M.D. Muro, S. Quirce: A prospective safety-monitoring study of immunotherapy with biologically standardized extracts. Allergy 48 (1993) 450–453

50 Van Metre, T.E., N.F. Adkinson, L.M. Lichtenstein, M.R. Mardiney, P.S. Norman, G.L. Rosenberg, A.K. Sobotka, M.D. Valentine: A controlled study of the effectiveness of the Rinkel method of immunotherapy for ragweed pollen hay fever. J. Allergy clin. Immunol. 65 (1980) 288–297

51 Van Metre, T.E., N. Franklin Adkinson, F.J. Amodio, A. Kagey-Sobotka, L.M. Lichtenstein, M.R. Mardiney, P.S. Norman, G.L. Rosenberg: A comparison of immunotherapy schedules for injection treatment of ragweed pollen hay fever. J. Allergy clin. Immunol. 69 (1982) 181–193

52 Varney, V.A., M. Gaga, A.J. Frew, V.R. Aber, A.B. Kay, S.R. Durham: Usefulness of immunotherapy in patients with severe summer hay fever uncontrolled by antiallergic drugs. Brit. Med. J. 302 (1991) 265–269

53 Walker, S.M., V.A. Varney, M. Gaga, M. Jacobson, S.R. Durham: Grass pollen immunotherapy: efficacy and safety during a 4-year follow-up study. Allergy 50 (1995) 405–413

54 Weyer, A., N. Donat, C. L'Heritier, F. Juillard, G. Pauli, B. David: Grass pollen hyposensitization versus placebo therapy. I. Clinical effectiveness and methodological aspects of a pre-seasonal course of desensitization with a four-grass pollen extract. Allergy 36 (1981) 309–317

11 Hyposensibilisierungsbehandlung mit Allergenen zur Therapie des Asthma bronchiale

J. Kleine-Tebbe und G. Kunkel

Während der Stellenwert der Hyposensibilisierung bzw. Immuntherapie (IT) mit Inhalationsallergenen für die Behandlung von allergischen Beschwerden der oberen Atemwege unumstritten ist, wird diese Therapie beim Asthma bronchiale **kontrovers** diskutiert. Ihre Gegner führen an, daß die IT einen fehlenden Einfluß auf andere, unbehandelte Allergien habe, eine geringere Wirksamkeit bei ganzjährigen Allergenen und einen fraglichen Nutzen bei Polyallergikern (4). Außerdem werden die Kosten, die Gefahr systemischer Begleitreaktionen, ein fraglicher Langzeiterfolg und fehlende Vergleichsstudien von Immun- und Pharmakotherapie kritisiert. Andererseits gilt die IT als einziger kausaler Therapieansatz beim allergischen Asthma bronchiale und ist offensichtlich geeignet, den natürlichen Verlauf der chronischen Atemwegserkrankung positiv zu beeinflussen. Von den Befürwortern der IT wird außerdem die potentielle Einsparung an Medikamenten und die damit insgesamt geringeren Behandlungskosten angeführt.

Die kontroverse Sicht spiegelt sich in Deutschland in einer polarisierten Einschätzung der IT für die Behandlung des Asthma bronchiale wieder. Während die meisten stehen, ist sie klinischen Abteilungen für Pneumologie der IT kritisch gegenüber für den niedergelassenen Allergologen ein wichtiges Instrument zur Behandlung von Patienten mit allergischem Asthma. Auch in Europa sind die Meinungen geteilt: In England und den skandinavischen Ländern wird sie zur Therapie des Asthma bronchiale eher zurückhaltend eingesetzt, während sie in Deutschland, Frankreich und südeuropäischen Ländern weit verbreitet ist. Die „American Academy of Allergy; Asthma and Immunology" hat sich in einer kürzlich erschienenen Stellungnahme eindeutig für eine IT bei exogen-allergischem Asthma bronchiale ausgesprochen (2). Auch eine Expertenkommission der WHO hat sich für eine IT bei allergisch bedingtem Asthma ausgesprochen (11a).

Ein Grund für die unterschiedliche Betrachtungsweise ist die komplexe Natur des Asthma bronchiale. Für die chronisch entzündliche Atemwegserkrankung spielen in der Anfangsphase allergische Auslöser eine maßgebliche Rolle, sofern es sich um ein allergisches, sog. **extrinsic Asthma** handelt. Demgegenüber liegen dem nicht-allergischen intrinsic Asthma, mit späterem Beginn im Erwachsenenalter und einer schlechteren Prognose, Infekte und unspezifische Auslöser zugrunde. Besteht ein allergisches Asthma für viele Jahre, kann der Chronifizierungsprozeß an ausgeprägteren Symptomen und einer zunehmenden Empfindlichkeit auf unspezifische Auslöser abgelesen werden. Bei dem nunmehr gemischtförmigen Asthma bronchiale (extrinsic und intrinsic) spielen Allergene möglicherweise nur noch eine nachgeordnete Rolle für die Unterhaltung der chronischen Beschwerden. Diese Zusammenhänge zwingen zu einer strengen Indikationsstellung bei der IT des Asthma bronchiale, abhängig von Schweregrad, Krankheitsstadium und Form der Erkrankung (Abb. 11.**1**) (28,33,40,52). Andererseits konnte gezeigt werden, daß eine spezifische IT mit einem Hausstaubmilbenextrakt bei Asthma bronchiale auch die unspezifische bronchiale Hyperreaktivität dieser Patienten verringert (48).

Asthma bronchiale durch saisonale Allergene

Trotz einer großen Anzahl von IT-Studien für diese Indikation gibt es nur wenige, die sich mit dem Wirksamkeitsnachweis bei Asthma bronchiale auseinandergesetzt haben und einer kritischen Bewertung standhalten (Tab. 11.**1**). In einigen konnte überzeugend gezeigt werden, daß **Graspollenasthmatiker** unter der IT eine Verbesserung nach allergenspezifischer bronchialer Provokation zeigten, d.h. eine Verschiebung der allergenspezifischen Allergendosis (PD20) zur

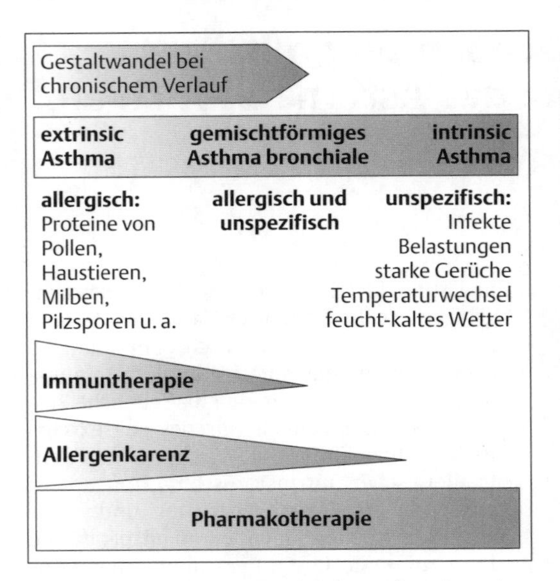

Abb. 11.**1** Vereinfachtes Modell des Asthma bronchiale und seiner Therapie. Während beim nichtallergischen intrinsic Asthma nur eine bedarfsgerechte Pharmakotherapie und symptomatische Maßnahmen in Frage kommen, stellen beim allergischen Asthma Allergenkarenz und Immunterapie mit spezifischen Allergenen weitere Pfeiler zur kausalen Therapie dar. Bei chronischem Verlauf (Pfeil), besonders bei unzureichender Behandlung, werden die allergischen Trigger (linke Spalte) für Atemnotanfälle und Exazerbationen allerdings durch unspezifische Auslöser (rechte Spalte) ergänzt und abgelöst. Eine IT ist in diesen Fällen nur noch wenig erfolgversprechend

Auslösung eines 20%igen Abfalls der Einsekundenkapazität (FEV_1) zu höheren Konzentrationen (12,36,43). In einigen Fällen konnte eine Abnahme der verzögerten Reaktion dokumentiert werden (55), die als Modell der chronischen Entzündungsmechanismen beim Asthma bronchiale eine wichtige Rolle spielt. Darüber hinaus konnte in einer Anzahl von Studien mit saisonalen Pollenallergenen ein positiver Einfluß auf die bronchialen Asthmasymptome nachgewiesen werden, allerdings **nur bei optimalen Therapiebedingungen**. In einer aufwendigen Studie konnte gezeigt werden, daß eine zweijährige IT mit Ragweedallergenen, dem häufigsten Pollenallergen in den USA, bei Patienten mit saisonalen Asthmaexazerbationen einen klinisch protektiven Effekt entfaltet, der allerdings nur moderat ausfiel und gemessen an den saisonalen Asthmasymptomen und dem Medikamentenverbrauch im zweiten Jahr der Behandlung keine statistische Signifikanz erreichte (14). Nach Abschluß der IT hatte die Verumgruppe im Gegensatz zum Placebokontrollkollektiv eine gering abgeschwächte Sensitivität im bronchialen Provokationstest auf die Pollenallergene. Da sich allerdings auch die spezifische bronchiale Reagibilität im Vergleichskollektiv unter Placebobehandlung bei fast der Hälfte der Probanden besserte, waren die Unterschiede nur schwach signifikant. Die Resultate der bronchialen Provokationstests mit Metacholin, als Ausdruck einer bestehenden unspezifischen bronchialen Hyperreaktivität, blieben unter der Behandlung unverändert. Trotz einer

Tabelle 11.**1** Doppelblind placebokontrollierte Immuntherapiestudien bei saisonalem Asthma bronchiale durch Pollenallergene (nach Bousquet u. Michel)

Allergen (Pat./Kontr.)	Symptom-protokoll	Symptome/ Med.-verbrauch	Studie
Bermudagras (15/15)	br	$p < 0{,}001$	Armentia 1989
Gras (14/14)	na, ok, br	$p < 0{,}01$	Bousquet 1989
Ragweed (37/40)	br	$p < 0{,}01$ (1. Jahr)	Creticos 1996
Gras (50/50)	na, br	$p < 0{,}001$	Frankland 1954
Gras (11/9)	br	n.s.	Hill 1982
Gras (47/23)	na, br	n.s.	McAllen 1961
Gras (8/7)	br. Provok.	PD20 FEV_1 n.s.	Ortolani 1984
Gras (10/9)	na, ok, br	$p < 0{,}05$	Pastorello 1992
Bergzeder (17/15)	na, br	$p < 0{,}001$	Pence 1976
Birke (20/20)	br	n.s.bis $p < 0{,}001$	Rak 1988
Gras (20/20)	na, br	$p < 0{,}01$	Varney 1991

br = bronchial, na = nasal, ok = okular

nachweisbaren Verbesserung der objektiven Parameter (ausbleibender Anstieg der postsaisonalen spezifischen IgE-Spiegel, Abnahme der Hauttestreagibilität auf Ragweedallergene, geringere spezifische bronchiale Reagibilität auf Ragweedallergene), war die IT in dieser Studie mit nur mäßiger und nicht lang anhaltender Besserung der zur Bewertung des Asthma bronchiale herangezogenen Hauptkriterien verbunden.

Der Effekt der IT auf die unspezifische bronchiale Hyperreaktivität wurde bei Patienten mit Asthma bronchiale und Birkenpollenallergie untersucht (50) . Während das unbehandelte Kontrollkollektiv im Laufe der Birkenpollensaison eine verstärkte bronchiale Hyperreaktivität zeigte, ablesbar an einer verringerten Metacholin PD20, blieb eine Steigerung der bronchialen Überempfindlichkeit bei den mit Allergenen behandelten Patienten aus. Darüber hinaus nahmen die Zeichen der eosinophilen Entzündung bei den Probanden unter IT während der Pollenflugsaison ab.

Die Effekte einer IT sind grundsätzlich nur für die in der Therapie verwendeten Allergene spezifisch; eine zu starke Einengung der verwendeten Allergenkomponenten kann in einer unvollständigen Symptombesserung resultieren (44). Es ist daher angenommen worden, daß das Versagen einer IT mit ausgewählten Allergenen auf multiplen Sensibilisierungen der Patienten beruhen kann, die für die klinische Ausprägung der asthmatischen Symptome bedeutsam sind. Bei einem Vergleich einer gezielten Graspollen-IT und einer IT mit zahlreichen saisonalen Inhalationsallergenen konnte gezeigt werden, daß nur die Patienten mit einer isolierten Graspollenallergie durch die Behandlung geschützt waren (10). Insofern ist eine IT wahrscheinlich erfolgversprechender bei einer isolierten Allergie gegen spezifische Allergene als bei multiplen Allergiebeschwerden, die durch zahlreiche Proteinfamilien ausgelöst werden.

Unter der IT mit Allergenen sind immer wieder lebensbedrohliche Reaktionen beschrieben worden (30). Während in einigen Studien für Asthmatiker ein erhöhtes Risiko für systemische Begleitreaktionen im Verlauf einer IT angegeben worden ist (25,52) wurde in einer anderen prospektiven Untersuchung keine erhöhte Häufigkeit oder stärkere Reaktionen bei Patienten mit Asthma festgestellt (53). In der Steigerungsphase der IT werden allerdings häufiger systemische Begleitreaktionen angegeben als in der Erhaltungsphase. Aus diesen Gründen ist ein behutsames Vorgehen in der Steigerungsphase, Umsicht bei der Wahl der individuellen Höchstdosis und eine Prämedikation mit Antihistaminika vorgeschlagen worden, um systemische Begleitreaktionen im Rahmen der IT zu vermeiden (11,29). Die notwendige Länge einer IT läßt sich aufgrund fehlender Daten nicht objektiv begründen, sondern beruht auf empirischen, historisch gewachsenen Erfahrungen. Möglicherweise ist eine Behandlung von drei Jahren ausreichend, um Symptome der oberen und unteren Atemwege über ein längeren Zeitraum positiv zu beeinflussen (21,37). Die vorliegenden Studienerfahrungen stützen sich auf die Anwendung von standardisierten Allergenextrakten, bei denen der Anteil der sogenannten Majorallergene bekannt ist und die sich in den letzten Jahren zunehmend zur Behandlung von Pollenallergien durchgesetzt haben.

Bei einer Behandlung der Allergien auf **Pilzsporen** finden wir dagegen eine breite Kluft zwischen anekdotisch geprägten Empfehlungen und objektivierbaren Daten aus kontrollierten Studien. Weltweit sind bisher nur drei kontrollierte Untersuchungen veröffentlicht worden, in denen überzeugend gezeigt werden konnte, daß eine Behandlung mit qualitativ hochwertigen, standardisierten Allergenextrakten von Alternaria alternata (27) und Cladosporium herbarum (15,32) mit einer Besserung des Asthmas einhergeht. Diese Ergebnisse rechtfertigen keinesfalls die in Deutschland häufige Praxis, zahlreiche Patienten mit wahllosen Mischungen verschiedener Pilzsporen über Jahre hinweg zu behandeln. Abgesehen davon, daß klinisch relevante Sensibilisierungen auf niedere Pilze in unseren Breitengraden extrem selten sind, genügen die meisten zur Verfügung stehenden Extrakte aufgrund der Komplexität der Pilzantigene nicht den heute formulierten Forderungen an eine reproduzierbare Qualität; ihr Einsatz zur IT muß daher **sehr kritisch** beurteilt werden.

Asthma bronchiale durch ganzjährige Allergene

Da sich bei ganzjähriger Allergenbelastung rasch eine unspezifische bronchiale Hyperreaktivität entwickeln kann, ist die Zuordnung von spezifischen Asthmabeschwerden und den auslösenden Allergenen häufig nicht einfach. Neben Symptomtagebüchern werden in kontrollierten Studien zur Evaluierung der IT mit **Hausstaubmilbenallergenen** (Tab. 11.**2**) (16,18,19,20,23,34,38, 39,41) häufig bronchiale Provokationstests durchgeführt, um eine Abnahme der Früh- und Spätreaktion nach Allergenprovokation dokumentieren zu können. Tatsächlich war in den meisten der kontrolliert durchgeführten Hyposensibilisierungsstudien ein Rückgang der allergenspezifischen bronchialen Hyperreaktivität nachweisbar; die verzögerte Reaktion wurde ebenfalls in den meisten Fällen gehemmt (6,20,48,56,59,60). Die vorgelegten Studienergebnisse sprechen dafür, daß die IT eine spezifische Wirksamkeit entfaltet und die asthmatische Entzündung durch eine geringere allergische Spätreaktion reduziert werden kann. Da mittlerweile standardisierte Hausstaubmilbenextrakte zur Verfügung stehen, ist die Verwendung von früher gebräuchlichen Hausstaubmischextrakten obsolet. Sie sollten keinesfalls mehr zur IT eingesetzt werden (11).

Obwohl bei Verwendung standardisierter Extrakte von Dermatophagoides pteronyssinus und/oder Dermatophagoides farinae signifikante Effekte im Rahmen einer IT gezeigt werden konnten (Tab. 11.**2**), waren die Ergebnisse nicht immer eindrucksvoll und bei Erwachsenen z.T. negativ.

Bei Verwendung anderer Extraktformen sind recht unterschiedliche Befunde im Rahmen einer IT erhoben worden (16,18,19,41,46,60). In einer Dosisfindungsstudie konnte gezeigt werden, daß eine regelmäßige Applikation von Hausstaubmilbenallergenen, die einer Menge von 21 μg des Majorallergens Der p I entsprach, erfolgreicher war als eine Menge von 7 μg von Der p I (23). In einer großen französischen Studie wurden Patienten mit Milbenasthma und gleichzeitig bestehenden anderen Atemwegserkrankungen untersucht. Die Auswertung der Symptomtagebücher, des Medikamentenverbrauchs und der Lungenfunktionstests ergab, daß Patienten mit anderen zusätzlich bestehenden ganzjährigen Allergien (Tierhaare usw.), einer Aspirinintoleranz und/oder einer chronischen Sinusitis nicht von der Behandlung profitierten. Darüber hinaus war die Behandlung bei den Kindern deutlich erfolgreicher als bei den Erwachsenen. Patienten mit einer irreversiblen Atemwegsobstruktion (FEV_1 < 70 % des Sollwertes trotz adäquater Pharmakotherapie) profitierten nicht von der Hausstaubmilben-IT. Die bisher vorgelegten Studien sind ein Hinweis dafür, daß eine subkutane IT mit Hausstaubmilbenextrakten nur unter optimalen Bedingungen wirksam ist, was eine **strenge Selektion der Patienten** und die Verwendung von qualitativ hochwertigen, standardisierten Extrakten und ausreichender Allergenmengen zur Behandlung voraussetzt (11). Die Sicherheit der IT mit Hausstaubmilbenallergenen verdient besondere Beachtung, da angenommen wird, daß ein großer Anteil der systemischen Komplikationen bei diesem Patientenkreis auftritt und letale Komplikationen durch irreversible Bronchialobstruktion möglich sind (11). In einer Studie mit zahlreichen asthmatischen Patienten und zwei verschiedenen Protokollen zur raschen oder schrittweisen Steigerung der Hausstaubmilbenallergendosis entwickelten die meisten Patienten mit einer FEV_1 unter 70 % des Sollwertes Asthmasymptome während der Steigerungsphase (8).

Tabelle 11.**2** Doppelblind placebokontrollierte Immuntherapiestudien bei ganzjährigem Asthma bronchiale durch Milbenallergene (nach Bousquet u. Michel)

Allergen (n)	Symptome	Provokation	Studie
Der p (27)		p < 0,01 (F u. S)	Bousquet 1985
Der p (96)	p = 0,02	geringer (F)	D'Souza 1973
Der f (66)	geringer		Gabriel 1977
Der p (55)	n.s.		Gaddie 1976
Der p (28)	geringer		Marques 1978
Der p (14)	n.s.	geringer	Newton 1978
Der p (18)	n.s.		Pauli 1984
Der p, Derf f (48)	p < 0,01	geringer	Pichler 1997
Der p (85)	p < 0,01	geringer (S)	Warner 1978

F = Frühreaktion, S = Spätreaktion

Verglichen mit den systemischen Reaktionen unter einer IT mit Pollen traten bei diesen Patienten häufiger bronchiale Symptome auf als generalisierte Urtikaria oder anaphylaktische Schockfragmente, die den größeren Anteil der Zwischenfälle bei Pollenallergikern ausmachen. Bei dem Versuch, die Rate an systemischen Begleitreaktionen zu senken, gelang es bei Ausschluß der Patienten mit schweren asthmatischen Beschwerden, die Häufigkeit von Reaktionen auf ein akzeptables Maß zu senken. Insofern besteht kein Zweifel daran, daß die kritische Selektion der Patienten mit Asthma bronchiale zur IT maßgeblich für die Sicherheit der Therapie ist. Unter der Erhaltungstherapie einer IT sind Reaktionen bei der Verwendung von standardisierten Extrakten relativ selten (38,48), können allerdings in jeder Situation auftreten (38).

Die empfohlene Behandlungsdauer bei einer IT mit Milbenextrakten läßt sich nicht eindeutig beantworten. Bei einem Abbruch nach einem Jahr Behandlung ist bei vielen Kindern ein erneutes Auftreten der milbeninduzierten Symptome innerhalb eines Jahres festgestellt worden (49). In einer anderen Studie war die Remissionsrate von der Dauer der durchgeführten Milben-IT abhängig, wobei die Patienten nach einer Behandlung über drei Jahre deutlich besser abschnitten als nach kürzerer Therapie (24).

In einer aufwendigen Studie wurden mit Unterstützung der amerikanischen Gesundheitsbehörde 121 allergische Kinder mit ganzjährigem Asthma im Verlaufe einer IT untersucht (1a). Die Randomisierung in eine Verum- (n=61) und Placebogruppe (n=60) erfolgte nach einer Rekrutierungsphase von über einem Jahr. Dank der sorgfältigen Durchführung waren in beiden Gruppen keine Unterschiede in Geschlecht, Rasse, Alter, Sozialstatus, Peakflowwerten, Ergebnis der bronchialen Provokation, Medikamentenverbrauch oder in den Symptomtagebüchern festzustellen. Die IT wurde mit den jeweils relevanten Allergenen (Milben-, Pollen- und Pilzsporenallergenen) und hochwertigen Extrakten durchgeführt. Der Therapieerfolg wurde anhand von Symptomtagebüchern, Peak-flow-Protokollen, dem Medikamentenverbrauch und einer bronchialen Metacholinprovokation bewertet. Nach zweijähriger IT war kein signifikanter Unterschied bezüglich der untersuchten Parameter oder anderer Kriterien nachweisbar (u. a. steroidpflichtige Tage, Anzahl der Arztbesuche, Notfallbehandlung und stationäre Aufnahmen). In beiden Gruppen konnten die symptomatischen Medikamente um mehr als ein Viertel reduziert werden, und die bronchiale Überempfindlichkeit nahm innerhalb des gewählten Untersuchungszeitraums ab. Verschiedene Erklärungsmöglichkeiten sind für die unerwartet negativen Ergebnisse diskutiert worden. Eine unzureichende Symptomatik bei den einbezogenen Kindern erscheint unwahrscheinlich, da trotz einer partiellen Besserung bei 25 % weiterhin 3/4 der Studienteilnehmer eine symptomatische Behandlung benötigten; die IC20 blieb bei allen auch nach Studienabschluß erniedrigt. Eine Übermedikation ist gleichfalls nicht anzunehmen, da während der Studie konsequent auf eine bedarfsgerechte, gegebenenfalls reduzierte Medikamenteneinnahme gedrungen wurde und die Reduktionsbemühungen dazu führten, daß 34 Kinder am Schluß der Untersuchung keine Medikamente mehr benötigten. Eine deutliche Immunantwort auf die Behandlung ließ sich daran ablesen, daß in der Verumgruppe allergenspezifische IgG-Antikörper auf das 8,8fache im Verlauf der Behandlung anstiegen und die Pricktestreaktion um 61 % reduziert wurde, so daß eine unzureichende Qualität der Allergene ebenfalls nicht als Erklärung in Frage kommt. Nach Meinung der Autoren war die optimale medizinische Versorgung und Betreuung der Patienten (Schulung, Allergenkarenz, standardisiertes Programm mit regelmäßigen Terminen, Pharmakotherapie durch spezialisierte Therapeuten, Monitoring der Compliance) dafür verantwortlich, daß eine zusätzliche Protektion mit der durchgeführten IT nicht erzielt werden konnte. Aus europäischer Sicht ist möglicherweise die Handhabung der IT kritikbedürftig, da in dieser Studie, wie in den USA üblich, traditionell mehr Allergene (bis zu sieben Einzelallergene) in einen IT-Extrakt gemischt wurden. Es ist daher denkbar, daß bei einem Teil der behandelten Kinder die für einen Erfolg der allergenspezifischen IT notwendige Erhaltungsdosis nicht erreicht werden konnte und daher keine ausreichende maximale Allergendosis für optimale Wirksamkeit vorlag.

In einer sorgfältigen Meta-Analyse wurde die Effektivität der IT zur Behandlung des Asthma bronchiale als positiv bewertet (1). Für die Analyse wurden die Resultate aus 20 randomisierten, placebokontrollierten, doppel-blind durchgeführten klinischen Studien berücksichtigt, wobei die Parameter asthmatische Symptome, Medikamentenverbrauch und die Ergebnisse von Lungenfunktionen und bronchialen Provokationstests in die Endauswertung einflossen. Qualitative Ergebnisse wurden als Odds ratio und quantitative Ergebnisse als Wirkstätte (effect size) ausgedrückt. Unter Berücksichtigung sämtlicher Allergene und Studien wurden deutlich geringere Asthmasymptome, eine verringerte bronchiale Hyperreaktivität mit besseren Eregebnissen für die IT mit Milbenallergenen und eine generelle Wirkstärke von 0,71 errechnet, was einer Verbesserung der FEV_1 um 7,1% als Folge einer IT entsprechen könnte. Obwohl möglicherweise die Analyse durch unpublizierte, negative IT-Studien recht positiv zugunsten der IT ausgefallen ist, betonen die Autoren, daß 32 derartige Studien notwendig gewesen wären, um das rechnerische Studienergebnis in seiner Aussage prinzipiell zu verändern. Insofern wird die IT mit Allergenen bei sorgfältiger Indikationsstellung als sinnvolles Therapieprinzip für Patienten mit allergischem Asthma bronchiale angesehen.

Asthma bronchiale durch Tierallergene

Obwohl ein klinischer Effekt der subkutanen IT bei Tiersensibilisierungen festgestellt worden ist (22,42,51,57), ist eine derartige Behandlung abzulehnen, solange Tiere im eigenen Haus gehalten werden. Dabei ist zu berücksichtigen, daß die IT nicht in der Lage ist, die allergischen Beschwerden völlig zu beseitigen, sondern die Dosiswirkungsbeziehung zwischen Allergenexposition und allergischer Reaktion zu höheren Konzentrationen verschiebt. Tierhaltung ist jedoch in der Regel mit einer massiven Exposition durch Akkumulation der Allergene im häuslichen Bereich verknüpft, so daß eine derartige Verschiebung der Allergendosiswirkungskurven wenig erfolgversprechend ist, zumal eine konsequente **Allergenkarenz bei Tierallergien** nach wie vor als Mittel der Wahl gilt. Eine Ausnahme bilden hier Katzenallergene, da gezeigt werden konnte, daß auch in öffentlichen Gebäuden wie Schulen, Gaststätten, Kinos und Hotels hohe Konzentrationen des Majorallergens Fel d I nachweisbar sind (14a).

Andere Formen der IT (lokale Behandlung, orale Durchführung) sind bisher nicht ausreichend evaluiert, um allgemeingültige Empfehlungen aussprechen zu können. Die meisten Studien liegen für die klassische subkutane Form der IT vor, die in den meisten Fällen allerdings nur ein Jahr bzw. in manchen Studien auch länger durchgeführt worden ist. Inwieweit mit einer vorbeugenden IT bei allergischer Rhinitis sich ein allergisches Asthma bronchiale verhindern läßt, ist derzeit noch nicht zu beantworten. Eine multizentrische Studie, die z.Zt. in Europa durchgeführt wird, soll diese Frage klären helfen (Preventive Allergy Treatment = PAT). Erste Ergebnisse dieser Studie liegen nun vor (54). Demzufolge reduziert eine IT das Risiko des Auftretens eines Asthma bronchiale bei Kindern mit Birken- und/oder Gräserpollen-Rhinitis (54). Hierfür sprechen auch weitere Studien (5). Ein aktuelles Positionspapier der WHO konstatiert daher, daß ein rechtzeitiger Beginn der IT im Frühstadium der Erkrankung wahrscheinlich geeignet ist, den natürlichen, langfristigen Verlauf der allergischen Entzündungsreaktion und Erkrankung positiv zu beinflussen (62). Es gibt ebenfalls Hinweise dafür, daß durch eine IT möglicherweise andere potentielle Sensibilisierungen verhindert werden können. Zu diesem Punkt liegen genauso wenig Daten vor wie zu der häufig geäußerten Befürchtung, daß sich durch oder im Anschluß an eine IT die Allergie in Form von anderen oder neuen antigenspezifischen Sensibilisierungen manifestieren könnte.

Hinweise zur Durchführung einer Hyposensibilisierungsbehandlung

Aufgrund der uns vorliegenden Erkenntnisse und der entsprechenden Empfehlungen der allergologischen Fachgesellschaften (28,31,33,52), sollten verschiedene Parameter vor der Entscheidung zur IT berücksichtigt werden (Tab. 11.**3**). Dabei ist die Qualität der Extrakte und die richtige Indikationsstellung bzw. Selektion der Patienten entscheidend für den Erfolg. Der Aufwand und die Länge der Behandlung sollte ausreichend mit den Patienten diskutiert werden, um die möglichen Complianceprobleme der häufig auch symptomatisch therapiebedürftigen Patienten frühzeitig bearbeiten zu können (13).

Zusammenfassung

Vor einer Behandlung des Asthma bronchiale durch eine Immuntherapie mit Allergenen ist, wenn möglich, grundsätzlich eine Allergenkarenz

Tabelle 11.3 Durchführung einer Immuntherapie bei Asthma bronchiale

Voraussetzungen:
Nachweis einer IgE-vermittelten Erkrankung (Hauttest oder spezifisches IgE)
Gesicherter Zusammenhang zwischen Sensibilisierung und Asthmasymptomen, Evaluierung und Bewertung anderer Asthma-Triggerfaktoren
Berücksichtigung des Schweregrades und der anamnestischen Dauer der Asthmasymptome
Bessere Ergebnisse einer Immuntherapie mit Allergenen bei weniger Sensibilisierungen als bei Polysensibilisierten
Keine Hausstaubmilbenhyposensibilisierung bei gleichzeitig bestehender Tierallergie und eigener Tierhaltung
Keine Hyposensibilisierung bei einer Einsekundenkapazität (FEV_1) unterhalb von 70% des Sollwertes trotz symptomatischer Therapie
Überprüfung der Reversibilität der Atemwegsobstruktion
Berücksichtigung des Ansprechens auf andere Behandlungsformen (Allergenkarenz und Pharmakotherapie) bei der Entscheidung zur Immuntherapie
Verfügbarkeit standardisierter Allergenpräparationen für die geplante Immuntherapie
Qualifikation des Therapeuten:
Kenntnisse zum immunologischen Wirkungsmechanismus der Hyposensibilisierungsbehandlung
Erfahrung im Umgang mit Allergenextrakten
Beherrschung möglicher Nebenwirkungen
Vorsichtsmaßnahmen:
Keine Injektionen, wenn asthmatische Symptome bestehen oder das Astma instabil ist
Besondere Vorsicht in der Steigerungsphase, da dort gehäuft systemische Begleitreaktionen auftreten können

über den eigenen Tieren können die wichtigsten Inhalationsallergene – allerdings selten vollständig – vermieden werden, besonders bei Patienten mit multiplen Sensibilisierungen. Bei einem allergischen Asthma und einer relevanten Allergie gegen Hausstaubmilben sind zunächst ausreichende Maßnahmen zur effektiven Milbenprophylaxe (allergenundurchlässige Matratzenüberzüge, antiallergische Kopfkissen und Bettdecken oder entsprechende Überzüge) zu treffen und eine bedarfsgerechte symptomatische Therapie zu verschreiben. Sollten diese Maßnahmen nicht ausreichen, kann eine Hyposensibilierungsbehandlung erwogen werden unter der Voraussetzung, daß Hausstaubmilben die einzigen relevanten ganzjährigen Allergene darstellen. Ein Behandlungserfolg nach mehrjähriger Therapie wird besonders bei Kindern und jungen Erwachsenen beobachtet, die vorwiegend gegen Milben allergisch waren und deren FEV_1 nach entsprechender Pharmakotherapie oberhalb von 70% des Sollwertes liegt. Ein Pollenasthma gilt als geeignete Indikation einer IT, besonders wenn der Patient nur auf wenige oder eine einzige Pollenspezies reagiert. Im Fall von Tierallergien ist Allergenkarenz die Therapie der Wahl; eine Hyposensibilisierung kommt nur in Ausnahmefällen in Frage, unter der Voraussetzung, daß die Betreffenden keine Tiere halten. Pilzsporen-induziertes Asthma bronchiale stellt nur selten eine Indikation für eine Immuntherapie dar, ihre Durchführung wird nur in Ausnahmefällen unter Verwendung bewährter Extrakte gegen die wichtigsten Vertreter (Alternaria, Cladosporium) berechtigt sein.

Neben der Allergenkarenz und einer bedarfsgerechten Pharmakotherapie stellt die sachgemäß durchgeführte Hyposensibilisierung einen weiteren Baustein für die Behandlung des Asthma bronchiale dar. Bei richtiger Indikationsstellung und strenger Selektion der Patienten hat sie besonders bei beginnendem allergischem Asthma bronchiale eine wichtige Funktion. Vorraussetzung ist allerdings die genaue Kenntnis des Therapeuten zu den immunologischen Grundlagen, den Möglichkeiten und Grenzen der Immuntherapie, sowie Erfahrung im Umgang mit den Allergenextrakten und Beherrschung der möglichen Nebenwirkungen.

Literatur

1 Abramson, M.J., R. M. Puy, J. M. Weiner: Is allergen immunotherapy effective in asthma? Amer. respir. crit. Care Med. 151 (1995) 969

1a Adkinson, N. F. J., P. A. Eggleston, D. Eney, et al.: A controlled trial of immunotherapy for asthma in allergic children. New Engl. J. Med. 336 (1997) 325

2 American Academy of Allergy, Asthma & Immunology (AAAAI): Efficacy and Safety of Immunotherapy (updated August 1997)

3 Armentia, A., A. Blanco, J. M. Martin, et al.: Rush immunotherapy with a standardized Bermuda grass pollen extract. Ann. Allergy 63 (1989) 127

4 Barnes, P. J.: Is immunotherapy for asthma worthwhile? (Editorial). New Engl. J. Med. 334 (1996) 531

5 Bauer, C.P.: Untersuchung zur Asthmaprävention durch die spezifische Immuntherapie bei Kinder. Allergologie 11 (1993) 468

6 Bousquet, J., P. Calvayrac, B. Guérin, et al.: Immunotherapy with a standardized Dermatophagoides pteronyssinus extract. I. In vivo and in vitro parameters after a short course of treatment. J. Allergy clin. Immunol. 76 (1985) 734

7 Bousquet, J., A. Hejjaoui, A. M. Clauzel, et al.: Immunotherapy with a standardized Dermatophagoides pteronyssinus extract. II. Prediction of efficacy of immunotherapy. J. Allergy clin. Immunol. 82 (1988) 971

8 Bousquet, J., A. Hejjaoui, H. Dhivert, et al.: Specific Immunotherapy with a standardized Dermatophagoides pteronyssinus extract. III. Systemic reactions during the rush protocol in patients suffering from asthma. J. Allergy clin. Immunol. 83 (1989) 797

9 Bousquet, J., H. Maasch, A. Hejjaoui: Double-blind placebo controlled immunotherapy with mixed grass pollen allergoids. III. Comparison with an unfractionated allergoid, a fractionated allergoid and a standardized orchard grass pollen extract in rhinitis, conjunctivitis and asthma. J. Allergy clin. Immunol. 84 (1989) 546

10 Bousquet, J., W. M. Becker, A. Hejaoui, et al.: Clinical and immunological reactivity of patients allergic to grass pollen and to multiple pollen species. II. Efficacy of a double-blind, placebo-controlled, specific immunotherapy with standardized extracts. J. Allergy clin. Immunol. 88 (1991) 43

11 Bousquet, J., F. B. Michel: Specific immunotherapy in asthma: Is it effective? J. Allergy clin. Immunol. 94 (1994) 1

11a Bousquet, J.: Report of WHO Meeting on the Future Use of Immunotherapy. Position Statement Allergen Immunotherapy. Therapeutic Vaccines for Allergic Diseases. Geneva, January 27–29, 1997

12 Citron, K. M., A. W. Frankland, J. D. Sinclair: Inhalation tests of bronchial hypersensitivity in pollen asthma. Thorax 13 (1958) 229

13 Cohn, J. R., A. Pizzi: Determinants of patient compliance with allergen immunotherapy. J. Allergy clin. Immunol. 91 (1993) 734

14 Creticos, P. S. C., C. E. Reed, P. S. Norman, et al.: Ragweed immunotherapy in adult asthma. New Engl. J. Med. 334 (1996) 501

14a Custovic, A.; Taggart, S.C.O.; Woodcock, A.: House dust mite and cat allergen in different indoor environments. Clin. exp. Allergy24 (1994) 1164

15 Dreborg, S., B. Agrell, T. Foucard, et al.: A double-blind, multicenter immunotherapy trial in children, using a purified and standardized Cladosporium herbarum preparation. Allergy 41 (1986) 131

16 D'Souza, M. E., J. Pepys, I. D. Wells, et al.: Hyposensitization with Dermatophagoides pteronyssinus in house dust allergy: a controlled study of clinical and immunological effects. Clin. Allergy 3 (1973) 177

17 Frankland, A. W., R. Augustin: Prophylaxis of summer hay fever and asthma: a controlled trial comparing crude grass-pollen extracts with the isolated main protein components. Lancet I (1954) 1055

18 Gabriel, M., H. K. N. G., W. G. L. Allan, et al.: Study of prolonged hyposensitization with Dermatophagoides pteronyssinus extract. Clin. Allergy 7 (1977) 325

19 Gaddie, J., C. Skinner, K. N. Palmer: Hyposensitization with house dust mite vaccine in bronchial asthma. Brit. med. J. 2 (1976) 561

20 Garcia-Ortega, P., A. Merelo, J. Marrugat, et al.: Decrease of skin and bronchial sensitization following short-intensive schedule immunotherapy in mite-allergic asthma. Chest 103 (1993) 183

21 Grammer, L. C., M. A. Shaughnessy, I. M. Suszko, et al.: Persistence of efficacy after a brief course of polymerized ragweed allergens: a controlled study. J. Allergy clin. Immunol. 73 (1984) 484

22 Haugaard, L., R. Dahl: Immunotherapy in patients allergic to cat and dog dander. I. Clinical results. Allergy 47 (1992) 249

23 Haugaard, L., R. Dahl, L. Jacobsen: A controlled dose-response study of immunotherapy with standardized, partially purified extracts of house dust mite: clinical efficacy and side effects. J. Allergy clin. Immunol. 91 (1993) 709

24 Hejjaoui, A., J. Knani, H. Dhivert, et al.: Duration of efficacy of specific immunotherapy with a standardized mite extract after its cessation (Abstract). J. Allergy clin. Immunol. 89 (1992) 319

25 Hejjaoui, J., R. Ferrando, H. Dhivert, et al.: Systemic reactions occurring during immunotherapy with standardized pollen extracts. J. Allergy clin. Immunol. 89 (1992) 925

26 Hill, D. J., C. S. Hosking, M. J. Shelton, et al.: Failure of hyposensitization in treatment of children with grass-pollen asthma. Brit. med. J. 284 (1982) 306

27 Horst, M., H. A., V. Horst, et al.: Double-blind, placebo-controlled rush immunotherapy with a standarized alternaria extract. J. Allergy clin. Immunol. 85 (1990) 460

28 International Consensus Report on the Diagnosis and Management of Asthma. Allergy 47, Suppl. 13 (1992) 1

29 Jarisch, R., M. Götz, W. Aberer, et al.: Reduction of side effects of specific immunotherapy by premedication with antihistamines and reduction of maximal dosage to 50.000 SQ-U/ml. In Proceedings of the Fifth International Paul-Ehrlich Seminar on Regulatory Control and Standardization of Allergenic Extracts. Fischer, Stuttgart 1988 (S. 163)

30 Lockey, R. F., L. M. Benedict, P. C. Turkeltaub, et al.: Fatalities from immunotherapy (IT) and skin testing. J. Allergy clin. Immunol. 79 (1987) 660

31 Malling, H. J.: Immunotherapy: Position paper of the European Academy of Allergology and Clinical Immunology. Allergy 43, Suppl. 6 (1988) 1

32 Malling, H. J., S. Dreborg, B. Weeke: Diagnosis and immunotherapy of mould allergy. V. Clinical efficacy and side effects of immunotherapy with cladosporium herbarum. Allergy 41 (1986) 507

33 Malling, H. J., B. Weeke: Position paper of the European Academy of Allergy and Clinical Immunology: immunotherapy. Allergy 48, Suppl. 14 (1993) 9

34 Marques, R. A., R. Avila: Results of a clinical trial with Dermatophagoides pteronyssinus tyrosine adsorbed vaccine. Allergol. et Immunopathol. 6 (1978) 231

35 McAllen, M. K.: Bronchial sensitivity testing in asthma. An assessment of the effect of hyposensitization in house-dust and pollen-sensitive asthmatic subjects. Thorax 16 (1961) 30

36 McAllen, M.: Hyposensitization in grass pollen hay fever. Acta allergol. 24 (1969) 421

37 Mosbech, H., O. Østerballe: Does the effect of immunotherapy last after termination of treatment? Allergy 43 (1988) 523

38 Mosbech, H., S. Dreborg, L. Frølund, et al.: Hyposensitization in asthmatics with mPEG modified and unmodified house dust mite extract. II. Effect evaluated by challenges with allergen and histamine. Allergy 44 (1989) 499

39 Mosbech, H., S. Dreborg, L. Frølund, et al.: Hyposensitization in asthmatics with mPEG modified and unmodified house dust mite extract. I. Clinical effect evaluated by diary cards and a retrospective assessment. Allergy 44 (1989) 487

40 National Heart Blood Institute/WHO: Global Initiative for Asthma (GINA). Global Strategy for Asthma Management and Prevention. WHO/NHLBI Workshop Report. Nat. Inst. Hlth., Nat. Heart, Lung and Blood Inst. Publ. Nr. 95-3659, 1995

41 Newton, D. A. G., D. J. Maberly, R. Wilson: House dust mite hyposensitization. Brit. J. Dis. Chest 72 (1978) 21

42 Norman, P. S., J. L. Ohman, A. A. Long, et al.: Treatment of cat allergy with T-cell reactive peptides. Amer. J. respir. Crit. Care Med. 154 (1996) 1623

43 Ortolani, C., E. Pastorello, R. Moss, et al.: Grass pollen immunotherapy: a single year double-blind placebo-controlled study in patients with grass pollen-induced asthma and rhinitis. J. Allergy clin. Immunol. 73 (1984) 283

44 Østerballe, O.: Immunotherapy in hay fever with two major allergens 19, 25 and partially purified extracts of timothy pollen. A controlled double-blind study. I. In vivo variables, season. Allergy 35 (1980) 473

45 Pastorello, E. A., V. Pravettoni, C. Incorvaia, et al.: Clinical and immunological effects of immunotherapy with alumabsorbed grass allergoid in grass-pollen-induced hay fever. Allergy 47 (1992) 281

46 Pauli, G., J. C. Bessot, H. Bigot, et al.: Clinical and immunological evaluation of tyrosine adsorbed Dermatophagoides pteronyssinus extract: a double-blind placebo-controlled trial. J. Allergy clin. Immunol. 74 (1984) 524

47 Pence, H. L., D. Q. Mitchell, R. L. Greenly, et al.: Immunotherapy for mountain cedar pollinosis. A double-blind controlled study. J. Allergy clin. Immunol. 58 (1976) 39

48 Pichler, C.E., A. Marquardsen, S. Sparholt, H. Løwenstein, A. Bircher, M. Bischof, W.J. Pichler, Specific immunotherapy with Dermatophagoides pteronyssinus and D. farinae results in decreased bronchial hyperreactivity. Allergy 52 (1997) 274

49 Price, J. F., J. O. P. Warner, E. N. Hey, et al.: A controlled trial of hyposensitization with adsorbed tyrosine Dermatophagoides pteronyssinus antigen in childhood asthma: in vivo aspects. Clin. Allergy 14 (1984) 209

50 Rak, S., O. Lowhagen, P. Venge: The effect of immunotherapy on bronchial hyperresponsiveness and eosinophil cationic protein in pollen-allergic patients. J. Allergy clin. Immunol. 82 (1988) 470

51 Sundin, B., G. Lilja, V. Graft-Lonnevig, et al.: Immunotherapy with partially purified and standardized animal dander extracts. I. Clinical results from a double-blind study in patients with animal dander asthma. J. Allergy clin. Immunol. 77 (1986) 478

52 Thompson, R. A., J. Bousquet, S. L. Cohen, et al.: Current status of allergen immunotherapy (hyposensitization). Shortened version of a WHO/International Union of Immunological Societies working group report. Lancet I (1989) 259

53 Tinkelman, D. G., W. Q. Cole, J. Tunno: Immunotherapy: A one-year prospective study to evaluate risk factors of systemic reactions. J. Allergy clin. Immunol. 95 (1995) 8

54 Valovirta,E.: Preventive Allergy Treatment (PAT) Study. Abstracts of the Allergie-Symposium Berlin 1997. Master Media-Verlag, Hamburg 1997 (S. 34)

55 Van Bever, H. P., J. Bosmans, L. S. De Clerck, et al.: Modification of the late asthmatic reaction by hyposensitization in asthmatic children allergic to house dust mite (Dermatophagoiedes pteronyssinus) or grass pollen. Allergy 43 (1988) 378

56 Van Bever, H. P., W. J. Stevens: Effect of hyposensitization upon the immediate and late asthamatic reaction and upon histamine reactivity in patients allergic to house dust mite (Dermatophagoides pteronyssinsus). Europ. respir. J. 5 (1992) 318

57 Van Metre, T. E., D. G. Marsh, N. F. J. Adkinson: Immunotherapy for cat asthma. J. Allergy clin. Immunol. 82 (1988) 1055

58 Varney, V. A., M. Gaga, V. R. Aber, et al.: Usefulness of immunotherapy in patients with severe summer hay fever uncontrolled by antiallergic drugs. Brit. med. J. 302 (1991) 265

59 Wahn, U., C. Schweter, P. Lind, et al.: Prospective study on immunologic changes induced by two different Dermatopahgoides pteronyssinsus extraxts prepared from whole mite culture and mite bodies. J. Allergy clin. Immunol. 82 (1988) 360

60 Warner, J. O., J. F. Price, J. F. Soothill, et al.: Controlled trial of hyposensitization of Dermatophagoides pteronyssinus in children with asthma. Lancet II (1978) 912

61 Wettengel, R., D. Berdel, C. U., et al.: Empfehlungen der Deutschen Atemwegsliga zum Asthmamanagement bei Erwachsenen und bei Kindern. Med. Klinik 89 (1994) 57

62 WHO Position Paper: Allergen immunotherapy: therapeutic vaccines for allergic diseases. Allergo J. 7 (1998) 252

12 Hyposensibilisierung bei Hymenopterengiftallergie

B. Przybilla und F. Ruëff

Zahlreiche Insektenarten können durch ihren Stich toxische oder allergische Reaktionen auslösen. Zumeist kommt es an der Stichstelle zu Rötung und Schwellung, die manchmal sehr ausgeprägt sein können („gesteigerte" Lokalreaktion). Begleitsymptome sind Juckreiz oder Schmerzen. Allgemeinreaktionen, die sich ohne örtlichen Zusammenhang mit der Stichstelle entwickeln, werden von 0,8–5% der Bevölkerung angegeben (9). Mit wenigen Ausnahmen handelt es sich dabei um anaphylaktische, IgE-vermittelte Reaktionen auf einen oder wenige Stiche. Sie werden in Mitteleuropa ganz überwiegend durch Honigbienen (**Apis mellifera**; im folgenden als Biene bezeichnet) oder Faltenwespen (**Vespula vulgaris**, **Vespula germanica**; im folgenden als Wespe bezeichnet) ausgelöst. Selten führen andere Hymenopteren wie Hummeln (**Bombus spp.**), Hornissen (**Vespa crabro**), **Dolichovespula spp.** oder Ameisen (**Formicidae**), in Einzelfällen auch andere Insekten wie Mücken oder Bremsen zu solchen Stichreaktionen. Anaphylaxieähnliche Reaktionen mit nicht IgE-vermitteltem allergischem oder nicht immunologischem Pathomechanismus sind in Einzelfällen zu diskutieren. Sehr selten kommt es zu schweren Krankheitsbildern durch toxische Wirkung einer sehr großen Anzahl von Stichen, durch örtliche Stichreaktionen im Bereich der Luftwege oder durch „ungewöhnliche" Reaktionen unbekannter Pathogenese (z.B. Serumkrankheit, Vaskulitis, Neuropathie).

Hymenopterengifte

Bei einem Wespenstich werden 3–10 μg, bei einem Bienenstich bis zu 200 μg Gift abgegeben (6,17). Hymenopterengifte enthalten Proteine, Peptide und biogene Amine. Die Giftzusammensetzung kann in Abhängigkeit vom Entwicklungsstand des Insektes und den äußeren Lebensbedingungen gewisse Unterschiede aufweisen. Das wichtigste Allergen im Bienengift ist Phospholipase A2, weitere Allergene sind Hyaluronidase, saure Phosphatase, Allergen C und manchmal Mellitin oder auch andere Giftbestandteile. Die wesentlichen Allergene in Vespidengiften sind Phospholipasen, Hyaluronidase und Antigen 5, daneben auch andere Komponenten wie saure oder alkalische Phosphatasen und Proteasen. Grundsätzlich sind die Gifte unterschiedlicher Vespidengattungen oder -arten ähnlich zusammengesetzt. Es besteht eine nahe Verwandtschaft zwischen Hummelgift und Bienengift sowie zwischen Hornissengift und Wespengift. Eine „Kreuzreaktivität" zwischen Bienen- und Wespengift liegt grundsätzlich nicht vor, jedoch kann das Sensibilisierungsmuster einzelner Patienten zu solchen Kreuzreaktionen führen.

Diagnose der Hymenopterengiftallergie

Ziel der Diagnostik ist,

- die aufgetretene Reaktion zu klassifizieren,
- den Pathomechanismus zu erfassen und
- das auslösende Insekt zu identifizieren.

Die Basisdiagnostik umfaßt Anamnese, Hauttest und die Bestimmung der bienen- und wespengiftspezifischen IgE-Antikörper im Serum. Die beiden letztgenannten Untersuchungen sollten frühestens 2 Wochen nach dem letzten Stichereignis vorgenommen werden, um nicht während einer dem Stich folgenden Refraktärphase abgeschwächte oder falsch negative Ergebnisse zu erhalten; alternativ können diese Untersuchungen unmittelbar nach dem Stich sowie zusätzlich etwa 4 Wochen später durchgeführt werden. Wurden Stichreaktionen nicht durch Bienen oder Wespen (bzw. Hummeln oder Hornissen) verursacht, so sind die diagnostischen Möglichkeiten aufgrund des dann weitgehenden Fehlens von Hauttestextrakten bzw. von In-vitro-Testmethoden sehr begrenzt.

Tabelle 12.1 Schweregradskala zur Klassifizierung anaphylaktoider Reaktionen (nach Ring). Nicht alle genannten Symptome treten obligat auf; die Klassifizierung erfolgt nach dem weitreichendsten Symptom

Grad	Haut	Gastrointestinaltrakt	Respirationstrakt	Herz-Kreislauf-System
I	Juckreiz, Urtikaria, Flush			
II	Juckreiz, Urtikaria, Flush	Nausea	Dyspnoe	Tachykardie ($\Delta > 20$/Min.) Hypotension ($\Delta > 20$ mm Hg systolisch)
III	Juckreiz, Urtikaria, Flush	Erbrechen, Defäkation	Bronchospasmus, Zyanose	Schock, Bewußtlosigkeit
IV	Juckreiz, Urtikaria, Flush	Erbrechen, Defäkation	Atemstillstand	Herz-/Kreislaufstillstand

Durch die Anamnese wird erfaßt, welche Symptome durch den Stich ausgelöst wurden, welches Insekt als Auslöser wahrscheinlich ist und welche Risikofaktoren hinsichtlich weiterer Stiche vorliegen. Im allgemeinen ist es möglich, systemische anaphylaktische Reaktionen anhand der Anamnese weitgehend sicher zu erkennen. Ihr Schweregrad sollte klassifiziert werden (Tab. 12.**1**).

Im Hauttest erfolgt die Bestimmung der Reaktionsschwelle gegenüber Bienen- und Wespengift durch Tests mit ansteigenden Giftkonzentrationen (z.B. 0,1 -1 -10–100 µg/ml im Pricktest, 1 µ/ml im Intradermaltest) bis zum Auftreten einer eindeutigen Soforttypreaktion. Der Hauttest kann im allgemeinen ambulant vorgenommen werden, bei besonderen individuellen Risiken des Auftretens hauttestinduzierter Allgemeinreaktionen sollte er stationär mit Nachbeobachtung des Patienten bis zum Folgetag durchgeführt werden.

Bei der Bestimmung der bienengift- und der wespengiftspezifischen IgE-Antikörper im Serum ist darauf zu achten, daß eine ausreichend empfindliche Methode zur Anwendung kommt. Lassen sich spezifische IgE-Antikörper nicht nachweisen, so können auch die spezifischen IgG-Antikörper Hinweise auf stattgefundene Allergenkontakte geben; diese IgG-Antikörper dürfen jedoch **nicht** als „schützende" Antikörper interpretiert werden (9). Weitere mögliche Zusatzuntersuchungen sind der Basophilen-Histaminfreisetzungstest oder der Leukotrienfreisetzungstest (CAST). Zum Nachweis kreuzreagierender Antikörper gegenüber Bienen- und Wespengift beim individuellen Patienten sind Inhibitionstests (RAST-Inhibition, Immunoblot-Inhibition) geeignet, sofern spezifische IgE-Antikörper gegen beide Gifte gefunden werden und das auslösende Insekt anders nicht zu identifizieren ist.

Eine diagnostische Stichprovokation soll bei nicht hyposensibilisierten Patienten nicht vorgenommen werden, da schwer beherrschbare Reaktionen auftreten können und das Ausbleiben einer Provokationsreaktion später wiederum systemische Stichreaktionen keineswegs ausschließt (3).

Interpretation der Ergebnisse der Diagnostik

Bei der Bewertung der Ergebnisse der Diagnostik ist eine Reihe von Einflüssen zu berücksichtigen. So findet sich eine ausschließliche Hymenopterengift-Sensibilisierung (spezifisches Serum-IgE, Hauttestreaktion) ohne systemische anaphylaktische Reaktionen bei etwa einem Viertel der Bevölkerung (16). Es sollte daher vermieden werden, bei Patienten ohne Vorgeschichte systemischer anaphylaktischer Stichreaktionen Tests auf Insektengiftallergie durchzuführen.

Falsch negative Reaktionsausfälle sind in allen Testsystemen möglich. Mit zunehmendem Intervall zur letzten Überempfindlichkeitsreaktion nimmt insbesondere die Konzentration spezifischer Serum-IgE-Antikörper, wohl auch die Reagibilität im Hauttest ab (4). So können hymenopterengiftspezifische IgE-Antikörper im Serum gelegentlich bereits wenige Monate nach einer systemischen anaphylaktischen Reaktion nicht mehr nachweisbar sein. Bei Wespengiftallergie sind niedrigere Konzentrationen oder Fehlen der spezifischen IgE-Antikörper im Serum häufiger als bei Bienengiftallergie (10). Bei Reaktion auf verbreitete Aeroallergene (Katzen-, Hausstaubmilben-, Gräserallergene) werden umgekehrt häufiger niedrigere Hauttestschwellen und höhere Konzentrationen an spezifischem Serum-IgE für Hymenopterengifte gefunden als bei Patienten ohne solche Reaktionen (11). Zu beachten ist weiter, daß auch „sichere“ Angaben des Patienten zum auslösenden Insekt manchmal nicht korrekt sind. Insgesamt verlangt die endgültige Diagnosestellung in jedem individuellen Fall eine kritische Abwägung aller diagnostischen Parameter.

Therapie

Wie auch bei anderen Überempfindlichkeitsreaktionen umfaßt die Therapie

- Karenz,
- Pharmakotherapie und
- Hyposensibilisierung.

Der Patient wird eingehend, zweckmäßigerweise unter Zuhilfenahme eines Merkblattes, über Karenzmaßnahmen sowie über das Verhalten im Falle eines neuerlichen Stiches informiert. Bei systemischer anaphylaktischer Reaktion in der Anamnese wird eine Notfallmedikation zum ständigen Mitführen verordnet. Außer bei gesichert erfolgreicher Hyposensibilisierung werden bei einem neuerlichen Stich ein Antihistaminikum mit raschem Wirkungseintritt sowie ein Glucocorticoid (100 mg Prednisolonäquivalant) sofort eingenommen, ein Adrenalin-Dosieraerosol kommt erst bei Auftreten von systemischen Symptomen zur Anwendung. Auch erfolgreich hyposensibilisierte Patienten müssen die Notfallmedikation stets mit sich führen, wenden sie aber erst dann an, wenn sich Allgemeinbeschwerden zeigen. Gesteigerte örtliche Reaktionen werden mit einem stark wirksamen Glucocorticoidexternum behandelt. Bei sehr schweren gesteigerten örtlichen Reaktionen sowie gegebenenfalls auch bei „ungewöhnlichen“ Stichreaktionen kann eine systemische Glucocorticoidtherapie angezeigt sein.

Zu beachten ist, daß Patienten mit systemischer anaphylaktischer Reaktion grundsätzlich nicht mit β-Blockern oder ACE-Hemmern behandelt werden dürfen, da unter einer solchen Therapie auftretende Reaktionen besonders schwer verlaufen können und therapeutisch schlecht beeinflußbar sind. Kann nach sorgfältiger Prüfung auf solche Arzneistoffe aus vitalen Gründen nicht verzichtet werden, so hat es sich bewährt, während der Steigerungsphase der Hyposensibilisierung kurzfristig den β-Blocker oder ACE-Hemmer abzusetzen und nach Erreichen einer gut vertragenen Erhaltungstherapie wieder anzusetzen. Das Vorgehen bei schlechter Verträglichkeit der Erhaltungstherapie einer Hyposensibilisierung ist individuell festzusetzen.

Hyposensibilisierung

Indikation

Die Indikation zur Hyposensibilisierung ist grundsätzlich bei jedem Patienten mit einer IgE-vermittelten systemischen anaphylaktischen Reaktion auf einen Bienen- oder Wespenstich (ggf. auch Hummel- oder Hornissenstich) gegeben. Ob eine systemische anaphylaktische Reaktion aufgetreten ist, kann nur anhand der Anamnese festgestellt werden. Bei Fehlen von objektiven Symptomen, d. h. im wesentlichen von typischen Hautveränderungen, muß das klinische Bild besonders kritisch bewertet werden. Dabei sollte auch die Persönlichkeitsstruktur des Patienten beachtet werden.

Liegen sowohl eine Bienen- als auch eine Wespengiftallergie vor oder besteht bei gleichzeitiger Sensibilisierung gegen Bienen- und Wespengift Unklarheit darüber, ob ein Bienen- oder Wespenstich Ursache der systemischen Reaktion(en) war, so muß mit beiden Hymenopterengiften hyposensibilisiert werden. Hummel- bzw. Hornissengift stehen kommerziell nicht zur Verfügung; es besteht jedoch eine weitreichende Kreuzreaktivität zu Bienen- bzw. Wespengift, so daß bei einer Reaktion auf einen Hummelstich mit Bienengift, bei einer Reaktion auf einen Hornissenstich mit Wespengift behandelt wird, zumal sich die Gefährdung des Patienten im allgemeinen aus weiteren Bienen- bzw. Wespenstichen ergibt. Ist allerdings aufgrund besonderer Exposition mit weiteren Hummel- bzw. Hornissenstichen zu rechnen, so sollte versucht werden, das jeweilige Gift zur Behandlung zu erhalten.

Von manchen wird auch bei weniger schweren systemischen anaphylaktischen Reaktionen auf eine Hyposensibilisierung verzichtet (9). Zwar treten nur in etwa 20–60 % bei neuerlichen Stichen wiederum systemische anaphylaktische Reaktionen auf. Da es dann aber bei einem Teil der Patienten zu einer Zunahme des Schweregrades kommt, ist ein Verzicht auf eine Hyposensibilisierung zumindest bei Patienten mit besonderen Risikofaktoren (Tab. 12.**2**) nicht angezeigt. Im übrigen ist Patienten, die systemische anaphylaktische Stichreaktionen erlitten haben, das Für und Wider des Verzichtes auf eine Hyposensibilisierung sehr sorgfältig darzulegen, der Inhalt des Gespräches ist zu dokumentieren. Lediglich für Kinder mit ausschließlich auf die Haut beschränkten systemischen anaphylaktischen Reaktionen konnte gezeigt werden, daß bei neuerlichen Stichen in weniger als 10 % wiederum systemische Symptome auftraten, wobei eine Zunahme des Schweregrades nicht beobachtet wurde (19). Da ein Risiko schwererer Reaktionen aber auch bei Kindern nicht ausgeschlossen werden kann, ist das therapeutische Vorgehen im Einzelfall zusammen mit den Erziehungsberechtigten unter Berücksichtigung der Zuverlässigkeit der Anamnese und der Gefährdungen durch kindliches Verhalten individuell festzulegen. Bisher ist auch nicht klar, welche Symptome bei solchen im Kindesalter nur mit Hautveränderungen reagierenden Patienten im Falle von Stichen im späteren Leben auftreten.

Tabelle 12.**2** Risikofaktoren für Patienten mit systemischen anaphylaktischen Reaktionen auf Hymenopterenstiche

Erhöhte Exposition
Imker, deren Familienangehörige und Nachbarschaft
Bestimmte Berufe wie Obst- oder Bäckereiverkäufer, Waldarbeiter, Feuerwehrmann oder Landwirt
Intensiv betriebene Freizeitaktivitäten wie Gärtnern, Schwimmen, Golfspielen, Radfahren
Motorradfahren
Erhöhtes Risiko bedrohlicher Reaktionen
Sehr schwere systemische Stichreaktion in der Anamnese (≥ Schwererad III)
Höheres Patientenalter
Kardiovaskuläre Erkrankungen
Asthma
Mastozytose (klinisches Bild, Bestimmung der Mastzelltryptase im Serum bei schwerer Reaktion in der Anamnese)
Anwendung von β-Blockern oder ACE-Hemmern
Körperliche Belastungen (Allgemeinerkrankungen, psychologische Streßsituationen, körperliche Anstrengungen, erheblicher Alkoholkonsum)

Ein früher häufig angewandtes Score-System (18), in dem der Schweregrad der Stichreaktion(en) sowie die Resultate des Hautschwellentestes und der Bestimmung der hymenopterengiftspezifischen Serum-IgE-Antikörper mit Punkten bewertet wurden, ist für die Indikationsstellung zur Hyposensibilisierung nicht geeignet: Patienten mit systemischen anaphylaktischen Reaktionen auf Hymenopterenstiche, bei denen nach diesem Punkteschema keine Indikation zur Hyposensibilisierung bestand, reagierten bei neuerlichen Stichen sogar häufiger systemisch und zeigten in einem höheren Prozentsatz eine Zunahme des Schweregrades als solche, denen eine Hyposensibilisierung empfohlen, aber aus unterschiedlichen Gründen nicht vorgenommen worden war (12).

Bei Frauen im gebärfähigen Alter sollte die Hyposensibilisierung vor Eintritt einer Schwangerschaft begonnen werden, da bei neuerlicher Anaphylaxie ein Risiko auch für das Ungeborene besteht.

Gesteigerte örtliche Reaktionen oder „ungewöhnliche" Stichreaktionen stellen grundsätzlich keine Indikation zur Hyposensibilisierung dar (9). In besonderen Einzelfällen, so bei serumkrankheitsartigen Reaktionen, kann ggf. eine Hyposensibilisierung in Betracht gezogen werden.

Ergibt die Diagnostik keinen Hinweis auf eine Bienengift- oder Wespengiftsensibilisierung, so muß, neben der Möglichkeit eines Versagens der gebräuchlichen diagnostischen Methoden, auch an nicht IgE-vermittelte Reaktionen sowie an andere Auslöser als **Apis mellifera** oder **V. germanica** bzw. **vulgaris** gedacht werden.

Kontraindikationen

Bei der Indikationsstellung zur Hyposensibilisierung und ihrer Durchführung sind die allgemeinen Regeln dieser Therapie zu beachten (5). Bei Behandlung mit Hymenopterengiften gibt es jedoch einige Abweichungen vom Vorgehen bei respiratorischen Erkrankungen. Höheres Lebensalter und manche innere Erkrankungen, so vor allem kardiovaskuläre Leiden, bedingen ein höheres Risiko bei anaphylaktischen Reaktionen, die sowohl als Therapienebenwirkung als auch infolge von akzidentellen Stichen auftreten können. In dieser Situation ist im allgemeinen die Hymenopterengift-Hyposensibilisierung unter optimaler Therapie der Begleiterkrankung die Methode der Wahl, um besonders gefährliche akzidentelle Stichreaktionen zu verhüten. Besondere Risikofaktoren des individuellen Patienten (Tab. 12.**2**) sind daher sorgfältig gegen mögliche Kontraindikationen abzuwägen. Zwar darf eine Hyposensibilisierung nicht während einer Schwangerschaft begonnen werden, jedoch ist die Erhaltungstherapie bei guter Verträglichkeit während der Schwangerschaft möglich.

Große Zurückhaltung hinsichtlich der Hyposensibilisierung ist bei Patienten mit malignen Tumoren, Autoimmunerkrankungen oder anderen Erkrankungen des Immunsystems (einschließlich HIV-Infektion) angezeigt. Es ist hier zu befürchten, daß es über die Wirkung auf das Immunsystem zu einer Verschlechterung der Begleiterkrankung kommt. In einer solchen Situation ist eine sorgfältige individuelle Nutzen-Risiko-Abwägung nötig. Dabei können beispielsweise wiederholte lebensbedrohliche Stichreaktionen innerhalb kurzer Zeit bei einer Begleiterkrankung ohne wesentliches Progressionsrisiko (z.B. kurativ behandelter maligner Tumor vor einigen Jahren ohne bedeutsames Risiko von Spätrezidiv oder -metastasierung) eher für eine Hyposensibilisierung sprechen, während leichtere systemische anaphylaktische Stichreaktionen insbesondere bei unklarer Entwicklungstendenz der Begleiterkrankung eher auf die Hyposensibilisierung verzichten lassen sollten.

Durchführung

Zur Behandlung stehen wäßrige Allergenzubereitungen sowie an Aluminiumhydroxid adsorbierte Depotextrakte zur Verfügung; unter letzteren sind örtliche und systemische Nebenwirkungen seltener als bei Verwendung von wäßrigen Allergenzubereitungen. Es gibt unterschiedliche Hyposensibilisierungsprotokolle (vgl. Tab. 8.**3**), nach denen die übliche Erhaltungsdosis von 100 µg Gift in kürzerer oder längerer Zeit erreicht wird. Von den in dieser Tabelle dargestellten Basisprotokollen existieren zusätzlich zahlreiche Abwandlungen.

Grundsätzlich unterscheiden lassen sich

- Protokolle zur Schnellhyposensibilisierung mit Erreichen der Erhaltungsdosis nach Stunden bis wenigen Tagen und
- Protokolle zur konventionellen Hyposensibilisierung mit Erreichen der Erhaltungsdosis nach Wochen bis Monaten.

Die Entscheidung für ein Behandlungsprotokoll muß verschiedene Gesichtspunkte berücksichtigen.

So sollen systemische anaphylaktische Nebenwirkungen bei üblicher Schnellhyposensibilisierung (Erreichen der Erhaltungsdosis in 5–8 Tagen) häufiger sein als bei langsamer, konventioneller oder bei „ultraschneller" Dosissteigerung. Es gibt allerdings keine formale Studie, die diesen Unterschied eindeutig belegt.

Die klinische Wirksamkeit ist am besten für die übliche Schnellhyposensibilisierung und die konventionelle Hyposensibilisierung mit wäßrigen Allergenzubereitungen belegt. Bei der üblichen Schnellhyposensibilisierung besteht die Schutzwirkung bereits bei Erreichen der Erhaltungsdosis. Für „ultraschnelle" Protokolle ist dies bislang nicht ausreichend belegt. Steht die Flugzeit der Insekten bevor oder hat sie bereits eingesetzt, so ist das langsame Erreichen einer Schutzwirkung mit einem konventionellen Hyposensibilisierungsprotokoll von Nachteil. Die Insektenflugzeit ist auch insofern von Bedeutung, als vor allem während der Steigerungsphase ein unkontrollierter, zusätzlicher Allergenkontakt, d.h. ein akzidenteller Stich, vermieden werden muß. Dies ist bei konventionellen Protokollen und bei ambulanter Therapie nicht zu gewährleisten. Bei stationärer Behandlung ist das Expositionsrisiko reduziert, weiter können hier Insektengitter an den Fenstern schützen. Bei besonderem Risiko des Patienten für schwere Reaktionen sollte die Behandlung grundsätzlich stationär erfolgen.

Unter Berücksichtigung dieser Gesichtspunkte erscheint für die Steigerungsphase die unter klinischen Bedingungen durchgeführte Schnellhyposensibilisierung besonders geeignet. Sie kann unter Sicherheitsvorkehrungen auch während der Flugzeit der Insekten vorgenommen werden, führt relativ rasch zur Entwicklung einer Schutzwirkung, belastet den Patienten insgesamt zeitlich weniger als ambulante Verfahren und ermöglicht bei Nebenwirkungen eine unverzügliche Behandlung.

Wird während der Steigerungsphase mit einer wäßrigen Allergenzubereitung behandelt, so kann nach Erreichen der Erhaltungsdosis ggf. auf einen aluminiumhydroxidadsorbierten Extrakt gewechselt werden. Mit solchen Extrakten scheint eine Verlängerung des Injektionsintervalls der Erhaltungstherapie von vier auf sechs oder acht Wochen ohne Verlust an Wirksamkeit möglich zu sein, ausreichende Erfahrungen hierzu liegen allerdings noch nicht vor. Bei Patienten mit Risikofaktoren (Tab. 12.**2**) sollte das übliche Injektionsintervall von vier Wochen jedoch nicht verlängert werden.

Die übliche Erhaltungsdosis ist 100 µg Hymenopterengift alle vier Wochen. Der Erfolg der Hyposensibilisierung ist dosisabhängig, bei Patienten, die durch die übliche Erhaltungsdosis nicht ausreichend geschützt sind, kann der therapeutische Effekt meist durch Dosiserhöhung erreicht werden. Es ist daher im individuellen Falle zu erwägen, bei besonderen Risikofaktoren (Tab. 12.**2**) grundsätzlich eine Erhaltungstherapie von 200 µg/4 Wochen zu applizieren. Dies gilt besonders für die Behandlung der Bienengiftallergie, da Bienen bei einem Stich wesentlich mehr Gift als Wespen abgeben.

Nebenwirkungen

Von geringerer Bedeutung sind stärkere örtliche Reaktionen an den Injektionsstellen, die bei vielen Patienten auftreten und im Laufe der Behandlung meist in ihrem Ausprägungsgrad wieder abnehmen. Zur Behandlung sind feuchte Umschläge mit physiologischer Kochsalzlösung (2–3 × täglich für 20 Minuten) und die örtliche Anwendung einer Glucocorticoidcreme geeignet. Unspezifische Symptome wie Müdigkeit und Abgeschlagenheit stellen sich bei einem Teil der Patienten ein, bei weiterer Behandlung verlieren sie sich meist wieder.

Am bedeutsamsten sind systemische anaphylaktische Nebenwirkungen, die bei bis zu 40% der Behandelten während der Steigerungsphase auftreten. Diese Reaktionen sind in der Mehrzahl mild (Juckreiz, Flush, Urtikaria, Quincke-Ödem), eine Therapie ist oft nicht nötig. Sehr selten kommt es zum Vollbild eines anaphylaktischen Schocks. Nach systemischen anaphylaktischen Nebenwirkungen wird die Behandlung nach Abklingen der Reaktion fortgesetzt, wobei zunächst die Dosis um ein bis zwei Stufen vermindert wird.

Bei wenigen Patienten treten systemische anaphylaktische Reaktionen allerdings wiederholt und ggf. nicht nur während der Steigerungsphase, sondern auch während der Erhaltungstherapie auf. Bevorzugt betroffen sind Patienten, die mit Bienengift hyposensibilisiert werden (15). In solchen Fällen sollten zunächst Begleitsensibilisierungen (z.B. aktuell bestehender Heuschnupfen?) und Begleiterkrankungen (vor allem Schilddrüsenerkrankungen, Fokalinfekte, Mastozytose) sowie psychogene oder körperliche Streßfaktoren ausgeschlossen werden; auch ist daran zu denken, daß der Patient möglicherweise während einer Hyposensibilisierung nicht zulässige Medikamente anwendet.

Können begünstigende Faktoren nicht gefunden oder nicht eliminiert werden, so ist eine Erhöhung der Erhaltungsdosis auf 200 µg (ggf. auch höher) manchmal erfolgreich (1). Hierzu wird die Behandlungsdosis zunächst um ein bis zwei Stufen reduziert, um dann wieder gesteigert zu werden. Weiter kann eine Vorbehandlung mit Antihistaminika vor der Hymenopterengiftinjektion die Häufigkeit von Nebenwirkungen vermindern (2); evtl. kommt auch eine zeitlich begrenzte Prämedikation mit einem systemisch gegebenen Glucocorticoid in Betracht.

Kann dadurch dennoch keine Verträglichkeit erreicht werden, so erfolgt die Weiterbehandlung mit der höchsten vertragenen Dosis, sofern diese mindestens 50 µg beträgt. Hierbei kann versucht werden, den Injektionsabstand der Erhaltungstherapie auf 14 Tage zu verkürzen, sofern dies vertragen wird. Sind Patienten wegen wiederholter systemischer anaphylaktischer Reaktionen letztlich nicht behandelbar, so sind sie bei neuerlichen Stichen besonders gefährdet.

Andere Nebenwirkungen wurden in Einzelfällen beobachtet, beispielsweise granulomatöse Reaktionen an der Injektionsstelle oder serumkrankheitsartige Reaktionen. Bei allen im Zusammenhang mit der Hyposensibilisierung auftretenden Erscheinungen ist sorgfältig zu prüfen, ob sie mit dieser ursächlich verknüpft sind. Individuell ist dann zu entscheiden, ob und ggf. wie die Behandlung fortgeführt wird.

Therapiekontrolle

Die Hyposensibilisierung führt zu vielfältigen immunologischen Effekten. Im Rahmen der klinischen Diagnostik läßt sich gut zeigen, daß es im Verlauf der Behandlung nach einem initialen

Anstieg der Hauttestreaktivität und der spezifischen Serum-IgE-Antikörper gegenüber dem zur Behandlung verwendeten Hymenopterengift längerfristig zu geringeren, manchmal zu vollständig negativen Reaktionsausfällen in diesen Testsystemen kommt. Demgegenüber steigen die spezifischen IgG-Antikörper an, wobei initial bevorzugt IgG1, später IgG4 gebildet wird. Derartige Befunde erlauben jedoch nicht, den Erfolg der Hyposensibilisierung zu bewerten. Besonders die Interpretation des spezifischen IgG als „schützender" Antikörper ist nicht haltbar (7).

Der Therapieerfolg kann nur anhand der Reaktion des Patienten auf einen neuerlichen Stich überprüft werden. Hierzu am besten geeignet ist ein Stichprovokationstest mit einem lebendem Insekt, der in intensivmedizinischer Notfallbereitschaft und unter Berücksichtigung der Kontraindikationen standardisiert erfolgt (14). Die Reaktion des Patienten auf einen akzidentellen Stich („Feldstich") ist demgegenüber prognostisch hinsichtlich der eingetretenen Schutzwirkung weniger zuverlässig (8). Der Stichprovokationstest wird etwa 6–12 Monate nach Erreichen der Erhaltungsdosis vorgenommen, er sollte nicht unmittelbar nach der Schnellhyposensibilisierung erfolgen, da das Fehlen einer Reaktion sonst auch auf einem unspezifischen Refraktärzustand nach Zufuhr hoher Allergendosen beruhen könnte. Nach Stichprovokation ist eine ausreichende Nachbeobachtungszeit erforderlich, die auch bei geschützten Patienten bis zum Folgetag dauern sollte.

Hyposensibilisierte Patienten vertragen den Stichprovokationstest in etwa 80–100% ohne neuerliche systemische anaphylaktische Reaktion. Das Erleben der Schutzwirkung ist für den Patienten äußerst beruhigend. Wichtiger ist, daß bei erneuter systemischer anaphylaktischer Reaktion durch Steigerung der Erhaltungsdosis auf 200 μg Hymenopterengift pro vier Wochen (evtl. auch höher) in den meisten Fällen doch noch eine vollständige Schutzwirkung zu erreichen ist. Die Dosis ist ebenfalls zu steigern, wenn ein akzidenteller Stich erneut zu systemischen anaphylaktischen Symptomen führt; hierbei ist sorgfältig zu überprüfen, inwieweit der Stich tatsächlich durch das Insekt, dessen Gift zur Hyposensibilisierung verwendet wird, erfolgte.

Kontrolluntersuchungen mit Erhebung der Anamnese hinsichtlich zwischenzeitlicher Hymenopterenstiche, ggf. hinzugetretener Begleiterkrankungen sowie aktueller Medikation und mit Überprüfung der Hauttestreaktivität und der spezifischen Serum-IgE-Antikörper gegenüber Bienen- und Wespengift dienen der Erkennung auffälliger Verläufe, die sich nicht durch neuerliche systemische Stichreaktionen zeigen. Die Interpretation der so erhobenen Befunde muß individuell und unter Berücksichtigung der Gesamtsituation des Patienten erfolgen. Kontrolluntersuchungen sollten bei Patienten mit systemischen anaphylaktischen Reaktionen auf Hymenopterenstiche grundsätzlich einmal jährlich erfolgen. Weiterhin werden sie vorgenommen bei Nebenwirkungen der Hyposensibilisierung, nach neuerlichen Hymenopterenstichen (möglichst rasch, aber nicht vor 2 Wochen) sowie vor Stichprovokation und vor Therapieende.

Dauer der Hyposensibilisierung

Es ist bisher nicht bekannt, wie lange die Hyposensibilisierung durchgeführt werden muß. Derzeit wird empfohlen, die Hyposensibilisierung nach mindestens (3- bis) 5jähriger Dauer zu beenden, soweit der Erfolg durch einen Stichprovokationstest oder einen vertragenen akzidentellen Stich gesichert ist und systemische Therapienebenwirkungen nicht aufgetreten sind (9). Sind diese Bedingungen nicht erfüllt, so wird empfohlen, den Verlust der Hauttestreaktivität **und** der spezifischen Serum-IgE-Antikörper gegenüber dem zur Hyposensibilisierung verwandten Hymenopterengift abzuwarten (9), der jedoch Sicherheit bezüglich des Auftretens neuerlicher systemischer anaphylaktischer Stichreaktionen nicht geben kann. Eine längere, auch lebenslange Behandlung ist bei individuellen Risikofaktoren (Tab. 12.**2**) sowie auch bei auffällig hoher Konzentration an spezifischen IgE-Antikörpern bzw. auffällig niedrigen Hauttestschwellen nach längerer Therapiedauer in Betracht zu ziehen. Nach Therapieende werden die oben angeführten Kontrolluntersuchungen einmal jährlich sowie nach neuerlichem Hymenopterenstich durchgeführt.

Stichprovokationstests bei Patienten nach Absetzen der Hyposensibilisierung haben gezeigt, daß systemische anaphylaktische Reaktionen nach 1–2 Jahren nicht deutlich häufiger waren als bei Provokationstests während einer Hyposensibilisierung. Da nach Abschluß der Behandlung das Risiko einer Resensibilisierung durch Stichprovokationstests besteht, sollten diese nicht routinemäßig vorgenommen werden. Vielmehr sollten die Patienten versuchen, neuerliche

Stiche zu vermeiden. Kommt es nach Ende der Hyposensibilisierung erneut zu systemischen anaphylaktischen Stichreaktionen, so ist wiederum eine Hyposensibilisierung erforderlich.

Literatur

1 Bousquet, J., J.L. Ménardo, G. Velasquez, F.B. Michel: Systemic reactions during maintenance immunotherapy with honey bee venom. Ann. Allergy 61 (1988) 63–68

2 Brockow, K., M. Kiehn, C. Riethmüller, D. Vieluf, J. Ring: Histamin-H1- und -H2-Antagonisten in der Prophylaxe von Nebenwirkungen der Insektengift-Hyposensibilisierung. Allergol Journal 6 (Suppl. 1) (1997) 65-67

3 Franken, H.H., A.E.J. Dubois, H.J. Minkema, S. van der Heide, J.G.R. de Monchy: Lack of reproducibility of a single negative sting challenge response in the assessment of anaphylactic risk in patients with suspected yellow jacket hypersensitivity. J. Allergy clin. Immunol. 93 (1994) 431–436

4 Harries, M.G., D.M. Kemeny, L.J.F. Youlten, M. McK Mills, M.H. Lessof: Skin and radioallergosorbent test in patients with sensitivity to bee and wasp venom. Clin. Allergy 14 (1984) 407–412

5 Malling, H.J., B. Weeke: Position paper: Immunotherapy. Allergy 48, Suppl. 14 (1993) 9–35

6 Müller, U.R.: Insektenstichallergie. Klinik, Diagnostik und Therapie. Fischer, Stuttgart 1988

7 Müller, U.R., A. Helbling, M. Bischof: Predictive value of venom-specific IgE, IgG and IgG subclass antibodies in patients on immunotherapy with honey bee venom. Allergy 44 (1989) 412–418

8 Müller, U. R., E. Berchtold, A. Helbling: Honeybee venom allergy: results of a sting challenge 1 year after stopping successful venom immunotherapy in 86 patients. J. Allergy clin. Immunol. 87 (1991) 702–709

9 Müller, U, R., H. Mosbech: Position paper: immunotherapy with hymenoptera venoms. Allergy 48, Suppl. 14 (1993) 37–46

10 Przybilla, B., J. Ring, B. Griesshammer: Diagnostische Befunde bei Hymenopterengiftallergie. Zur Bedeutung von Anamnese, Hauttest und RAST. Allergologie 12 (1989) 192–202

11 Przybilla, B., J. Ring, B. Griesshammer: Association of features of atopy and diagnostic parameters in hymenoptera venom allergy. Allergy 46 (1991) 570–576

12 Przybilla, B., J. Ring, B. Rieger: Die Indikation zur Hymenopterengift-Hyposensibilisierung kann nicht anhand eines diagnostische Parameter bewertenden Punkteschemas gestellt werden. Allergologie 15 (1992) 114–119

13 Ring, J., K. Messmer: Incidence and severity of anaphylactoid reactions to colloid volume substitutes. Lancet I (1977) 466–469

14 Ruëff, F., B. Przybilla, U. Müller, H. Mosbech: The sting challenge test in Hymenoptera venom allergy. Allergy 51 (1996) 216–225

15 Rzany, B., B. Przybilla, R. Jarisch, W. Aberer, R. Dietschi, B. Wüthrich, B. Bühler, P. Frosch, J. Rakoski, H. Kiehn, W. Kuhn, R. Urbanek, J. Ring: Clinical characteristics of patients with repeated systemic reactions during specific immunotherapy with Hymenoptera venoms. A retrospective study. Allergy 46 (1991) 251–254

16 Schäfer, T., B. Przybilla: IgE antibodies to Hymenoptera venoms are common in the general population and are related to indications of atopy. Allergy 51 (1996) 372–377

17 Schumacher, M.J., M.S. Tveten, N.B. Egen: Rate and quantity of delivery of venom from honeybee stings. J. Allergy clin. Immunol. 93 (1994)831–835

18 Urbanek, R.: Neue Konzepte in der Behandlung von Insektengiftallergien. Dermatosen in Beruf und Umwelt 27 (1979) 44–48

19 Valentine, M.D., K.C. Schuberth, A. Kagey-Sobotka, D.F. Graft, K.A. Kwiterovich, M. Szklo, L.M. Lichtenstein: The value of immunotherapy with venom in children with allergy to insect stings. New Engl. J. Med. 323 (1990) 1601–1603

13 Besonderheiten der Hyposensibilisierungsbehandlung im Kindesalter

B. Niggemann und U. Wahn

Einleitung

Verschiedene Gründe sprechen dafür, daß eine spezifische Hyposensibilisierungsbehandlung bereits im Kindesalter nicht nur indiziert sein kann, sondern möglicherweise besonders erfolgversprechend ist. In Tab. 13.1 sind die Gründe im einzelnen aufgeführt.

Zu 1. Die meisten typischen allergischen Erkrankungen wie Nahrungsmittelallergien, atopische Dermatitis, Asthma bronchiale und allergische Rhinokonjunktivitis nehmen ihren Anfang in den ersten 10 Lebensjahren eines Menschen. Es liegt daher nahe, auch eine spezifische gegen die allergische Komponente gerichtete Therapie in diesem Zeitraum zu beginnen.

Zu 2. Allergene sind nicht nur bei der Rhinokonjunktivitis der entscheidende Auslöser, sondern – im Gegensatz zum Erwachsenenalter – neben den respiratorischen Infekten und der körperlichen Belastung auch der Haupttriggerfaktor eines Asthma bronchiale. Es ist daher sinnvoll – falls individuell gegeben – diesen Haupttriggerfaktor mit einer spezifischen Hyposensibilisierungsbehandlung anzugehen.

Zu 3. Seit der Erkenntnis, daß zwischen der Hausstaubmilben-Exposition zuhause und dem Zeitpunkt des Auftretens der ersten asthmatischen Symptome eine lineare Korrelation besteht (47), wächst die Bereitschaft anzuerkennen, daß eine frühkindliche Allergenexposition auch kausal mit der Krankheitsentstehung verknüpft sein könnte. Neben der selbstverständlich indizierten Allergenkarenz könnte deshalb eine frühe spezifische Immuntherapie diese Krankheitsentstehung modulieren.

Tabelle 13.1 Gründe für eine Hyposensibilisierungsbehandlung im Kindesalter

1	Prävalenz allergischer Erkrankungen im Kindesalter am höchsten
2	Allergene oft Haupttriggerfaktor der Erkrankung
3	Allergene auch kausal verantwortlich (z. B. Asthma)?
4	Erkrankung hat noch nicht zu Sekundärveränderungen geführt
5	In Analogie zu topischen Steroiden früh behandeln?
6	Ausbreitung der Allergien beeinflußbar?
7	„Etagenwechsel" verhinderbar?

Zu 4. Je länger die Krankheit (z. B. ein Asthma bronchiale) besteht, desto weniger ist durch eine medikamentöse Behandlung (z. B. in bezug auf einen Zuwachs an Lungenfunktion) zu erreichen (2). Dies könnte – in Analogie zu der medikamentösen Therapie mit inhalativen Steroiden – ebenfalls für eine frühzeitige Hyposensibilisierungsbehandlung gelten.

Zu 5. Aus den Ergebnissen einer Studie, in der gezeigt werden konnte, daß bei einem schlecht eingestellten Asthma (vor Therapie mit inhalativen Steroiden) die Wachstumsgeschwindigkeit von Kindern mit Asthma gering, bei Kindern mit gut eingestelltem Asthma jedoch normal war (44), kann geschlossen werden, daß eine frühzeitige antiinflammatorische Behandlung krankheitsbedingte Folgen verhindert und die Prognose verbessert. In Anlehnung an diese Daten mit inhalativen Steroiden läßt sich spekulieren, daß dies auch für eine frühe Hyposensibilisierungsbehandlung gelten könnte.

Zu 6. Lange Zeit wurde – vor allem von Laien – behauptet, daß durch eine spezifische Hyposensibilisierungsbehandlung, die nur gegen wenige Allergene gerichtet ist, das Auftreten anderer Sensibilisierungen oder gar manifester allergischer Symptome möglicherweise erleichtert würde. Für diese Theorien fehlen jede Daten. Im Gegensatz: Heute gibt es Anhaltspunkte dafür, daß durch eine frühe, immunmodulierende Wirkung einer Hyposensibilisierungsbehandlung die Ausbreitung weiterer Allergien verhindert werden kann. Die Rechtfertigung für eine solche optimistische Sichtweise erscheint durch zur Zeit laufende Studien gegeben: Erste Daten der europäischen multizentrischen Studie „Preventive Allergy Treatment (PAT)", die zur Zeit diese Fragestellung untersucht, deuten in diese Richtung (21).

Zu 7. Eine zweite ähnliche Fragestellung, nämlich die nach der Verhinderung eines sog. „Etagenwechsels" durch eine frühzeitige Hyposensibilisierungsbehandlung, wird durch dieselbe Studie ebenfalls positiv beantwortet: Die ersten Ergebnisse sprechen für ein weniger häufiges Auftreten von Asthma in der Gruppe der hyposensibilisierten Kinder mit allergischer Rhinokonjunktivitis im Vergleich zur nicht behandelten Kontrollgruppe im gleichen Untersuchungszeitraum. Unterstützt werden diese vorläufigen Ergebnisse durch eine kleinere Münchener Studie, bei der die bronchiale Hyperreagibilität (gemessen an einer inhalativen Histamin-Provokation) in der Gruppe der über zwei Jahre hyposensibilisierten Kinder signifikant geringer war, als in der Kontrollgruppe (3).

Zusammengefaßt gibt es also eine Reihe von plausiblen Argumenten, aber auch wissenschaftliche Evidenz, daB eine Hyposensibilisierungsbehandlung im Kindesalter – zumindest bei speziell ausgewählten Gruppen – besonders erfolgversprechend ist.

Bisherige Studien

Die Ära der Hyposensibilisierungsbehandlung begann in den 50er und 60er Jahren (22, 23, 24). Zahlreiche Studien belegen zunehmend die Wirksamkeit einer Hyposensibilierungsbehandlung bei respiratorischen Erkrankungen im Kindesalter (39, 46). Betrachtet man die einzelnen Allergene, so wiesen jeweils mehrere Studien einen positiven Effekt mit Pollenextrakten (8, 27, 28), mit Hausstaubmilbenextrakten (1, 6, 9, 40, 41, 42) und selbst mit Schimmelpilzextrakten (11, 26, 38) nach. Hyposensibilisierungsbehandlungen mit Schimmelpilzen werden aber weiterhin kritisch gesehen (25). Über die Hyposensibilisierungsbehandlung mit Tierhaarextrakten (Katze, Hund und Pferd) liegen einige Studien vor, überwiegend mit positiven Ergebnissen (4, 14, 52).

Negative Studien über Hyposensibilisierungsbehandlungen im Kindesalter finden sich nur vereinzelt, meist bei Kindern mit Hausstaubmilbenasthma (15, 35). Auch das „orale Allergie-syndrom" als pollenassoziierte Nahrungsmittelallergie scheint im Kindesalter nicht durch eine Hyposensibilisierungsbehandlung beeinflußbar zu sein (31).

Insbesondere die im Rahmen der chronischen immunologischen Entzündung klinisch wichtige asthmatische Spätreaktion wird durch eine Hyposensibilisierungsbehandlung positiv beeinflußt (54, 55, 56, 57, 60). In bezug auf die atopische Dermatitis liegen nur sehr wenige kontrollierte Daten vor (13). Die Indikation zur Hyposensibilisierungsbehandlung bei atopischer Dermatitis erscheint weiterhin eher nicht gegeben.

Durch eine Hyposensibilisierungsbehandlung werden aber nicht nur Symptome erfolgreich beseitigt oder entscheidend gemildert, sondern es lassen sich auch im Kindesalter immunologische Veränderungen nachweisen (16, 18, 19, 37), so z.B. in bezug auf spezifisches IgE (30, 48, 50), spezifisches IgE (30, 45, 49, 53), Interleukin-1 (59), Tumor-Nekrose-Faktor (TNF) (59), plättchenaktivierenden Faktor (PAF) (20), Histamin-Freisetzungsfaktoren (HRF) (29), löslichen Interleukin-2-Rezeptor (34) oder Lymphozytenantworten (17, 33, 36, 43, 50, 58). Faßt man die Ergebnisse all dieser Studien zusammen, so ergibt sich, daß weiterhin kein einzelner Laborparameter sicher den Erfolg einer Hyposensibilisierungsbehandlung abschätzen kann; klinische Parameter bilden nach wie vor die Grundlage der Beurteilung.

Hyposensibilisierungsbehandlungen sind – bei entsprechend gewählter Indikation – im Kindesalter als risikoarm anzusehen. Die Rate von systemischen Reaktionen liegt bei 0,08 % (7).

Praktische Aspekte

Indikationsstellung

Entscheidend für den Erfolg einer Hyposensibilisierungsbehandlung ist die exakte Festlegung, welches Kind von einer solchen Therapie profitieren wird – d.h. die Indikationsstellung (Tab. 13.**2**).

Grundlage der Indikationstellung ist das Vorliegen einer typischen IgE-vermittelten Erkrankung, wie einer allergischen Rhinokonjunktivitis oder eines Asthma bronchiale. Selbstverständlich muß das Allergen wesentlich zur Symptomatik des Kindes beitragen, d.h. eine klinische Relevanz besitzen. Günstig ist ein schmales Sensibilisierungsspektrum, d.h. daß nur wenige Allergene für die klinischen Symptome des Kindes ver-

Tabelle 13.**2** Indikationen zur Hyposensibilisierungsbehandlung im Kindesalter

IgE-vermittelte Erkrankung
Klinische Relevanz des Allergens
Keine Polysensibilisierung
Exposition nicht vermeidbar
Mittlerer Schweregrad, längere Saison
Geeigneter Extrakt verfügbar
Nutzen-Risiko-Abwägung, Kosten
Alter ≥ 6 Jahre

antwortlich sind. Eine zu breite Sensibilisierung läßt dagegen einen Erfolg zweifelhaft werden. Eine Hyposensibilisierungsbehandlung sollte nur dann ins Auge gefaßt werden, wenn eine Exposition gegenüber dem auslösenden Allergen nicht vermeidbar ist – wie z.B. bei Pollen. Aus diesem Grund ist eine Hyposensibilisierung im Hinblick auf Tiere (wie Katze, Hund und Pferd) auch nur vereinzelt gegeben.

Besonders geeignet für eine Hyposensibilisierungsbehandlung erscheinen Kinder mit einem mittleren Beschwerdegrad: Während hochsensibilisierte und gleichzeitig schwer symptomatische Kinder bei einer Behandlung keine ausreichenden Konzentrationen erreichen und damit ein Erfolg der Hyposensibilisierung gefährdet ist, können Kinder mit schwacher Symptomatik möglicherweise auch konservativ gut behandelt werden. Eine sehr kurze Saison (z.B. eine Woche Beschwerden pro Jahr) läßt oft ebenfalls eine medikamentöse Therapie vorteilhafter erscheinen, während eine lange Saison von mehreren Monaten den erhöhten Aufwand einer Hyposensibilisierungsbehandlung rechtfertigt. Tabelle 13.**3** faßt die Eignungskriterien noch einmal zusammen.

Eine feste untere Altersgrenze läßt sich nicht generell bestimmen: Während die Indikation bei einer potentiell lebensbedrohlichen Insektengiftallergie prinzipiell altersunabhängig gestellt wird (d.h. auch Kinder z.B. im Alter von 2 Jahren hyposensibilisiert werden), gilt – mehr aus psychologischen als aus allergologischen Gründen – daß Kinder ab einem Alter von ungefähr 6 bis 7 Jahren eine subkutane Hyposensibilisierungsbehandlung besser tolerieren.

Theoretisch wäre eine orale oder lokale (d.h. nasale, orale oder sublinguale) Hyposensibilisierungsbehandlung im Kindesalter aufgrund der geringeren Invasivität von Vorteil. Einigen positiven Resultaten (12, 32, 61, 62, 63, 64) stehen jedoch auch negative Studien, v.a. über die orale Applikation, gegenüber (10, 51). Eine Wirksamkeit scheint bei entsprechender Dosierung und Applikation gegeben zu sein, jedoch sind weitere Untersuchungen erforderlich. Zur Zeit kann daher die orale oder lokale Applikation im Kindesalter noch nicht generell für die Praxis empfohlen werden (5).

Zusammenfassend ist die subkutane Hyposensibilisierungsbehandlung bei einer wohl definierbaren Gruppe von allergischen Kindern von den klinischen Erfolgen her indiziert; sie ist darüber hinaus als spezifische präventive Maßnahme möglicherweise in Zukunft stärker zu berücksichtigen.

Durchführung

In der Regel akzeptieren Kinder ab dem Schulalter die regelmäßigen subkutanen Injektionen nach kurzer Zeit problemlos. Eine kindgerechte Umgebung, keine falschen Versprechungen über den möglichen kurzen, leichten Schmerz („Mückenstich") und evtl. die Hand der Mutter wäh-

Tabelle 13.**3** Synopsis über die Eignung zur Hyposensibilisierungsbehandlung

Eignung	Erkrankung	Allergen
Gut geeignet	Insektengiftallergie Asthma, allerg. Rhinokonjunktivitis	Biene, Wespe Pollen, Milbe
Unter bestimmten Voraussetzungen geeignet	Tierhaarallergie Nahrungsmittelallergie Medikamentenallergie	Katze, Pferd Milch, Ei Cotrimoxazol
Nicht geeignet	atopische Dermatitis jede	alle Schimmelpilze

rend der Injektion unterstützen eine vertrauensvolle und möglichst angstfreie Atmosphäre. Das zeitaufwendige vorherige Anlegen lokalanästhesierender Pflaster sollte Einzelfällen vorbehalten sein.

Kind und Eltern sollten instruiert werden, daß am Tage der Injektion sportliche Betätigungen unterbleiben. Reguläre Impfungen werden nicht während der Steigerungsphase, sondern mitten im Intervall der wöchentlichen Erhaltungsdosen durchgeführt. Bei auftretenden typischen akuten Kinderkrankheiten oder fieberhaften Infekten wird die nächste Injektion frühestens 1 Woche nach Gesundung des Kindes verabreicht und ggf. – je nach Länge des Aussetzens – die vorherige Dosis wiederholt oder sogar reduziert. Ein leichter Schnupfen oder Husten (ohne Fieber, ohne Krankheitsgefühl und bei weiterem Schulbesuch) sollte dagegen nicht zu einem Aussetzen der Therapie führen. Die Gesamttherapiedauer wird bei Pollen- und Hausstaubmilben-Hyposensibilisierungsbehandlungen bei 3 Jahren liegen.

Leichte Lokalreaktionen (z.B. Schwellung des Armes) kommen gelegentlich vor und sollten in erster Linie mit einer suffizienten Kühlung (z.B. Umlegen von „Cold-Packs") behandelt werden. Auch eine Rötung bis 5 cm Durchmesser ist in der Regel kein Grund, die Therapie nicht weiter zu steigern. Lediglich bei systemischen Reaktionen (z.B. Urtikaria) wird die Dosis um eine bis mehrere Stufen zurückgenommen und dann wieder schrittweise gesteigert. Selbstverständlich ist das Auftreten einer anaphylaktischen Reaktion eine Indikation zum Abbruch der Behandlung.

Literatur

1 Aas, K.: Hyposensitization in house dust mite allergy asthma. Acta paediat. scand. 60 (1971) 264–268

2 Agertoft, L., S. Pedersen: Effects of long-term treatment with an inhaled corticosteroid on growth and pulmonary function in asthmatic children. Resp. Med. 88 (1994) 373–381

3 Bauer, C.P.: Untersuchung zur Asthmaprävention durch die spezifische Immuntherapie bei Kindern (Abstract). Allergologie 16 (1993) 468

4 Bertelsen, A., J.B. Andersen, J. Christensen, L. Ingemann, T. Kristensen, P.A. Østergaard: Immunotherapy with dog and cat extracts. Allergy 44 (1989) 330–335

5 Björkstén, B.: Local immunotherapy is not documented for clinical use. Allergy 49 (1994) 299–301

6 Bonno, M., T. Fujisawa, K. Iguchi, Y. Uchida, H. Kamiya, Y. Komada, M. Sakurai: Mite-specific induction of interleukin-2 receptor on T-lymphocytes from children with mite-sensitive asthma: Modified immune response with immunotherapy. J. Allergy clin. Immunol. 97 (1996) 680–688

7 Businco, L., L. Zannino, A. Cantani, A. Corrias, A. Fiocchi, M. La Rosa: systemic reactions to specific immunotherapy in children with respiratory allergy: a prospective study. Pediat. Allergy Immunol. 6 (1995) 44–47

8 Cantani, A., E. Businco, N. Benincori, M. De Angelis, A. Di Fazio, L. Businco: A three year controlled study in children with pollinosis treated with immunotherapy. Ann. Allergy 53 (1984) 79–84

9 Chen, W.Y., J. Yu, J.Y. Wang: Decreased production of endothelin-1 in asthmatic children after immunotherapy. J. Asthma 32 (1995) 29–35

10 Cooper, P.J., J. Darbyshire, A.J. Nunn, J.O. Warner: A controlled trial of oral hyposensitization in pollen asthma and rhinitis in children. Clin. Allergy 14 (1984) 541–550

11 Dreborg, S., B. Agrell, T. Foucard, N.I.M. Kjellman, A. Koivikko, S. Nilsson: A double-blind, multicenter immunotherapy trial in children, using a purified and standardized cladosporium hebarum preparation, I. Clinical Results. Allergy 41 (1986) 131–140

12 Giovane, A.L., M. Bardare, G. Passalaqua, S. Ruffoni, A. Scordamaglia, E. Gheezi, G.W. Canonica: A three-year double-blind placebo-controlled study with specific oral immunotherapy to dermatophagoides: evidence of safety and efficacy in paediatric patients. Clin. exp. Allergy 24 (1994) 53–59

13 Glover, M.T., D.J. Atherton: A double-blind controlled trial of hyposensitization to dermatophagoides pteronyssinus in children with atopic dermatitis. Clin. exp. Allergy 22 (1992) 440–446

14 Hedlin, G., V. Graff-Lonnevig, H. Heilborn, G. Lilja, K. Norrlind, K. Pegelow, B. Sundin, H. Løwenstein: Immunotherapy with cat- and dog-extracts. V. Effects of 3 years of treatment. J. Allergy clin. Immunol. 87 (1991) 955–964

15 Hill, D.J., C.S. Hosking, M.J. Shelton, M.W. Turner: Failure of hyposensitization in treatment of children with grass-pollen asthma. Brit. med. J. 284 (1982) 306–309

16 Hsieh, K.H.: Study of immunological changes after hyposensitization in house dust mite sensitive asthmatic children. Ann. Allergy 48 (1982) 25–31

17 Hsieh, K.H.: Changes of lymphoproliferative responses of T cell subsets to allergen and mitogen after hyposensitization in asthmatic children. J. Allergy clin. Immunol. 74 (1984) 34–40

18 Hsieh, K.H., C.C. Chou, B.L. Chiang: Immunotherapy suppresses the production of monocyte chemotactic and activating factor and augments the production of IL-8 in children with asthma. J. Allergy clin. Immunol. 98 (1996) 580–587

19 Hsieh, K.H., K.H. Lue, C.F. Chiang: Immunological changes after hyposensitization in house-dust-sensitive asthmatic children. J. Asthma 24 (1987) 19–27

20 Hsieh, K.H., C.H. Ng: Increased plasma platelet-activating factor in children with acute asthmatic attacks and decreased in vivo and in vitro production of platelet-activating factor after immunotherapy. J. Allergy clin. Immunol. 91 (1993) 650–657

21 Jacobsen, L., S. Dreborg, C. Møller, E. Valorvirta, U. Wahn, B. Niggemann, D. Koller, R. Urbanek, S. Halken, A. Høst, H. Løwenstein: Immunotherapy as preventive allergy treatment (PAT). J. Allergy clin. Immunol. 101 (1996) 232

22 Johnstone, D.E.: Uses and abuses of hyposensitization in children. Amer. J. Dis. Child 123 (1972) 78–83

23 Johnstone, D.E.: Immunotherapy in children: Past, present, and future (part I). Ann. Allergy 46 (1981) 1–7

24 Johnstone, D.E.: Immunotherapy in children: Past, present, and future (part II). Ann. Allergy 46 (1981) 59–66

25 Kaad, P.H., P.A. Østergaard: The hazard of mould hyposensitization in children with asthma. Clin. Allergy 12 (1982) 317–320

26 Karlsson, R., B. Agrell, S. Dreborg, T. Foucard, N.I.M. Kjellman, A. Koivikko, S. Nilsson: A double-blind, multicenter immunotherapy trial in children, using a purified and standardized cladosporium hebarum preparation, II. In vitro results. Allergy 41 (1986) 141–150

27 Kjellman, N.I.M., A. Lanner: Hyposensitization in childhood hay fever. Allergy 35 (1980) 323–334

28 Kuhn, W., R. Urbanek, J. Forster, S. Dreborg, G. Burow: Hyposensibilisierung bei Pollinosis: dreijährige prospektive Vergleichsuntersuchung bei Kindern. Allergologie 8 (1985) 103–109

29 Liao, T.N., K.H. Hsieh: Altered production of histamine-releasing factor (HRF) activity and responsiveness to HRF after immunotherapy in children with asthma. J. Allergy clin. Immunol. 86 (1990) 894–901

30 Lin, K.L., S.H. Wang, K.H. Hsieh: Analysis of house dust mite-specific IgE, IgG4, and IgG antibodies during immunotherapy in children. Ann. Allergy 67 (1991) 63–69

31 Möller, C.: Effects of pollen immunotherapy on food hypersensitivity in children with birch pollinosis. Ann. Allergy 62 (1989) 343–345

32 Möller, C., S. Dreborg, Å. Lanner, B. Björkstén: Oral immunotherapy of children with rhinoconjunctivitis due to birch pollen allergy. Allergy 41 (1986) 271–279

33 Möller, C., P. Juto, S. Dreborg, B. Björkstén: Blood lymphocyte proliferation response to pollen extract as a monitor of immunotherapy. Allergy 39 (1984) 291–296

34 Moens, M.M., H.P. Van Bever, W.J. Stevens, A.V. Mertens, C.H. Bridts, L.S. De Clerk: Influence of hyposensitization on soluble interleukin-2 receptor, eosinophil cationic protein, in vitro lymphocyte proliferation, in vitro lymphocyte adhesion, and lymphocyte membrane markers in childhood asthma. Allergy 49 (1994) 653–658

35 Murray, A.B., A.C. Ferguson, B.J. Morrison: Non-allergic bronchial hyperreactivity in asthmatic children decreases with age and increases with mite immunotherapy. Ann. Allergy 54 (1985) 541–544

36 Neiburger, R.G., J.B. Neiburger, R.J. Dockhorn: Distribution of peripheral blood T and B lymphocyte markers in atopic children and changes during immunotherapy. J. Allergy clin. Immunol. 61 (1978) 88–92

37 Nordvall, S.L., B. Renck, R. Einarsson: Specific IgE and IgG antibody responses in children to timothy pollen components during immunotherapy. Allergy 44 (1989) 380–384

38 Østergaard, P.A., P.H. Kaad, T. Kristensen: A prospective study on the safety of immunotherapy in children with severe asthma. Allergy 41 (1986) 588–593

39 Ownby, D.R., A.D. Adinoff: The appropriate use of skin testing and allergen immunotherapy in young children. J. Allergy clin. Immunol. 94 (1994) 662–665

40 Peroni, D.G., G.L. Piacentini, L.C. Martinati, J.Q. Warner, A.L. Boner: Double-blind trial of house-dust mite immunotherapy in asthmatic children resident at high altitude. Allergy 50 (1995) 925–930

41 Phelan, P.D.: Dangers of immunotherapy for the treatment of asthma in children (letter). Med. J. Aust. 153 (1990) 367

42 Price, J.F., J.Q. Warner, E.N. Hey, M.W. Turner, J.F. Soothill: A controlled trial of hyposensitization with adsorbed tyrosine dermatophagoides pteronyssinus antigen in childhood asthma: in vivo aspects. Clin. Allergy 14 (1984) 209–219

43 Rivlin, J., O. Kuperman, S. Freier, S. Godfrey: Suppressor T-lymphocyte activity in wheezy children with and without treatment by hyposensitization. Clin. Allergy 11 (1981) 353–356

44 Russell, G.: Childhood asthma and growth – a review of the literature. Resp. Med. 88 (Suppl. A) (1994) 31–37

45 Sadan, N., M.B. Rhyne, E.D. Mellits, E.O. Goldstein, D.A. Levy, L.M. Lichtenstein: Immunotherapy of pollinosis in children. New Engl. J. Med. 280 (1969) 623–627

46 Sigman, K., B. Mazer: Immunotherapy for childhood asthma: Is there a rationale for its use? Ann. Allergy 76 (1996) 299–305

47 Sporik, R., S.T. Holgate, T.A.E. Platts-Mills, J.J. Cogswell: Exposure to house. Dust mite allergen (Der p I) and the development of asthma in childhood. New Engl. J. Med. 323 (1990) 502–507

48 Tsai, L.C., M.W. Hung, R.B. Tang: Changes of serum-specific IgE antibody titer during hyposensitization in mite-sensitive asthmatic children. J. Asthma 27 (1990) 95–100

49 Tsai, L.C., R.B. Tang, M.W. Hung, Z.N. Chang: Changes in the levels of house dust mite specific IgG4 during immunotherapy in asthmatic children. Clin. exp. Allergy 21 (1990) 367–372

50 Turner, M.W., I. Yalcin, J.F. Soothill, J.F. Price, J.O. Warner, M.D. Hey, M.D. Chapman, T.A.E. Platts-Mills: In vitro investigations in asthmatic children undergoing hyposensitization with tyrosine-adsorbed Dermatophagoides pteronyssinus antigen. Clin. Allergy 14 (1984) 221–231

51 Urbanek, R., K.H. Bürgelin, S. Kahle, W. Kuhn, U. Wahn: Oral immunotherapy with grass pollen in enterosoluble capsules. A prospective study of the clinical and immunological responses. Europ. J. Pediat. 149 (1990) 545–550

52 Valorvirta, E., A. Koivikko, T. Vanto, M. Viander, L. Ingemann: Immunotherapy in allergy to dog: a double blind clinical study. Ann. Allergy 53 (1984) 85–88

53 Valorvirta, E., M. Viander, A. Koivikko, T. Vanto, L. Ingeman: Immunotherapy in allergy to dog. Immunologic and clinical findings of a double blind study. Ann. Allergy 57 (1986) 173–179
54 Van Bever, H.P., J. Bosmans, L.S. De Clerck, W.J. Stevens: Modification of the late asthmatic reaction by hyposensitization in asthmatic children allergic to house dust mite (dermatophagoides pteronyssinus) or grass pollen. Allergy 43 (1988) 378–385)
55 Van Bever, H.P., W.J. Stevens: Suppression of the late asthmatic reaction by hyposensitization in asthmatic children allergic to house dust mite (dermatophagoides pteronyssinus). Clin. exp. Allergy 19 (1989) 399–404
56 Van Bever, H.P., W.J. Stevens: Evolution of the late asthmatic reaction during immunotherapy and after stopping immunotherapy. J. Allergy clin. Immunol. 86 (1990) 141–146
57 Van Bever, H.P., W.J. Stevens: Effect of hyposensitization upon the immediate and late asthmatic reaction and upon histamine reactivity in patients allergic to house dust mite (dermatophagoides pteronyssinus). Europ. Respir. J. 5 (1992) 318–325
58 Van Bever, H.P., C.H. Bridts, M.M. Moens, T.E. De Rijck, A.V. Mertens: L.S. De Cleck, W.J. Stevens: Lymphocyte transformations test with house dust mite (dermatophagoides pteronyssinus) in normal children, asthmatic children and asthmatic children receiving hyposensitization. Clin. exp. Allergy 23 (1993) 661–668
59 Wang, J.Y., H.Y. Lei, K.H. Hsieh: The effect of immunotherapy in interleukin-1 and tumor necrosis factor production of monocytes in asthmatic children. J. Asthma 29 (1992) 193–201
60 Warner, J.O., J.F. Price, J.F. Soothill, E.N. Hey: Controlled trial of hyposensitization to Dermatophygoides pteronyssinus in children with asthma. Lancet II (1978) 912–915
61 Tar, M.G., M. Mancino, G. Monti: Efficacy of sublingual immunotherapy in patients with rhinitis and asthma due to house dust mite. A double-blind study. Allergol. et Immunpathol. 18 (1990) 277–284
62 Troise, C., S. Voltolini, A. Canessa, S. Pecora, A.C. Negrini: Sublingual immunotherapy in Parietaria pollen-induced rhinitis: a double-blind study. J. invest. allergol. clin. Immunol. 5 (1995) 25–30
63 Feliziani, V., G. Lattuada, S. Parmiani, P.P. Dall'Aglio: Safety and efficacy of sublingual rush immunotherapy with grass allergen extracts. A double blind study. Allergol. et Immunpathol. 23 (1995) 224–230
64 Quirino, T., E. Iemoli, E. Siciliani, S. Parmiani, F. Milazzo: Sublingual versus injective immunotherapy in grass pollen allergic patients: a double blind (double dummy) study. Clin. exp. Allergy 26 (1996) 1253–1261

14 Behandlung anaphylaktoider Reaktionen

L. Klimek

Klinik

Allergologische Notfälle durch übersteigerte immunologische Allgemeinreaktionen nach therapeutischer Allergenzufuhr im Rahmen der IT (Immuntherapie) werden auf 1:1000000 bis 1:100000 geschätzt (3, 6). In jeder Praxis oder Klinik, in der eine IT durchgeführt wird, muß daher ein entsprechend ausgerüsteter Notfallkoffer (Tab. 14.1) vorhanden sein, und die Mitarbeiter müssen mit der Notfalltherapie vertraut sein.

Anaphylaktoide Reaktionen werden durch die Freisetzung verschiedener Mediatoren wie Hist-

Tabelle 14.**1** Standardisierter Inhalt des Notfallkoffers des Klinikums der Johannes-Gutenberg-Universität Mainz (Klinik für Anästhesiologie)

Diagnostika:
- Stethoskop, Blutdruckmeßgerät, Taschenlampe

Ausstattung zur Behandlung respiratorischer Störungen:
- Ambu-Beutel und PEEP-Ventil
- Sauerstoffreservoir
- Durchsichtige Beatmungsmasken
- Nasopharyngealtuben (Wendel) Größe 28 und 32
- Oropharyngealtuben (Guedel) Größe 3 und 4
- Pleurakanüle (Pleuracath nach Matthys)
- Mundkeil
- Notfallrohr
- Absaugkatheter Größe 12, 14 und 16
- Laryngoskop mit Spatel Größe 3 und 4
- Endotrachealtuben (Magill) Größe 28, 32 und 34
- Führungsstab aus Plastik
- Blockerspritze
- Xylocaingel
- Stauschlauch
- Magill-Zange

Ausstattung zur Behandlung zirkulatorischer Störungen:
- Kolloidale Volumenersatzmittel
  - Expafusion 500 ml ×2
  - Sterofundin 500 ml ×1
- Natriumbicarbonat 1,4 % und 8,4 %, 250 ml ×1
- Katheter für zentralvenösen Zugang

Notfallmedikamente:

Medikament	Darreichung	Anzahl
Adalat	10-mg-Kapsel	×2
Akrinor	2-ml-Ampulle	×1
Alupent (5 mg)	10-ml-Ampulle	×1
Atropin (0,5 mg)	1-ml-Ampulle	×5
Berotecspray		×1
Dopamin (200 mg)	5-ml-Ampulle	×2
Dobutrex (250 mg)	5-ml-Ampulle	×2
Ebrantil (50 mg)	10-ml-Ampulle	×2
Euphyllin (200 mg)	10-ml-Ampulle	×3
Fenistil (4 mg)	4-ml-Ampulle	×2
Fortecortin (100 mg)	5-ml-Ampulle	×1
Glucose 40 %	10-ml-Ampulle	2
Heparin (25 000 iE)	5-ml-Ampulle	×1
Isoptin (5 mg)	2-ml-Ampulle	×2
Ketanest (100 mg)	2-ml-Ampulle	×2
Lanitop (0,2 mg)	2-ml-Ampulle	×1
Lasix (20 mg)	2-ml-Ampulle	×2
Narcan (0,4 mg)	1-ml-Ampulle	×2
Nitrolingualspray		×1
Succinylcholin (100 mg)	5-ml-Ampulle	×2
Suprarenin (1 mg)	1-ml-Ampulle	×10
Tagamet (300 mg)	2-ml-Ampulle	×2
Valium (10 mg)	2-ml-Ampulle	×3
Visken (0,4 mg)	2-ml-Ampulle	×1
Volon A (200 mg)	5-ml-Ampulle	×2
Xylocain 2 % (100 mg)	5-ml-Ampulle	×3
NaCl 0,9 %	10-ml-Ampulle	×3

Verbrauchsmaterial:
- Desinfektionsspray
- Kompressen
- Spritzen 2 ml, 5 ml und 10 ml
- Kanülen
- Verschiedene Pflaster
- Braunülen und Mandrins Größe 0,8, 1,2 und 1,4
- Dreiwegehahn
- Einmalskalpell
- Sterile Einmalhandschuhe
- Magensonden 14 und 16 Char

Defibrillator (einfaches Gerät ausreichend, EKG-Anzeige vorteilhaft

Tabelle 14.2 Behandlung von anaphylaktoiden Reaktionen nach Hyposensibilisierungsbehandlung (nach Tryba u. Mitarb.)

- **Allgemeine Maßnahmen:**
  Beim Auftreten allergischer Reaktionen sind folgende allgemeine Maßnahmen durchzuführen:
  - sofortige Unterbrechung der Allergenzufuhr,
  - Staubinde proximal zur Injektionsstelle zur Unterbrechung des venösen Abflusses und des arteriellen Einstroms,
  - ggf. subkutane Um- und Unterspritzung der Injektionsstelle mit 0,1–0,2 mg Adrenalin in ausreichendem Volumen.

  Zusätzlich bei Allgemeinreaktionen:
  - Sauerstoffzufuhr,
  - großlumigen i.v. Zugang legen,
  - Flach- oder Trendelenburg-Lagerung des Patienten (Ausnahme: Lungenödem).

  Weitere Beobachtung des Patienten (Ausnahme: Lundenödem).

• Reaktion	• Behandlung
Lokalreaktion (Stadium 0): Übermäßige Schwellung/Rötung der Injektionsstelle	**Allgemeine Maßnahmen (s.o.)** **Zusätzlich je nach Schweregrad:** – Kühlen! – Antihistaminikagabe (evtl. oral)
Leichte Allgemeinreaktion (Stadium 1): Allgemeine Hautrötung, Urtikaria, Pruritus (insbesondere an den Handtellern und Fußsohlen), Schleimhautreaktionen (z.B. Nase, Konjunktiven); Allgemeinreaktionen (z.B. Unruhe, Kopfschmerz)	**Allgemeine Maßnahmen (s.o.)** **Zusätzlich:** – Blutdruck und Pulskontrolle – Gabe eines H_1-Antihistaminikums und eines H_2-Antihistaminikums (z.B. Dimetindenmaleat 8 mg und Cimetidin 400 mg, jeweils i.v.) und eines Corticosteroids (50–125 mg Prednisolon oder Äquivalente i.v.).
Ausgeprägte Allgemeinreaktion (Stadium 2): Kreislaufdysregulation (Blutdruck-, Pulsveränderung); Atemnot (leichte Dyspnoe, beginnender Bronchospasmus); Stuhl- bzw. Urindrang; Angstgefühl	**Bei pulmonaler Reaktion:** – Inhalation eines β-Sympathomimetikums oder von Adrenalin – bei Progredienz: Adrenalin 1 mg/10 ml: 0,1 mg/min i.v. **Bei kardiovaskulärer Reaktion:** – Ringer-Lactat-Lösung 500 ml i.v. **Weiterhin wie bei Stadium 1, aber:** – 250–500 mg eines Corticosteroids i.v.
Starke Allgemeinreaktion (Stadium 3): (Sehr selten, aber u.U. innerhalb von Sekunden nach der Injektion): Schock (schwere Hypotension, Blässe); Bronchospasmus mit bedrohlicher Dyspnoe; Bewußtseinstrübung oder -verlust, ggf. mit Stuhl- bzw. Urinabgang	**Bei pulmonaler Reaktion:** – wie bei Stadium 2, bei unzureichendem Therapieeffekt zusätzlich Theophyllin initial 5 mg/kgKG i.v. **Bei kardiovaskulärer Reaktion zusätzlich:** – Ringer-Lactat-Lösung 2000 ml i.v. – Kolloide (z.B. HES 200 000, bis zu 2000ml i.v.) – Adrenalin 1 mg/10 ml: 0,1 mg/min. i.v. oder Dopamin 2,5–5 mg/70 kg/min. i.v. – bei Progredienz nach etwa 1 mg Adrenalin: 1. Noradrenalin 0,05-1 mg/min. 2. H_1-Antagonist+H_2-Antagonist i.v. (Dosis s. Stadium 1) **Anschließend:** 1000 mg Prednisolon oder Äquivalente i.v.
Vitales Organversagen (Stadium 4): Manifestes Versagen der Vitalfunktionen (Atem-/Kreislaufstillstand)	**Notfallmaßnahmen:** – Reanimation (Intubation, Beatmung, externe Herzdruckmassage) – Adrenalin (+ Dopamin + Noradrenalin) – weitere Volumensubstitution

Die Dosierungsempfehlungen gelten für Erwachsene. Bei Kindern müssen die Dosierungen dem Körpergewicht entsprechend angepaßt werden!
Nach anaphylaktoiden Reaktionen sind u.U. Dosisreduktionen des Allergenextrakts für die weitere Hyposensibilisierung erforderlich. Bitte vergleichen Sie hierzu die Angaben in Tab. 14.3.

amine, Leukotriene oder PAF verursacht. Die Art, die Menge und das Verhältnis der Mediatoren sowie die individuelle Prädisposition bestimmen die ausgelöste Symptomatik. Diese manifestiert sich im wesentlichen an Haut, Lunge, kardiovaskulärem System und Gastrointestinaltrakt. An Haut und Schleimhäuten treten Erytheme, Urtikaria und (Quincke-)Ödeme auf. Zu Beginn besteht oft ein Juckreiz, häufig an Handinnenflächen und Fußsohlen auch perioral, perianal. An der Lunge führen die verschiedenen Mediatoren zur Bronchokonstriktion, Hypersekretion und in unterschiedlichem Ausmaß auch zur Vasokonstriktion mit z.T. extremer Erhöhung des pulmonalen vaskulären Widerstands bis hin zur akuten respiratorischen Insuffizienz (5). In der Endstrombahn kommt es innerhalb von Sekunden bis Minuten zu einer Permeabilitätserhöhung der Kapillaren mit Plasmaexsudation und nachfolgender Hypovolämie mit Hämokonzentration. Zudem tritt eine Vasodilatation auf. Initial kann es zu einer reflektorischen Bradykardie kommen, anschließend folgt eine Tachykardie (Histamin wirkt positiv chronotrop). Bei einem fulminantem Verlauf des anaphylaktoiden Schocks kann ein primärer Kreislaufstillstand eintreten, ohne daß zuvor Reaktionen an anderen Organen beobachtet werden. Die gastrointestinalen Symptome lassen sich auf Permeabilitätsstörungen zurückführen. Darüber hinaus stimulieren Histaminrezeptoren die Darmmotorik. Unspezifische Symptome einer anaphylaktoiden Reaktion sind: Harn- bzw. Stuhldrang bis zur Blasenentleerung und Defäkation sowie Uteruskrämpfe. Zentralnervöse Symptome sind: Unruhe und zerebrale Krämpfe bis hin zur Bewußtlosigkeit.

Entscheidend für die Prognose einer anaphylaktischen Reaktion ist die frühzeitige Behandlung der Veränderung an Kreislauf und Lunge!

Die Unterteilung anaphylaktoider Reaktionen je nach Schweregrad in vier Stadien ist für die Praxis sinnvoll, da hiervon die jeweilige Therapie abhängig gemacht werden kann (Tab. 14.**2**). Die von uns empfohlene Therapie entspricht den Vorgaben der „Konsensuskonferenz der Arzneimittelkommission der Deutschen Ärzteschaft: Akuttherapie anaphylaktoider Reaktionen" (5).

Lokale, auf den Kontaktort beschränkte Hautreaktionen (Stadium 0) sind oftmals lästig, bedürfen jedoch in der Regel keiner speziellen Therapie. Bei leichten Allgemeinreaktionen (Stadium 1) wie Nasenjucken, Niesreiz, Rhinorrhö, Augentränen und -jucken, Unruhe, Kopfschmerz oder disseminierten Hautreaktionen ist erhöhte Vorsicht geboten. Der Patient sollte nicht aus der Beobachtung entlassen werden. Als Alarmzeichen eines Fortschreitens der Reaktion kann ein Juckreiz an Händen und Füßen, aber auch ein perioraler und perianaler Juckreiz gewertet werden. Die weiteren therapeutischen Maßnahmen werden dem individuellen Befund gemäß einer Stadieneinteilung angepaßt (Tab. 14.**2**).

Das weitere Vorgehen nach unerwünschten Reaktionen bei IT wird ebenfalls vom Schweregrad der Reaktion nach dieser Stadieneinteilung abhängig gemacht (Tab. 14.**3**).

Tabelle 14.**3** Weiteres Vorgehen nach Nebenreaktionen

Nebenreaktion		Weiteres Vorgehen
Stadium 0		
Durchmesser der Schwellung		
Kinder	Erwachsene	
<5 cm	<8 cm	Wiederholung der letzten Dosis
5–7 cm	8–12 cm	Dosisreduktion 1 Schritt im Dosierungsschema
7–12 cm	12–20 cm	Dosisreduktion 2 Schritte im Dosierungsschema
12–17 cm	>20 cm	Dosisreduktion 3 Schritte im Dosierungsschema
>17 cm		
Stadium 1		Dosisreduktion 2–3 Schritte im Dosierungsschema, langsamere Dosissteigerung
Stadium 2		Dosisreduktion 3–5 Schritte im Dosierungsschema, langsamere Dosissteigerung
Stadium 3 und 4		Eignung des Patienten für eine spezifische Immuntherapie generell überprüfen. Im Falle einer Weiterbehandlung sicherheitshalber wieder mit Fl. 1 beginnen!

Klinik des Atem- und Kreislaufstillstandes:
- Pulslosigkeit (A. carotis, A. femoralis prüfen!),
- Bewußtlosigkeit (6–12 Sekunden nach Sistieren der O_2-Zufuhr zum Gehirn),
- Schnappatmung, Atemstillstand (bei primärem Kreislaufstillstand nach 15–40 Sekunden),
- Weite, lichtstarre Pupillen (nach 30–90 Sekunden),
- grau-zyanotische Hautfarbe (unsicheres Zeichen).

Therapie

Sofortmaßnahmen und medikamentöse Behandlung

Die Therapie erfolgt nach der **ABCD-Regel:**

Atemwege freimachen: Kopf überstrecken, Unterkiefer nach vorn und oben ziehen (Esmarch-Handgriff). Eventuell Entfernen von Sekret bzw. Speichel aus dem Mund-Rachen-Raum.

Beatmung: Mund-zu-Mund, Mund-zu-Nase, Mund-zu-Tubus (Safar-Tubus, Guedel-Tubus). Falls vorhanden: Maskenbeatmung (Ambu-Beutel) mit 100%igem Sauerstoff. Möglichst frühzeitige endotracheale Intubation und Beatmung. Bei massivem Larynxödem: Koniotomie oder Nottracheotomie. Beatmungsfrequenz ca. 20/Minute. Beatmungserfolg kontrollieren: Atemgeräusch symmetrisch? Rückgang der Zyanose? Einsetzende Spontanatmung?

Circulation: Bei Herzstillstand möglichst unmittelbarer Beginn mit extrathorakaler Herzdruckmassage; zuvor präkordialer Faustschlag empfehlenswert: flache Lagerung auf harter Unterlage, Druckpunkt zwei Querfinger oberhalb des Xiphoids, auf dem unteren Sternumdrittel (bei Kindern in der Sternummitte). Die Herzdruckmassage wird mit gestreckten, angelegten Armen durchgeführt. Die Hände liegen aufeinander, nur die Handballen berühren den Druckpunkt. Die Massagefrequenz beträgt bei Erwachsenen 80/Minute bei Kindern 90/Minute. Es sollte keine Unterbrechung der Herzdruckmassage länger als 7 Sekunden erfolgen.

Falls ein Helfer zur Verfügung steht, kontrolliert dieser die Suffizienz der Therapie durch Palpation der A. femoralis. Bei gleichzeitig durchgeführter Beatmung wird eine Relation von 5:1 (Herzdruckmassagen: Beatmungen) angestrebt. Zentralen Pulsschlag an Karotis- oder Femoralarterie prüfen.

Bei anaphylaktischem Schock findet sich zunächst ein Sinusrhythmus (elektromechanische Entkopplung). Durch anhaltende Hypotonie und Hypoxie kann es zu Kammerflimmern kommen. Eine primäre Asystolie ist bei anaphylaktischen Reaktionen nicht zu erwarten. Bei verlängerter Reanimation muß die Azidose mit Natriumhydrogencarbonat-Pufferlösung (1,4% = isotone Lösung; wegen Volumenmangels keine hypertonen Lösungen 3,5%, 10%) korrigiert werden, da sonst die Katecholaminwirkung aufgehoben wird (Abb. 14.**1**).

Drugs (medikamentöse Therapie) (vgl. Tab. 14.**2**): In der spezifischen medikamentösen Therapie haben sich einige wenige Substanzen bewährt.

Adrenalin

Adrenalin führt über eine Stimulation der α-Rezeptoren zur Vasokonstriktion und über eine β-mimetische Wirkung zur Bronchodilatation, aber auch zur Tachykardie (1). Darüber hinaus besitzt Adrenalin direkte antiödematöse Eigenwirkungen. Die Adrenalinwirkung ist dosisabhängig. Bei einer höheren Dosis überwiegt der α-adrenerge Effekt. Bei pulmonaler Symptomatik im Stadium 2 oder 3 (Bronchospasmus) ist die inhalative Applikation indiziert. Alternativ können die zur Asthmatherapie verwendeten β_2-Mimetika (z.B. Terbulatin, Fenoterol, Salbutamol u.a.) als Dosieraerosol eingesetzt werden. Die Dosierung richtet sich nach den Nebenwirkungen (in der Regel höher als bei der Asthmatherapie). Die Maximaldosis ist erreicht, wenn Tachykardie und etwas später Tremor auftreten. Die Überwachung der Herzfrequenz ist daher Voraussetzung.

Cave: Bei Herzkrankheiten, insbesondere bei koronaren Herzkrankheiten, ist eine Dosisreduktion erforderlich. Ein ausreichender Wirkspiegel wird nicht nur durch Inhalation erreicht, sondern auch durch Resorption über die Mundschleimhaut. Bei kardiovaskulärer Symptomatik soll Adrenalin i.v. appliziert werden. Da Arrhythmien bis zum Kammerflimmern sowie myokardiale Ischämien beschrieben wurden, darf Adrenalin nur fraktioniert in kleinen Dosierungen (ca. 0,1 mg/min) sehr langsam appliziert werden. Um eine ausreichend genaue Dosierung zu ermöglichen, sollte hierbei 1 mg (1 ml) Adrenalin in einer 10-ml-Spritze mit 9 ml 0,9%iger NaCl aufgezogen werden. Eine Maximaldosis von 1 mg Adrenalin sollte in der Regel nicht überschritten werden. Bei Situationen, in denen ein venöser Zugang

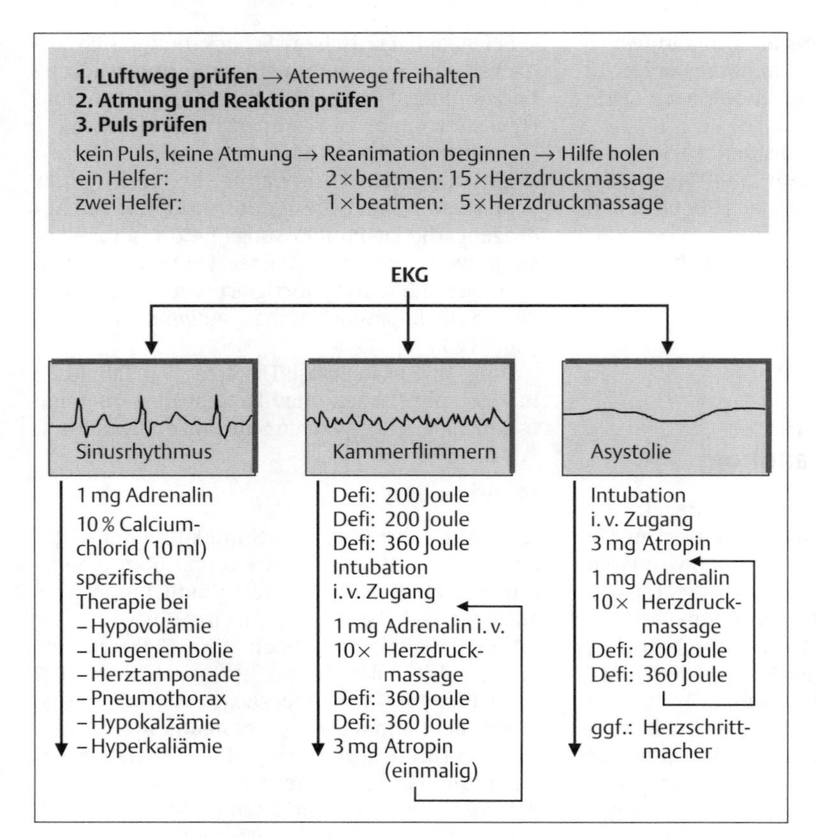

Abb. 14.1 Schema der kardiopulmonalen Reanimation

nicht plaziert werden kann (Stadium 3 oder 4), kann Adrenalin aufgrund der schnellen Verfügbarkeit auch endobronchial oder sublingual appliziert werden. In diesem Fall sollte Adrenalin etwa zwei- bis dreimal höher als bei i. v. Gabe dosiert werden (ca. 0,3 mg) und mit 0,9%iger NaCl oder Aqua bidest. auf ein Volumen von etwa 5 ml verdünnt werden (4); eventuell erforderliche Wiederholungsgaben sollten möglichst i. v. erfolgen. Die Wirkung von Adrenalin hält bei endobronchialer Gabe länger an als bei i. v. Verabreichung (4).

Dopamin

Ein günstigeres Wirkprofil für die Therapie kardiovaskulärer Reaktionen bietet Dopamin. Es wirkt dosisabhängig auf α- und β-Rezeptoren und besitzt eine kurze Halbwertszeit. Bei vergleichbarem α-mimetischen Effekt zeichnet sich Dopamin durch eine geringere β1- und β2-mimetische Wirkung aus. Steht Dopamin schnell zur Verfügung, kann die Therapie auch primär damit begonnen werden. Als Anfangsdosierung empfiehlt sich die Gabe von 35–70 μg/kg/min (2,5–5 mg/70 kg/min) Dopamin über einen Perfusor. Dies entspricht 0,5–1,0 ml der 10 ml-Ampulle (50 mg) bei Erwachsenen. Gegebenenfalls kann die Dosierung nach der Wirkung adaptiert werden. Um die Gefahr unerwünschter Wirkungen zu minimieren, sollte – wenn möglich – auch bei primärer Wirksamkeit von Adrenalin möglichst frühzeitig auf Dopamin gewechselt werden. Der therapeutische Vorteil von Dopamin gegenüber dem Adrenalin konnte zumindest tierexperimentell bei potentiell letalen allergischen Reaktionen gezeigt werden (2). In der Klinik sind die Erfahrungen mit Dopamin unter dieser Indikation jedoch noch begrenzt.

Noradrenalin

Läßt sich weder durch Adrenalin noch durch Dopamin eine Kreislaufstabilisierung erzielen, empfiehlt sich nach spätestens 10 Minuten der frühzeitige Einsatz eines Katecholamins mit vorwiegend α-mimetischen Wirkungen. Die Anfangsdosierung von Noradrenalin sollte etwa 0,05–0,1 mg (0,5–1,0 ml der auf 10 ml verdünnten Ampulle Arterenol) betragen und kann fraktioniert in Minutenabständen wiederholt werden (maximal etwa 1 mg/10 min).

Volumengabe

Plasmaexsudation und Vasodilatation sind Ausdruck schwerer anaphylaktoider Reaktionen und Ursache der kardiovaskulären Symptome. Die kausale Therapie der relativen Hypovolämie ist die adäquate Volumenzufuhr. Diese kann grundsätzlich mit Elektrolytlösungen, verschiedenen kolloidalen Plasmaersatzmitteln, humanem Plasma oder mit Albumin erfolgen. Kolloidale Lösungen haben sich jedoch als vorteilhaft erwiesen (5). Elektrolytlösungen verbleiben nur kurzfristig im Intravasalraum. Der Effekt von Elektrolytlösungen auf das intravasale Volumen ist bei alleiniger Gabe dieser Lösungen, zumindest bei bedrohlichen Reaktionen (Stadium 3), unzureichend. Darüber hinaus wird eine verstärkte interstitielle Ödembildung begünstigt. Aus diesen Gründen sind initial höhermolekulare Lösungen zu bevorzugen. Hydroxyethylstärke (HES) (mit einem mittleren Molekulargewicht von 200000) ist das Volumenmittel der Wahl zur Soforttherapie anaphylaktoider Reaktionen. Begrenzt wird der Einsatz vor allem durch die maximal zu verabreichende Menge von etwa 20–30 ml/kg/Tag (ca. 2 l bei einem Erwachsenen). Eine darüber hinaus erforderliche Volumenzufuhr sollte bevorzugt mit Elektrolytlösungen erfolgen. Die Ödemverstärkung durch Plasmaexsudation stellt dabei keine Kontraindikation dar. Schwere anaphylaktoide Reaktionen erfordern nicht selten die Zufuhr größerer Mengen Flüssigkeit innerhalb kurzer Zeit (2–3 l in 20–30 Minuten). Dies ist nur über großlumige Zugänge zu erreichen. Auch nach primarer Kreislaufstabilisierung können im Verlauf der nächsten Stunden Infusionen von mehreren Litern Flüssigkeit erforderlich werden. Cave: kardiale Dekompensation bei vorgeschädigten Patienten.

Histaminantagonisten

Histaminantagonisten können derzeit nicht als Mittel der ersten Wahl bei schweren kardiovaskulären Reaktionen empfohlen werden. Ihr Einsatz scheint gerechtfertigt zu sein, wenn die primär eingeschlagene Therapie nicht innerhalb kürzerer Zeit zu einer Stabilisierung des Kreislaufs führt (5). Wegen des erforderlichen raschen Wirkungseintritts kommen für die Therapie anaphylaktoider Reaktionen nur die älteren, sedierenden H1-Antagonisten in Frage (Clemastin, Dimetinden, Chlorpheniramin), nicht aber die neuen, nichtsedierenden H1-Antagonisten. Zusätzlich ist oftmals die Gabe eines H2-Antagonisten empfehlenswert. Hier wird meist Cimetidin, gelegentlich auch Ranitidin genannt (5). Empfehlenswert ist die Kombination von Dimetindenmaleat mit Cimetidin (Fenistil, mit Tagamet): ca 0,1 mg Dimetindenmaleat/kg und 5 mg Cimetidin/kg; alternativ: Dimetindenmaleat mit Ranitidin (1 mg/kg) oder Clemastin (Tavegil) mit Cimetidin (0,05 mg/kg). Diese Dosis ist grundsätzlich als Kurzinfusion über mindestens 5 Minuten zu verabreichen.

Glucocorticosteroide

Glucocorticosteroide sind vorwiegend bei kutanen und pulmonalen Symptomen indiziert. Mit einer Wirkung kann nicht sofort gerechnet werden. Bei progredienten kutanen Reaktionen läßt sich häufig durch rechtzeitige Gabe von 50–125 mg Prednisolon i.v. oder entsprechender Äquivalente das Fortschreiten zu einer systemischen Reaktion verhindern. In der Therapie akuter pulmonaler Reaktionen (Bronchokonstriktion) werden Corticosteroide neben den β-Mimetika eingesetzt (Wirkung: Bronchodilation, Minderung des bronchialen Schleimhautödems und der Mukussekretion). Im Stadium 2 sind 50–125 mg Prednisolonäquivalente meist ausreichend. Im Stadium 3 muß gegebenfalls kurzzeitig eine höhere Dosierung erfolgen (unspezifische Corticoidwirkungen). Insbesondere bei anaphylaktoiden Reaktionen nach Allergeninjektion im Rahmen der IT beobachtet man nicht selten einen biphasischen Verlauf. Hier sind Corticosteroide geeignet für die Prophylaxe von Rezidivreaktionen bzw. allergischen Spätreaktionen. Sie sollten über mindestens 24 Stunden gegeben werden (dreimal 40–125 mg Prednisolonäquivalente), was auch der mindesterforderlichen Überwachungszeit nach schweren allergischen Reaktionen entspricht.

Theophyllin

Der vermutete Wirkmechanismus von Theophyllin umfaßt die Hemmung der Ermüdbarkeit der Atemmuskulatur, der Mediatorenfreisetzung, die Erhöhung der Adrenalinkonzentration und die Bronchodilatation. Die einzige Indikation für Theophyllin bei anaphylaktoiden Reaktionen ist die schwere bronchospastische Reaktion, die auf die Therapie mit β-Mimetika und Corticosteroiden allein nicht ausreichend anspricht. Theophyllin wirkt deutlich schwächer bronchodilatatorisch als die β-Mimetika; seine Wirkung addiert sich jedoch zu deren Wirkung hinzu. Ist die Gabe von Theophyllin angezeigt, sollte mit einer initialen Dosis von etwa 5 mg/kg begonnen und – falls erforderlich – weitere 10 mg/kg über 24 Stunden gegeben werden.

Calcium

Es gibt keine Hinweise auf einen positiven Effekt von Calcium bei systemischen anaphylaktoiden Reaktionen. Calcium kann im Schock, besonders nach einer Adrenalintherapie, eine Verschlimmerung der Zellzerstörung, eine Myokardkontraktur, ein irreversibles Kammerflimmern und eine Verstärkung der zerebralen Minderperfusion verursachen (5). Angesichts dieser potentiell gefährlichen Folgen muß vom Einsatz des Calciums bei anaphylaktoiden Reaktionen abgeraten werden.

Literatur

1 Barach, E.M., R.M. Nowak, T.G. Lee, M.C. Tomlanovich: Epinephrine for treatment of anaphylactic shock. J. Amer. med. Ass. 251 (1984) 2118–2122
2 Molls, M., W. Bernauer: Effects of catecholamines and sympathicolytics on survival and circulatory parameters in protracted anaphylactic shock in guinea pigs. Int. Arch. Allergy appl. Immunol. 52 (1976) 15–20
3 Norman, P.S., T.E. VanMetre: The safety of allergenic immunotherapy. J. Allergy clin. Immunol. 85 (1990) 522–525
4 Schüttler, J.: Die endobronchiale Pharmakotherapie bei der kardiopulmonalen Reanimation. Notfallmedizin 16 (1990) 760–769
5 Tryba, A. et al.: Akuttherapie anaphylaktoider Reaktionen. Allergo Journal 3 (1994) 211–224
6 Weber, R.W., T.R. Vaughan, W.K. Dolen: A ten-year review of adverse reactions to immunotherapy. J. Allergy clin. Immunol. 81 (1988) 295

15 Beurteilung des Therapieerfolges bei einer Immuntherapie

L. Klimek, A. B. Reske-Kunz und H.-J. Malling

Prinzipiell verfolgt das Monitoring bei Immuntherapie drei verschiedene Ziele (71):

- die Registrierung des Zustands des Patienten und seiner Reaktionen auf die IT, v.a. mit dem Ziel, die Therapie entsprechend anzupassen (Sicherheitsmonitoring),
- die Sammlung von Daten für wissenschaftliche Auswertungen und die weiteren Behandlungen des Patienten und
- die Evaluierung der Effektivität der IT.

Symptomatik und Medikamentenverbrauch

Allergiker leiden an der klinischen Manifestation ihrer Erkrankung, d.h. an den Symptomen von Rhinitis, Konjunktivitis und Asthma. Infolgedessen sind die wichtigsten Parameter zur Beurteilung des Therapieerfolges ein Rückgang der Symptomatik und/oder des Medikamentenverbrauchs (71). Symptomatik und Medikamentenverbrauch sollten nie isoliert betrachtet werden, da sich diese selbstverständlich erheblich gegenseitig beeinflussen.

Kein einziger der bekannten Laborparameter ist derzeit besser in der Lage, die Wirksamkeit einer Therapie bei der allergischen Rhinitis abzuschätzen als die subjektiven Angaben des Patienten über seine Symptomstärke (69,71). Die Bewertung der Beschwerdestärke verlangt jedoch eine gute und regelmäßige Mitarbeit des Patienten und den Ausschluß eines sekundären Krankheitsgewinns.

Für die Bewertung der Symptomstärke des Patienten haben sich **Tagebuchaufzeichnungen** bewährt, die ein- bis zweimal täglich vorgenommen werden sollten. Bei der Auswahl (evtl. Erstellung) des Tagebuchs sind aus Erfahrung der Autoren einige praktische Details von großer Bedeutung:

- Die Tagebücher sollten möglichst klein und handlich sein (z.B. DIN-A6-Format), um ständig mitgenommen werden zu können (Tagebuch vergessen = Eintrag vergessen oder nicht verläßlich).
- Die Heftchen sollten robust sein (z.B. mit wasserabweisender Beschichtung).
- Die Aufzeichnungen für jeden Tag sollten auf einer eigenen Seite bzw. Doppelseite beginnen.
- Es sollte eine Kombination aus standardisierten Vorgaben (Ankreuzen) und Freitext (eigene Beobachtungen) vorgegeben sein.
- Bei der Auswahl der Schriftgröße sollte an ältere und sehbehinderte Patienten gedacht werden.

Für die allergische Rhinitis hat es sich bewährt, die Symptome „Nasenatmungsbehinderung", „Niesreiz", „Juckreiz", „nasale Sekretion" getrennt zu erfassen und aus diesen einen „nasalen Symptomensummenscore" zu bilden. Entsprechend geht man bei okulären Symptomen mit der Erfassung von „Augenjucken", „Augentränen", „Rötung der Augen" vor. An psychometrischen Verfahren sind entweder visuelle Analogskalen (0% – 100%) oder Ordinalskalen (Grad 0 – Grad 3) empfehlenswert. Aus diesen sollte dann die Bestimmung des Gesamtscores der Symptomatik (AUC: „Area under the curve") im Zeitverlauf für die aktiv behandelten Patienten im Vergleich zur Placebogruppe erfolgen und der Besserungsgrad durch die aktive Behandlung (Reduzierung der Schwere der Erkrankung im Vergleich zur Placebogruppe) berechnet werden. Zusätzlich sollte nach der Pollensaison (bzw. der jeweiligen Behandlung) eine globale Einschätzung des Therapieerfolges durch den Patienten erfolgen.

Die Bewertung des therapeutischen Erfolges (z.B. Einteilung in „Responder" vs. „Nonresponder") darf auch bei exakter Definition der Beurteilungskriterien nicht ohne **klinisches Augenmaß** erfolgen. Der Rückgang sollte so groß sein, daß vom klinischen Gesichtspunkt her die Morbidität der allergischen Erkrankung deutlich vermindert ist (69).

Vergleichsparameter sind hierbei die Symptomatik und der Medikamentenverbrauch zu einem Zeitraum vor der Behandlung (eine Saison bei saisonaler Allergie bzw. ein genügend langer Vergleichszeitraum bei perennialer Allergie) und der identische Parameter einer möglichst gleichartigen Gruppe von Patienten, die mit Placebo oder einer Vergleichstherapie behandelt wurden („matched groups") (71).

Bei vielen klinischen Studien fällt auf, daß weniger die klinische Wirksamkeit betont wird als vielmehr die statistische Signifikanz. Natürlich ist es entscheidend, einen statistisch signifikanten Unterschied zwischen Probanden und Placebogruppe zu dokumentieren. Jedoch garantieren entsprechende „p-Werte" nicht per se die Anwendbarkeit einer bestimmten Therapie. Ein zehnprozentiger Rückgang des Medikamentenverbrauches mag statistisch signifikant sein, für den Patienten dagegen bleibt dies klinisch irrelevant. Dennoch wird für die klinische Bewertung eine Größenordnung vorzugeben sein. Unserer Erfahrung nach ist folgende Einteilung sinnvoll:

- wirkungslos (Symptomatik/Medikation: Verbesserung < 30%);
- geringe Wirkung (Verbesserung um 30%–45%);
- mäßige Wirkung (Verbesserung um 45%–60%),
- starke Wirkung (Verbesserung > 60%).

Zwar ist auch diese Einteilung willkürlich, hat sich jedoch als sensitiv und praktikabel in der klinischen Praxis herausgestellt (28).

Eine Verbesserung der Symptomatik bzw. Rückgang des Medikationsverbrauchs um weniger als 30% scheint dagegen keine ausreichende Effizienz aufzuzeigen (71).

Bei Anwendung dieses Kriteriums auf die bislang international publizierten placebokontrollierten Studien (2–8,10–21,23–28,31,74,95) zeigt sich eine Abhängigkeit der beobachteten klinischen Wirksamkeit von der Allergenart. Bei **Ragweed**-Allergie zeigten 9 von 13 Studien eine klinisch relevante Wirkung (7 Studien mit geringer, 2 mit mäßiger Wirkung) (22,44,46,48,52–54,67, 77,78,81,117,118). Von den untersuchten 14 Studien bei Gräserallergie erwiesen 13 eine Wirksamkeit (3 Studien mit geringer, 7 Studien mit mäßiger und 3 Studien mit hoher Wirksamkeit) (16–21,31,45,47,68,85,88,119,126). Bei 6 Studien mit **Hausstaubmilbenextrakten** zeigten 3 eine klinisch relevante Wirkung (1 mit geringer und 2 mit mäßiger Wirksamkeit) (14,25,37,72, 73,95).

Die meisten der genannten Studien liefern Daten über kombinierte Symptom-/Medikationswerte und berücksichtigen keine logistischen Probleme. Umgekehrt kann bei Studien, die Daten über Symptome und Medikamente getrennt bewerten, eine relative Gewichtung die Interpretation verzerren. Eine Verbesserung der Symptomatik und ein gleichbleibender Medikamentenverbrauch oder vice versa ergeben immer noch einen Rückgang des Schweregrades der Erkrankung. Problematisch wird es dann, wenn Symptome und Medikation sich widersprechende Änderungen zeigen. In diesen Fällen muß geschlossen werden, daß keine entscheidende, zumindest keine unanfechtbare klinische Wirkung durch die Therapie erzielt wurde.

Jede Erfassung von Symptomstärke und/oder Medikamentenverbrauch ist nur sinnvoll bei bekannter Allergenexposition während des Meßzeitraums. Hierzu können die Daten regionaler Pollenfallen oder von individuellen **Pollensammlern** verwendet werden. Persönliche Pollensammler sind bei technischer Zuverlässigkeit sicherlich zu bevorzugen. Da sie jedoch in der geforderten Qualität aus finanziellen Gründen derzeit kaum verwendbar sind, haben wir mit dem Modell „individualisierte Pollenfallen" den Versuch einer Kompromißlösung unternommen (59). Bei diesem Modell wurde in von uns durchgeführten IT-Studien jedem Teilnehmer diejenige offizielle Pollenfalle zugewiesen, die am wahrscheinlichsten seine individuelle Pollenexposition widerspiegelte (wohnortnah, arbeitsplatznah, urlaubsortnah, in Hauptwindrichtung liegend usw.). Somit können z.T. regionale Unterschiede der Pollenflugdaten ausgeglichen und hierdurch eine genauere Einschätzung der therapeutischen Wirksamkeit erzielt werden.

Provokationstestungen

Dermale Provokation

Hauttestreaktionen werden in der Allergologie vielfältig für die Beurteilung des Ausmaßes allergischer Sensibilisierungen eingesetzt. Im Therapiemonitoring beinhaltet dies, neben der Wirksamkeitsbeurteilung bei spezifischer Hyposensibilisierungstherapie (18,57), die Anwendung in

Studien zur Wirksamkeitsbeurteilung und Pharmakokinetik von Antihistaminika (92,109), topischen und systemischen Glucocorticoiden (84,97) und anderer antiallergischer Medikation. Darüber hinaus werden Hauttestungen zur Bestimmung der biologischen Aktivität von Allergenextrakten eingesetzt (79,113).

Zur Erfogsbeurteilung der spezifischen Hyposensibilisierung wird sowohl die allergische Sofortphasenreaktion (59,117), als auch die Spätphasenreaktion beurteilt (38,118).

Varney u. Mitarb. wiesen in ihrer Studie zur allergischen Spätphasenreaktion an der Haut bereits nach einjähriger Hyposensibilisierung eine Reduktion der Reaktivität von 70% nach (115). Nach 4jähriger Therapie war die Spätphasenreaktion vollständig aufgehoben (121). Ähnliche Ergebnisse konnten von anderen Arbeitsgruppen sowohl für Langzeit- als auch für Kurzzeit-Therapieschemata (58,59) bestätigt werden.

Die Beurteilung von Hauttestreaktionen beruht auf der Auswertung der entstandenen **Quaddel** und des **Erythems**. Diese wird normalerweise durch visuelle Inspektion vorgenommen. Entweder werden hierbei die entstandenen Hautreaktionen relativ zur Positivkontrolle (Histaminlösung) bewertet, oder es wird eine Quantifizierung des Durchmessers in mm durchgeführt (11,33,34,40,62,70,113).

Bei Verwendung üblicher Lineale variieren die erhaltenen Ergebnisse für wissenschaftliche Fragestellungen jedoch zu stark zwischen verschiedenen Untersuchern, so daß die Ergebnisse verschiedener Zentren oder die Ergebnisse verschiedener Untersucher an einem Zentrum nicht immer vergleichbar sind (34). Dreborg u. Mitarb. fanden eine geringe Präzision und Reproduzierbarkeit der Pricktestergebnisse mit hoher Variabilität zwischen verschiedenen Untersuchern in einer Meßanordnung, bei der die von mehreren Untersuchern bewerteten Durchmesser von Hautreaktionen mit den von einer einzigen Person mithilfe eines Digitalisiersystems erhaltenen Resultaten verglichen wurden (33).

Besser reproduzierbare Ergebnisse liefert die Dokumentation auf durchsichtigen Folien. Hierbei wird eine Klarsichtfolie auf das interessierende Hautareal aufgelegt und die Quaddel und das umgebende Erythem umzirkelt. Die Resultate lassen sich sodann planimetrisch vermessen. Empfehlenswert ist die Verwendung von „Hauttest-Indices (HI)“ anstelle der Rohdaten. Bei diesen wird das Testergebnis des Allergens (H_{All}) jeweils auf die Positivkontrolle (Histaminlösung) (H_{Hist}) nach folgender Formel bezogen:

$$HI = H_{All} / H_{Hist}$$

Neben der planimetrischen Auswertung kann die „Diameter-Methode“ verwendet werden (100). Hierbei wird der Mittelwert (D_{MW}) aus dem längsten Durchmesser der Quaddel und dem orthogonalen Durchmesser im Quaddelmittelpunkt gebildet nach der Fomel:

$$\text{Fläche} = \Pi \times (D_{MW} / 2)^2$$

Insbesondere für wissenschaftliche Fragestellungen ist es sinnvoll, derartige Analysen durch objektivierende Verfahren zu ergänzen.

Die **Laser-Doppler-Flußmetrie (LDF)** wurde diesbezüglich genutzt (108,110,111). Bei diesem Verfahren wird ein Helium-Neon-Laserstrahl mittels einer Kontaktsonde auf die Hautoberfläche aufgebracht. Das monofrequente Licht (Wellenlänge 632,8 nm) wird an bewegten Teilchen entsprechend dem Doppler-Effekt frequenzverschoben reflektiert. Diese Frequenzverschiebung sowie deren Intensität werden gemessen. Bei den bewegten Teilchen handelt es sich in erster Linie um Erythrozyten, so daß die Laserflußsignale ein – nicht lineares – Maß der Blutströmung im Meßvolumen von etwa 1 mm^3 darstellen (112). Serup und Staberg fanden eine gute Übereinstimmung zwischen LDF-Werten und der Stärke der visuell ermittelten Hauttestreaktionen (108). Sie kritisierten jedoch eine hohe intra- und interindividuelle Variabilität der erhaltenen Ergebnisse (108), die auf die hohe Artefaktanfälligkeit des LDF-Verfahrens bei Bewegungen zurückzuführen ist (112). Diese Artefaktanfälligkeit ist bedingt durch die Notwendigkeit eines stetig gleichbleibenden Kontaktes mit der Hautoberfläche, die auch einen gleichbleibenden Auflagedruck einschließt (112). Beide Bedingungen sind nicht immer sicher zu erfüllen. Zudem besteht ein großer Nachteil der LDF darin, daß nicht das gesamte reagierende Hautareal erfaßt werden kann, sondern jeweils nur eine punktförmige Fläche von ca. 1 mm^2 (106).

Eine Weiterentwicklung der LDF stellt daher das **Laser-Doppler-Imaging (LDI)** dar (58). Bei dieser Technologie wird ebenfalls monofrequentes Licht auf die Hautoberfläche aufgebracht und entsprechend dem Doppler-Effekt frequenzverschoben reflektiert. Der Laserstrahl wird jedoch von einem Spiegel auf den gewünschten Hautpunkt gerichtet. Zwei Elektromotoren bewegen den Spiegel derart, daß der Laserstrahl auf der zu vermessenden Gewebsoberfläche ein mäanderförmiges Rastermuster abfährt, wodurch die gesamte eingestellte Fläche gleichmäßig abgetastet wird. Das vom jeweiligen Gewebe reflektierte Licht wird über den Spiegel zurück auf zwei optische Sensoren übertragen. Hierdurch kann sowohl die Fläche der Hauttestreaktion als auch die in diesem Areal bestehende Änderung der dermalen Mikrozirkulation erfaßt werden, wodurch eine gute Reproduzierbarkeit – gemessen sowohl an der Inter-Untersucher-Variabilität als auch der Intra-Untersucher-Variabilität – erzielt werden kann (58).

Die Nutzung von **Hochfrequenz-Ultraschall** zur Erfassung der Hauttestreaktion ist eine weitere technische Möglichkeit, die jedoch für eine Anwendung in wissenschaftlichen Untersuchungen bislang nicht überzeugen kann. Dies gilt insbesondere für die beschriebene Nutzung eines A-Scan-Ultraschallgerätes.

Kürzlich wurde eine Methodik basierend auf der Messung **elektrischer Impedanz** zur Auswertung von Hauttestreaktionen beschrieben (82). Hierbei soll die bei der allergischen Hautreaktion entstehende Änderung der elektrischen Eigenschaften der Haut erfaßt werden (85). Dazu werden mittels eines Spektrometers Größe und Phasenspektra der elektrischen Hautimpedanz bei 31 logarithmisch verteilten Frequenzen in 5 definierten Tiefen der unter der Sonde befindlichen Haut bestimmt. Es werden verschiedene Indices gebildet, die 1. die Reaktionsstärke der allergischen Hautreaktion erfassen und 2. eine Differenzierung allergischer von anderen Hautreaktionen (z.B. irritative) ermöglichen sollen (85).

Die **thermographische Vermessung** von Hautreaktionen (29,106,114) basiert auf der Messung von Temperaturdifferenzen der reagierenden Hautareale im Vergleich zur Umgebung bzw. im Vergleich zur Temperatur vor Allergenapplikation. De Weck berichtet über die Verwendung einer Infrarot-Telethermographiekamera mit entsprechender Auswertesoftware. Hiermit lassen sich Temperaturunterschiede der Haut von minimal 0,1 °C erfassen (29).

Scanning Verfahren sind im Vergleich zu den o.g. Methoden technisch relativ einfache Auswerteverfahren für Hauttestreaktionen, da bei ihnen kein zusätzlicher physikalischer Effekt erfaßt wird, sondern nur die visuelle Auswertung durch entsprechende Digitalisierung objektiviert wird. Poulsen et al. berichteten über ein Scanning-System („Skin Prick Test Area scanner"), bei dem die Umrisse der Quaddel mit einem feinen Stift auf eine durchsichtige Folie übertragen, mit einem Handscanner eingelesen und mittels der inkorporierten Software die jeweilige Fläche errechnet wird (100,103).

Nasale Provokationstestung

Allergenspezifische Provokationstestungen am Zielorgan dienen dem Nachweis der klinischen Relevanz des entsprechenden Allergens, der Reproduktion des Krankheitsbildes am Manifestationsorgan unter kontrollierten Bedingungen und der Abschätzung der Stärke der Sensibilisierung (1,4,7,8,32,43,66). Die ersten Untersuchungen zur Applikation von Allergenen wurden an der Nasenschleimhaut bereits 1835 von Kirkman durchgeführt: Dieser erbrachte den Beweis, daß durch Schnupfen von getrockneten Gräserpollen eine Heuschnupfensymptomatik erzeugt werden kann (49). Der nasale Provokationstest mit Allergenen als diagnostische Maßnahme wurde 1873 von Blackley eingeführt (13).

Ein Charakteristikum der Wirkweise der spezifischen Hyposensibilisierung ist die Beeinflussung der Allergensensitivität des Zielorgans. Diese kann erfaßt werden entweder als ausbleibende oder verringerte Reaktion eines Organs auf die gleiche Allergenkonzentration, die vor Hyposensibilisierung zu einer dokumentierten Reaktion geführt hatte, oder es wird eine höhere Allergenkonzentration benötigt, um eine zuvor definierte Reaktion zu erreichen. Auch wenn zunächst beide Möglichkeiten nahezu identisch erscheinen, hat sich zumindest für nasale Provokationstestungen das letztgenannte Verfahren bewährt. Hierzu werden in der Regel anhand auftretender Symptome und objektiver Testverfahren (z.B. Rhinomanometrie, akustische Rhinometrie) Kriterien für diejenige Reaktion definiert, die einem überschwelligen (positiven) Provokationstestergebnis entsprechen. In Deutschland existieren diesbezüglich gut standardisierte Richtlinien des Arbeitskreises „Bronchiale und nasale Provokationstests" der Deutschen Gesellschaft für Allergie- und Immunitätsforschung (43). Die Allergene werden im Sinne einer Provokationstitration in aufsteigender Konzentration auf die Nasenschleimhaut appliziert, bis ein positives Testergebnis erreicht ist. Nach der Hyposensibilisierungsbehandlung wird diese Titrationstestung wiederholt. Zielparameter der Auswertung ist die „Abbruchdosis", d.h. diejenige Allergenkonzentration, bei der ein positives Provokationsergebnis auftritt. Ein therapeutischer Erfolg ist definiert als höhere Schwellenkonzentration im Vergleich zur prätherapeutischen Titration, bzw. ein negatives Testergebnis nach Therapie.

Die Reduktion der allergischen Sofortphasenreaktion, bzw. Erhöhung der entsprechenden Schwellenkonzentration konnte in zahlreichen Studien für Provokationstestungen an Auge, Nase und Haut nachgewiesen werden (59,80,116).

Wichtiger noch erscheint jedoch einigen Autoren die Beeinflussung der allergischen Spätphasenreaktion durch die Hyposensibilisierung (35). Für das exogen-allergische Asthma bronchiale konnte diese Wirkung sogar für die bronchiale Spätphasenreakton nach Milbenprovokation bei Kindern nachgewiesen werden (115,124).

Die nasale Spätphasenreaktion nach spezifischer Allergenprovokation (36,42) kann ebenso wie die nasale Sofortphasenreaktion (59) entweder vollständig aufgehoben, oder bei identischer Allergenkonzentration auf ca. ein Drittel der ursprünglichen Reaktionsstärke reduziert, bzw. die Schwellenkonzentration um den Faktor 100 bis 10 000 erhöht werden (35,59).

Beurteilung und Einstufung von Nebenwirkungen

Neben der Beurteilung der gewollten Wirkungen der IT müssen insbesondere unerwünschte Wirkungen sorgfältig beobachtet und dokumentiert werden. Diese werden unterteilt in unerwünschte Lokalreaktionen an der Injektionsstelle und unerwünschte systemische Reaktionen (71).

Lokalreaktionen

Lokalreaktionen werden unterteilt in folgende Kategorien:

- **Lokale Sofortreaktionen**, welche innerhalb von 30 Minuten an der Injektionsstelle entstehen. Falls diese einen Durchmesser von 5 – 10 cm überschreiten, werden sie als Warnsignal betrachtet. Der Patient sollte dann länger als die üblichen 30 Minuten nach Injektion überwacht werden, da einige Autoren eine höhere Wahrscheinlichkeit nachfolgender systemischer Reaktionen angeben (71).
- **Lokale Spätreaktionen** mit oder ohne vorausgegangene Sofortreaktion. Bei diesen existiert kein Zusammenhang mit einer höheren Wahrscheinlichkeit systemischer Reaktionen, weshalb sie nicht als Warnzeichen angesehen werden müssen (71).
- **Lokale Granulome** an der Injektionsstelle. Diese treten insbesondere nach Verwendung von aluminiumhaltigen Allergenextrakten auf (39) und sind kein Grund für das Absetzen der IT, jedoch für ein Ausweichen auf aluminiumfreie Extrakte.

Systemische Nebenwirkungen

Systemische Reaktionen bei IT werden nach ihrem Schweregrad einer Skala von 1–4 zugeordnet (71). Zudem ist der Zeitpunkt des Auftretens systemischer Reaktionen von Bedeutung: je früher Symptome auftreten, desto höher ist das Risiko für ein Fortschreiten der Reaktion bis hin zum anaphylaktischen Schock (71).

Graduierung systemischer Reaktionen (innerhalb von 30 Minuten nach Injektion) (71):

- Grad 0: keine Symptomatik,
- Grad 1: unspezifische Symptome (Unwohlsein, Kopfschmerz usw.)
- Grad 2: leichte systemische Reaktion (Rhinitis, Asthma mit sofortigem Ansprechen auf Antihistaminika oder ß2-Antagonisten),
- Grad 3: mäßige systemische Reaktion (Urtikaria, Angioödem, schweres Asthma, welches jedoch gut auf Therapeutika anspricht),
- Grad 4: anaphylaktischer Schock.

Exfoliativzytologie und Zellaktivierungsmarker

Die Tatsache, daß allergische Reaktionen wesentlich von inflammatorischen Effektorzellen (eosinophile Granulozyten, Mastzellen) und deren Mediatoren getragen werden (s. Kapitel 3), hat den qualitativen und quantitativen Nachweis der Beteiligung dieser Zellen zu einem wichtigen Instrument für die Beurteilung jeglicher Therapie werden lassen.

Nasenzytologie

Die zytologische Diagnostik kann für die Differentialdiagnostik und zur Therapiekontrolle nasaler Erkrankungen eingesetzt werden (75).

Im Regelfall handelt es sich bei Nasenzytologien um Oberflächenabstriche. Um diese sachgerecht entnehmen und interpretieren zu können, muß man den lokal unterschiedlichen oberflächennahen Zellaufbau verschiedener Regionen der Nasenschleimhaut kennen (s. Kapitel 1). In den meisten Fällen soll der Abstrich aus Regionen gewonnen werden, die mit **Flimmerepithel** ausgekleidet sind. Es bieten sich demzufolge die hinteren 2/3 der unteren Nasenmuschel oder die hinteren 2/3 des Nasenbodens für die Abstrichentnahme an. Die besten Ergebnisse werden mit einer kleinen Kürette erzielt, die fast ohne Andruck von hinten nach vorne über die Nasenschleimhaut gezogen wird (51,103). Alternativ können Watteträger, Zytologiebürsten, Lavagetechniken oder Abdrucktechniken eingesetzt werden (51,64,75).

Nach der Entnahme werden die Zellen auf einen Objektträger gebracht, indem das mit den Zellen behaftete Instrument über dem Objektträger abgestrichen oder abgerollt wird. Bei Lavageflüssigkeiten werden die Zellen am besten in einem Zytospin auf einen Objektträger aufzentrifugiert. Die weitere Verarbeitung erfolgt je nach gewünschter Färbetechnik.

Neben der konventionellen Zytologie (z.B. Färbungen nach Pappenheim, Papanicolaou, Hämatoxylin-Eosin – (HE) – Färbung), wird die Immunzytologie und die Vitalzytologie angewendet (103).

Im Nasenabstrich kommen neben epithelialen Zellen verschiedene Zellen der myeloischen und lymphatischen Reihe vor (105,125,127). Eine gute Differenzierung sowohl epithelialer, als auch myeloischer und lymphozytärer Zellelemente wird mit der panoptischen Färbung nach Pappenheim erreicht (23).

Bei der allergischen Rhinitis sind nach Allergenexposition typischerweise Eosinophile und Mastzellen in der Nasenzytologie vermehrt nachweisbar (51,64,76,90,91). Die Zytologie erlaubt auch die Beurteilung des Verlaufs der allergischen Sofort- sowie der Spätphasenreaktion (5,6,90,91,96) und des Effektes verschiedener Therapieformen (10,96).

Eine erfolgreiche IT reduziert Anzahl und Aktivierungsgrad inflammatorischer Effektorzellen im Erfolgsorgan (52,87,100–102,120). So zeigt sich ein guter Therapieeffekt einer IT in einer **verminderten Einwanderung von Eosinophilen** in die Zielorgane nach Provokation mit dem entsprechenden Allergen, sowie während der Pollensaison (42). Ähnliches gilt für die beobachtete **Reduktion der Anzahl von Mastzellen** in Nasenschleimhaut (87) und Haut (120) nach erfolgreicher IT.

Zytologische oder histologische Präparate in konventionellen Färbungen erlauben jedoch keine Differenzierung, ob es sich bei den hierdurch angefärbten Zellen um ruhende oder aktiv am Entzündungsgeschehen beteiligte, (z.B. aktivierte Eosinophile) handelt. Hierzu sind aufwendige immunzytologische Färbungen erforderlich.

Eine Alternative zur Abschätzung des Aktivierungsgrades eosinophiler Granulozyten in der Nasenschleimhaut ist die Analyse der bei der Aktivierung freigesetzten spezifischen Proteine, beispielsweise des ECP (eosinophil cationic protein).

Zellaktivierungsmarker

Der Nachweis spezifischer biologischer Markerstoffe zur Verlaufsbeurteilung ist wesentlicher Bestandteil der modernen Therapie zahlreicher Krankheitsbilder.

Zur Bestimmung der Aktivität nasaler Entzündungszellen sollten diese Markerstoffe nach Möglichkeit die nachfolgend genannten Eigenschaften besitzen (122):

- hohe Spezifität für die jeweilige Zellpopulation,
- eigene intrinsische Effektorwirkung (ermöglicht gleichzeitiges Monitoring des entsprechenden Effektes),
- Halbwertszeit von 2–24 Stunden in Blut und Körperflüssigkeiten,
- quantitative Korrelation zur Anzahl aktivierter Entzündungszellen.

In den zurückliegenden Jahren wurden zelluläre Aktivierungsmarker charakterisiert und valide Detektionsassays für deren Bestimmung entwikkelt, die die genannten Anforderungen größtenteils erfüllen. Es handelt sich in der Regel um sekretorische Proteine von Entzündungszellen, deren Gehalt in anderen Zellspezies vernachlässigbar ist (122) und die sich somit durch hohe Spezifität für die jeweilige Zellpopulation auszeichnen.

Als wichtigste Marker sind Myeloperoxidase (MPO) oder Elastase für neutrophile Granulozyten, Tryptase für Mastzellen, Lysozym für Makrophagen/Monozyten und ECP, EDN/EPX (eosinophil neurotoxin/eosinophil protein X) oder MBP (major basic protein) für eosinophile Granulozyten zu nennen (2,27,28,30,51,56,61,65,83,86, 89–91,93,94,121).

Von diesen Substanzen sind ECP und Tryptase als die wichtigsten Marker im Rahmen allergischer Reaktionen anzusehen (Abb. 15.**1 a,b** und 15.**2 a,b**).

Eosinophile Granulozyten müssen aktiviert werden, um als inflammatorische Effektorzellen wirken zu können (15). Es konnte gezeigt werden, daß diese Aktivierung einhergeht mit Änderungen der physikochemischen und phänotypischen Eigenschaften der Zellen (15). Tatsächlich können eosinophile Granulozyten anhand von Dichtegradienten in Subpopulationen unterschiedlicher Aktivierungsstadien eingeteilt werden, wobei die aktivierten Eosinophilen von geringerer Dichte (hypodens) als die ruhenden Zellen (normodens) sind (99).

Die Aktivierung und Degranulation der Eosinophilen wird durch verschiedene Zytokine (IL-3, IL-5, GM-CSF) potenziert (41). Hypodense Eosinophile weisen als Zeichen ihrer Aktivierung eine erhöhte Expression von membranständigen Rezeptormolekülen auf (24), haben einen erhöhten Zellmetabolismus und setzen im Rahmen ihrer Aktivierung Effektorproteine (z. B. ECP) frei (98,99).

ECP ist nahezu ausschließlich in eosinophilen Granulozyten enthalten, weniger als 1 % ist in Neutrophilen detektierbar (121,122). ECP kann die Oberflächenmembranen von Parasiten und Körperzellen zerstören und hierdurch zu deren osmotischer Lyse führen (30). Es ist neurotoxisch und wirkt thrombogen (121). ECP ist in der Lage, die Freisetzung von Histamin aus Mastzellen zu stimulieren, und vermittelt die Zerstörung epithelialer Zellen verschiedener Organe (121). **Epithelschäden** durch ECP wurden auch für die Schleimhäute von Nase und Nasennebenhöhlen nachgewiesen (3,50).

ECP wird nur von aktivierten Eosinophilen freigesetzt, weshalb der Nachweis von ECP quan-

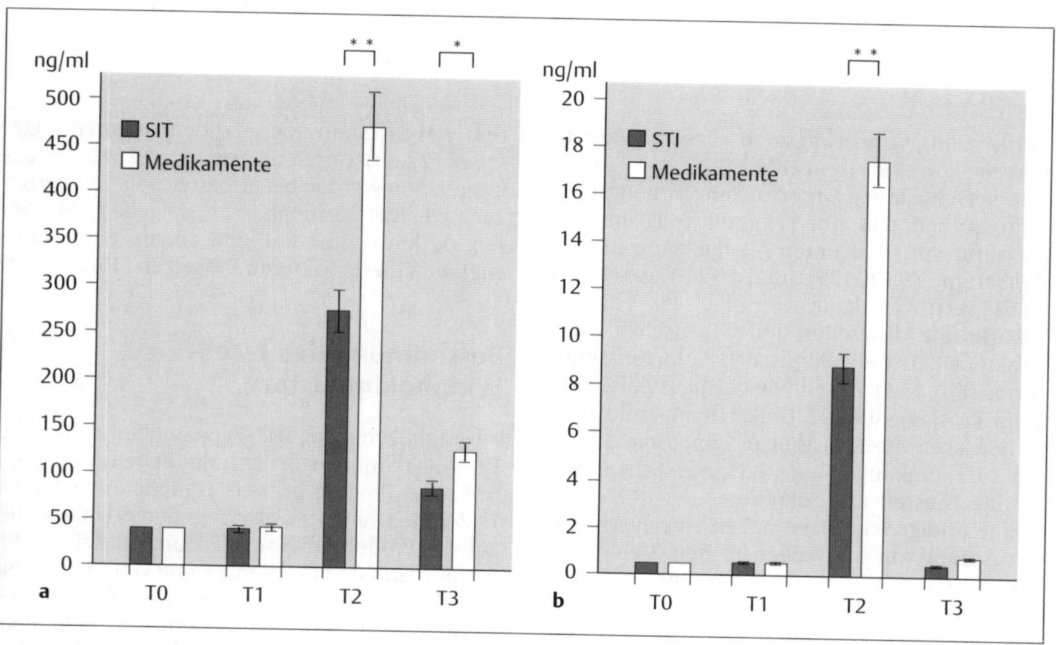

Abb. 15.**1** Geometrische Mittelwerte ± SEM von ECP (**a**) und Tryptase (**b**) in Nasensekreten für die IT-Gruppe und die Medikamentengruppe zu den Kontrolluntersuchungen Basis (T0), vor der Saison (T1), während der Saison (T2) und nach der Saison (T3). (*p=0,001, **p<0,001)

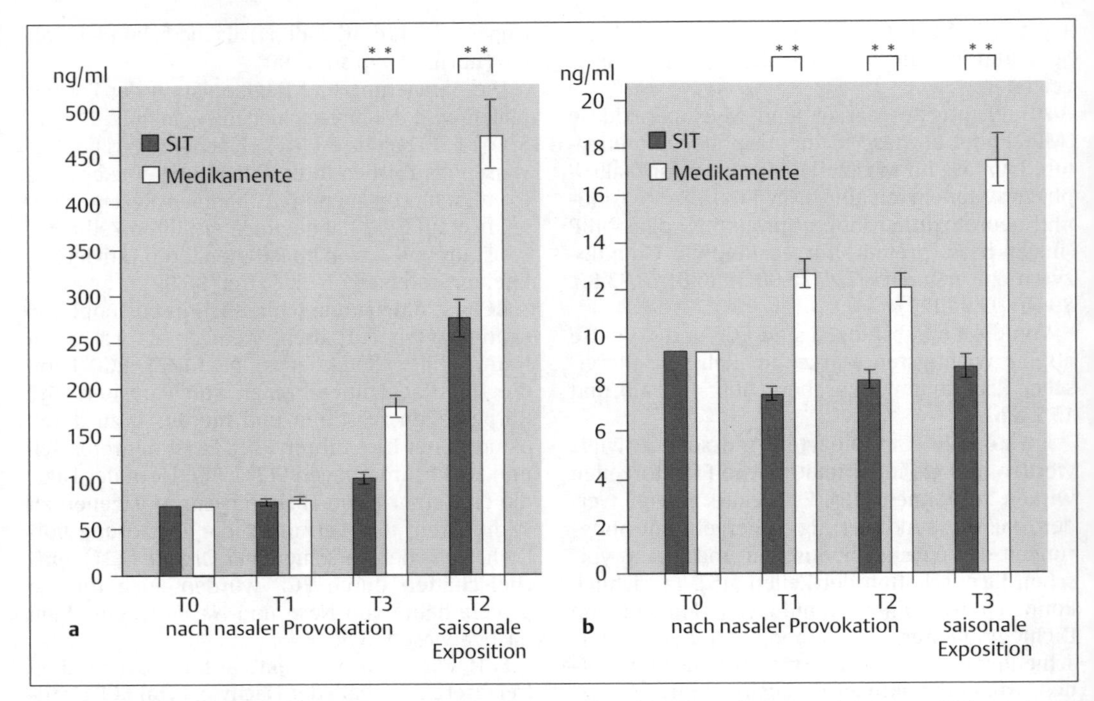

Abb. 15.2 Geometrische Mittelwerte ± SEM nach nasaler Provokationstestung von ECP (**a**) und Tryptase (**b**) in Nasensekreten für die IT-Gruppe und die Medikamentengruppe zu den Kontrolluntersuchungen vor der Behandlung (T0), vor der Saison (T1), nach der Saison (T3) und Werte unter natürlicher Allergenexposition während der Saison (**$p<0{,}001$)

titativ zum Aktivierungsgrad dieser Zellen im Gewebe korreliert ist (121,122,128).

In verschiedenen Untersuchungen konnte gezeigt werden, daß eine erfolgreiche IT die Konzentratin von ECP unter Allergenexposition in Blutserum (9,100,129) und Nasensekret (57, 60,61) verringern kann.

Mukosale Mastzellen sind die entscheidenden Effektorzellen der allergischen Sofortphasenreaktion. Ihre Mediatoren wie beispielsweise Histamin, Prostaglandin D2, Leukotrien D4 und andere bewirken die klassischen Symptome allergischer Erkrankungen wie Juckreiz, Schwellung, Rötung, Niesreiz und Sekretion.

Eine erfolgreiche IT ist neben einer verringerten Anzahl von Mastzellen in den Zielorganen (87,120) daher vor allem durch eine Reduktion der Konzentration mastzellassoziierter Mediatoren in lokalen Gewebsflüssigkeiten gekennzeichnet (26). Ursächlich hierfür wird eine reduzierte IL-3-abhängige Aktivierung, eine verringerte lokale IgE-Produktion und eine reduzierte Produktion von histamin-liberierenden Faktoren angesehen (22,63). Durch die verringerte Mastzelldegranulation werden bei erfolgreicher IT widerum auch weniger Eosinophile ins Gewebe immigrieren, da Mastzellen PAF und andere eosinophilchemotaktische Faktoren freisetzen (101,102).

Bestimmung des T-Zell-Lymphokinmusters

T-Lymphozyten des TH2-Typs sind für allergische Typ I-Reaktionen von zentraler Bedeutung (104). Über die Produktion von Lymphokinen haben TH2-Zellen einen positiv regulierenden Einfluß auf die Produktion von IgE durch B-Zellen, die Proliferation und Differenzierung von Mastzellen und Basophilen sowie die Anlockung, Differenzierung und Aktivierung von Eosinophilen. Neuere Untersuchungen deuten darauf hin, daß die IT ihre Wirkung auf der Ebene der T-Zellen entfaltet (12,36,55,107,120). So mehren sich die

Hinweise auf eine Umorientierung der durch Allergene induzierten Lymphokinproduktion der T-Zellen von einem dominierenden TH2-Zytokinmuster zu einem dominierenden TH1-Zytokinprofil. Die vermehrte Produktion von IFN-8 führt zu einer Verminderung der IgE-Synthese durch B-Zellen. Zusätzlich inhibiert IFN-8 die Differenzierung von Vorläuferzellen in TH2-Zellen. Eine Änderung des Verhältnisses von IL-4, des Leitzytokins von TH2-Zellen, zu IFN-8, dem Leitzytokin von TH2-Zellen, begleitet demgemäß eine erfolgreiche IT.

Zum Nachweis eines veränderten Zytokinmusters im Verlauf der IT werden PBMC in vitro mit dem relevanten Allergen für 7–14 Tage kultiviert. Dadurch wird eine Anreicherung der allergenspezifischen T-Zellen erreicht. Diese werden anschließend mit einem T-Zellmitogen (Phytohämagglutinin kombiniert mit PMA) oder mit immobilisierten Antikörpern gegen den T-Zellantigenrezeptor/CD3-Komplex der T-Zellen erneut stimuliert und dabei zur Sekretion von Zytokinen aktiviert. Die sekretierten Zytokine werden mit Hilfe des enzymgekoppelten Immunosorbens-Tests (ELISA) identifiziert und quantifiziert. Entsprechende Untersuchungen zeigten eine verringerte Produktion der Zytokine IL-4 und IL-5 und eine gesteigerte Sekretion von IFN-8 im Verlauf der IT (12,55,107).

Der Nachweis eines veränderten Zytokinprofils kann auch nach Allergenprovokation in vivo geführt werden. Das relevante Allergen wird intradermal injiziert und 24 Std. später wird eine Hautbiopsie entnommen. Alternativ kann ein nasaler Provokationstest in Kombination mit einer Biopsieentnahme durchgeführt werden. Die Expression von Zytokin-mRNA in den Biopsien wird anhand der In-situ-Hybridisierung nachgewiesen. Dieses Verfahren zeigte eine verstärkte Präsenz von IFN-8-mRNA-exprimierenden Zellen nach IT auf (36,120).

Die dargestellten Analysen sind experimentell aufwendig und eignen sich hauptsächlich für wissenschaftliche Untersuchungen zur Effizienz und Wirkweise der IT. Für den Einsatz in der Praxis zur Verlaufskontrolle einer IT scheint diese Methodik gegenwärtig nicht geeignet.

Literatur

1 Albegger, K.: Diagnose der allergischen Rhinitis. I. Anamnese – HNO-ärztliche Untersuchung – Hautteste – Intranasale Provokation. HNO 39 (1991) 77–81

2 Andersson, M., P. Andersson, P. Venge, U. Pipkorn: Eosinophils and eosinophil cationic protein in nasal lavages in allergen-induced hyperresponsiveness: effects of topical glococorticosteroid treatment. Allergy 44 (1989) 342–348

3 Ayars, G.H., L.C. Altman, M.M. McManus, J.M. Agosti, C. Baker, D.L. Luchtel, D.A. Loegering, G.J. Gleich: Injurious effect of the eosinophil peroxide-hydrogen peroxide-halide system and major basic protein on human nasal epithelium in vitro. Amer. Rev. resp. Dis. 140 (1989) 125–131

4 Bachert, C.: Untersuchungen zur Reproduzierbarkeit des intranasalen Provokationstests. Laryngol. Rhinol. Otol. 66 (1987) 157–160

5 Bachert, C., U. Ganzer: Allergische Rhinitis: Zellen und Mediatoren in der Sofort- und Spätphase. Teil I. Otolaryngol. Nova 1 (1991) 46–52

6 Bachert, C., U. Ganzer: Allergische Rhinitis: Zellen und Mediatoren in der Sofort- und Spätphase. Teil II. Otolaryngol. Nova 1 (1991) 69–74

7 Bachert, C., A. Keilmann: Zur Sensitivität und Spezifität der intranasalen Provokation. Laryngol. Rhinol. Otol. 67 (1988) 57–60

8 Bachmann, W., C. Bachert: Manuale allergologicum. Dustri, München-Deisenhofen (1994)

9 Balda, B.R., C. Baumgarten, L. Klimek, G. Rasp, G. Kunkel, S. Müller, W. Mann, B. Hauswald, W. Heppt, B. Przybilla et al: Tree pollen allergy can be efficiently treated by shortterm immunotherapy (STI) with 7 preseasonal injections of molecular standardized unmodified allergens. [In Press] Allergy (1998)

10 Bascom, R., U. Pipkorn, G.J. Gleich, I.M. Lichtenstein, R.M. Naclerio: The influx of inflammatory cells into nasal washings during the late response to antigen challenge. Effect of systemic corticosteroids. Amer. Rev. resp Dis. 138 (1988) 406–412

11 Basomba, A., J. Bousquet, S. Dreborg, A.J. Frew, T. Haahtela: Position Paper. Allergen standardization and skin tests. Allergy 47, Suppl. 14 (1993) 48–82

12 Bellinghausen, I., G. Metz, A.H. Enk, S. Christmann, J. Knop, J. Saloga: Insect venom immunotherapy induces interleukin-10 production and a T helper 2-to-T helper 1 shift, and changes surface marker expression in venom-allergic subjects. Europ. J. Immunol. 27 (1997) 1131–1139

13 Blackley, C.H. Experimental researches on the causes and nature of catarrhin aestivus (hay fever of hay asthma). Dawson s of Pall Mall, London Faksimile Druck (1959)

14 Blainey, A.D., M.J. Philips, R.J. Ollier, R.J. Davies: Hyposensitization with a tyrosine adsorbed extract of dermatophagoides pteronyssinus in adults with perennial rhinitis. Allergy 39 (1984) 521–528

15 Bonini, S., M. Tomassini, E. Adriani, L. Magrini, C. Rumi, S. Bussa, F. Ronchetti: Markers of eosinophilic inflammation in allergic diseases. Allergy 48 (1993) 133–137

16 Bousquet, J., E. Frank, M. Soussana, A. Hejjaoui, H.J. Maasch, F.B. Michel: Double-blind, placebo-controlled immunotherapy with a high-molecular-

weight, formalinized allergoid in grass pollen allergy. Int. Arch. Allergy appl. Immunol. 82 (1987) 550–552

17 Bousquet, J., A. Hejjaoui, W. Skassa Brociek, B. Guerin, H.J. Maasch, H. Dhivert, F.B. Michel: Double-blind, placebo-controlled immunotherapy with mixed grass-pollen allergoids. I. Rush immunotherapy with allergoids and standardized orchard grass-pollen extract. J. Allergy clin. Immunol. 80 (1987) 591–598

18 Bousquet, J., H.J. Maasch, B. Martinot, A. Hejjaoui, R. Wahl, F.B. Michel: Double blind, placebo-controlled immunotherapy with mixed grass-pollen allergoids. II. Comparison between parameters assessing the efficacy of immunotherapy. J. Allergy clin. Immunol. 82 (1988) 439–446

19 Bousquet, J., H.J. Maasch, A. Hejjaoui, W. Skassa Brociek, R. Wahl, H. Dhivert, F.B. Michel: Double-blind, placebo-controlled immunotherapy with mixed grass-pollen allergoids. III. Efficacy and safety of unfractionated and high-molecular-weight preparations in rhinoconjunctivitis and asthma. J. Allergy clin. Immunol. 84 (1989) 546–556

20 Bousquet, J., A. Hejjaoui, M. Soussana, F.B. Michel: Double-blind, placebo-controlled immunotherapy with mixed grass-pollen allergoids. IV. Comparison of the safety and efficacy of two dosages of a high-molecular-weight alergoid. J. Allergy clin. Immunol. 85 (1990) 490–497

21 Bousquet, J., W.M. Becker, A. Hejjaoui, I. Chanal, B. Lebel, H. Dhivert, F.B. Michel: Differences in clinical and immunologic reactivity of patients allergic to grass pollens and to multiple-pollen species. II. Efficacy of a double-blind, placebo-controlled, specific immunotherapy with standardized extracts. J. Allergy clin. Immunol. 88 (1991) 43–53

22 Brunet, C., P.M. Bedard, A. Lavoie, et al.: Allergic rhinitis to ragweed pollen. I.Reassessment of the effects of immunotherapy on cellular and humoral responses. J. Allergy clin. Immunol. 89 (1992) 76–86

23 Burck, H.C.: Histologische Technik. Thieme, Stuttgart 1982

24 Capron, M.: Eosinophils: receptors and mediators in hypersensitivity. Clin. exp. Allergy 19 (1989) 3–8

25 Corrado, O.J., E. Pastorello, R.J. Ollier, L. Cresswell, C. Zanussi, C. Ortolani, A. Incorvaia, A. Fugazza, J.R. Lovely, R.I. Harris et al.: A double-blind study of hyposensitization with an alginate conjugated extract of D. pteronyssinus (ConjuvacR) in patients with perennial rhinitis.1. Clinical aspects. Allergy 44 (1989) 108–115

26 Creticos, P.S., N.F. Adkinson, jr., A. Kagey-Sobotka, et al.: Nasal challenge with ragweed pollen in hay fever patients. J. clin. Invest. 76 (1985) 2247–2253

27 Czech, W., J. Krutmann, E. Schöpf, A. Kapp: Serum eosinophil cationic protein (ECP) is a sensitive mesaure for disease activity in atopic dermatitis. Brit. J. Dermatol. 126 (1992) 351–355

28 Dahl, R. Eosinophil and eosinophil products. In: Mygind, N., U. Pipkorn: Allergic and Vasomotor Rhinitis: Pathophysiological Aspects. Munksgaard, Copenhagen 1987 (p136–139)

29 De Weck, A.L., U. Glück, T. Derer: Thermographic analysis of allergic reactions in the skin. ACI News 211 (1990)

30 Ding, E., J. Young, C.G.B. Peterson, P. Venge, Z.A. Cohn: Mechanism of membrane damage mediated by human eosinophil cationic protein. Nature 321 (1986) 613–616

31 Dolz, I., C. Martinez-Cócera, J.M. Bartholomé, M. Cimarra: A double-blind, placebo-controlled study of immunotherapy with grass-pollen extract. Alutard SQ during a 3-year period with initial rust immunotherapy. Allergy 51 (1996) 489–500

32 Doyle, W.J., D.P. Skoner, J.T. Seroky, P. Fireman: Reproducibility of the effects of intranasal ragweed challenges in allergic subjects. Ann. Allergy 74 (1995) 171–176

33 Dreborg, S.: The skin prick test. Methodological studies and clinical applications. Linköping University Nr. 239 (1987) 1

34 Dreborg, S., A. Backman, A. Basomba, J. Bousquet, P. Dieges, H.J. Malling: Skin tests used in type 1 allergy testing. Position paper prepared by the Sub-Committee on Skin Tests of the European Academy of Allergology and Clinical Immunology. Allergy 44, Suppl. 10 (1989) 1–59

35 Durham, S.R., V. Varney: Mechanisms. In Kay, A.B.: Allergy and Allergic Diseases. Blackwell Science, Oxford 1997 (p.1227–1233)

36 Durham, S.R., S. Ying, V.A. Varney, et al. Grass pollen immunotherapy inhibits allergen-induced infiltration of CD4+ T lymphocytes and eosinophils in the nasal mucosa and increases the number of cells expressing messenger RNA for interferon-gamma. J. Allergy clin. Immunol. 97 (1996) 1356–1365

37 Ewan, P.W., M.M. Alexander, C. Snape, P.W. Ind, B. Agrell, S. Dreborg: Effective hyposensitization in allergic rhinitis using a potent partially purified extract of house dust mite. Clin. Allergy 18 (1988) 501–508

38 Fling, J.A., M.E. Ruff, W.A. Parker, et al.: Suppression of the late cutaneous response by immunotherapy. J. Allergy clin. Immunol. 83 (1989) 101–109

39 Frost, L., P. Johansen, S. Pedersen, et al.: Persistent subcutaneous nodules in children hyposensitized with aluminium-containing allergen extracts. Allergy 40 (1985) 368–372

40 Fuchs, E., W. Gronemeyer: Hautproben. In Fuchs, E., K.H. Schulz: Manuale allergologicum. Dustri, Deisenhofen 1988

41 Fujisawa, T., R. Abu-Ghazaleh, H. Kita, C.J. Sanderson, G.J. Gleich: Regulatory effect of cytokines on eosinophil degranulation. J. Immunol. 144 (1989) 642–646

42 Furin, M.J., P.S. Norman, P.S. Creticos, et al.: Immunotherapy decreases antigen-induced eosinophil migration into the nasal cavity. J. Allergy clin. Immunol. 88 (1991) 27–32

43 Gonsior, E.C., C. Bachert, D. Berdel, H. Enzmann, E. Fuchs, D. Hofmann, H. Keller, U. Nitz, R. Rudolph, W. Rüdiger et al.: Richtlinien für die Durchführung von nasalen Provokationstests mit Allergenen bei Erkrankungen der oberen Luftwege. Arbeitskreis „Bronchiale und nasale Provokationstests" der Deutschen Gesellschaft für Allergie- und Immunitätsforschung. Allergologie 13 (1990) 53–55

44 Grammer, L.C., C.R. Zeiss, I.M. Suszko, M.A. Shaughnessy, R. Patterson: A double-blind placebo-controlled trial of polymerized whole ragweed for immunotherapy of ragweed allergy. J. Allergy clin. Immunol. 69 (1982) 494–499

45 Grammer, L.C., M.A. Shaughnessy, I.M. Suszko, J.J. Shaughnessy, R. Patterson: A double-blind histamine placebo-controlled trial of polymerized whole grass for immunotherapy of grass allergy. J. Allergy clin. Immunol. 72 (1983) 448–453

46 Grammer, L.C., M.A. Shaughnessy, J.J. Shaughnessy, R. Patterson: Asthma as a variable in a study of immunotherapy for allergic rhinitis. J. Allergy clin. Immunol. 73 (1984) 557–560

47 Grammer, L.C., M.A. Shaughnessy, S.M. Finkle, J.J. Shaughnessy, R. Patterson: A double-blind placebo-controlled trial of polymerized whole grass administered in an accelerated dosage schedule for immunotherapy of grass pollinosis. J. Allergy clin. Immunol. 78 (1986) 1180–1184

48 Grammer, L.C., M.A. Shaughnessy, M.I. Bernhard, S.M. Finkle, H.R. Pyle, L. Silvestri, R. Patterson: The safety and activity of polymerized ragweed: a double-blind, placebo-controlled trial in 81 patients with ragweed rhinitis. J. Allergy clin. Immunol. 80 (1987) 177–183

49 Halpern, S.R., J. Holmann, C. Whittaker: The correlation between skin and respiratory mucous membrane tests with molds in allergic rhinitis. Ann. Allergy 19 (1961) 1407

50 Harlin, S.L., D.G. Ansel, S.R. Lane, J. Myers, G.M. Kephart, G.J. Gleich: A clinical and pathologic study of chronic sinusitis: the role of the eosinophil. J. Allergy clin. Immunol. 81 (1988) 867–875

51 Heppt, W.: Zytologie der Nasenschleimhaut. Springer, Berlin 1995b

52 Iliopoulos, O., D. Proud, N.F. Adkinson jr., P.S. Creticos, P.S. Norman, A. Kagey-Sobotka, L.M. Lichtenstein, R.M. Naclerio: The effects of immunotherapy on the early, late, and rechallenge nasal reaction to provocation with allergen: changes in inflammatory mediators and cells. J. Allergy clin. Immunol 87 (1991) 855–866

53 Juniper, E.F., R.S. Roberts, L.K. Kennedy, J. O'Connor, M. Syty-Golda, J. Dolovich, F.E. Hargreave: Polyethylene glycol-modified ragweed pollen extract in rhinoconjunctivitis. J. Allergy clin. Immunol. 75 (1985) 578–585

54 Juniper, E.F., P.A. Kline, E.H. Ramsdale, F.E. Hargreave: Comparison of the efficacy and side effects of aqueous steroid nasal spray (budesonide) and allergen-injection therapy (Polinex-R) in the treatment of seasonal allergic rhinoconjunctivitis. J. Allergy clin. Immunol. 85 (1990) 606–611

55 Jutel, M., W.J. Pichler, D. Skrbic, A. Urwyler, C. Dahinden, U.R. Müller: Bee venom immunotherapy results in decrease of IL-4 and IL-5 and increase of IFN-gamma secretion in specific allergen-stimulated T cell cultures. J. Immunol. 154 (1995) 4187–4194

56 Kapp, A. The role of eosinophils in the pathogenesis of atopic dermatitis – eosinophil granule proteins as markers of disease activity. Allergy 48 (1993) 1–5

57 Klimek, L.: Einfluß der Immuntherapie auf Symptomatik, Zellaktivierungsmarker und inflammatorische Mediatoren bei allergischer Rhinitis. Allergo Journal 6 (1997) 158–160

58 Klimek, L.: Der Hauttest Scanner (STS): Ein Scanning System zur Objektivierung von Hauttestreaktionen. Allergologie im Druck (1998)

59 Klimek, L., T. Mewes: Hyposensibilisierungsbehandlung bei saisonaler allergischer Rhinitis: Kurzzeit- versus Langzeittherapie. Allergologie 19 (1996) 432

60 Klimek, L., T. Mewes, W. Mann, M. Bollessen, H. Wolf: Short-term immunotherapy (STI) is able to reduce allergen induced eosinophil and mast-cell degranulation in grass pollen rhinitis. Allergy 37 (1997) 153

61 Klimek, L., H. Riechelmann, A.K. Olbrich: Effekt einer präsaisonalen Kurzzeit-Hyposensibilisierung mit Allergenextrakten bei allergischer Rhinitis ein Jahr nach Therapiebeginn. Allergologie 19 (1996) 152

62 Knop, J.: Hauttests. In Nolte, H.: Allergie: Grundlage, Diagnostik, Therapie und Prophylaxe. Dustri, Deisenhofen 1992

63 Kuna, P., R. Alam, B. Kumanska, et al. The effect of preseasonal immunotherapy on the production of histamine-releasing factor (HRF) by mononuclear cells from patients with seasonal asthma: results of a double-blind, placebo-controlled, randomized study. J. Allergy clin. Immunol. 83 (1989) 816–824

64 Lee, H.S., Y. Majima, Y. Sakakura, J. Shinogi, S. Kawaguchi, B.W. Kim: Quantitative cytology of nasal secretions under various conditions. Laryngoscope 103 (1993) 533–537

65 Leifermann, K.M.: A current perspective on the role of eosinophils in dermatologic diseases. J. Amer. Acad. Dermatol. 24 (1991) 1101–1112

66 Lenders, H., H. Gall: Die nasale Provokationstestung. Ein Vergleich zwischen anteriorer Rhinomanometrie und akustischer Rhinomanometrie. Allergologie 7 (1992) 233–239

67 Litwin, A., G.P. Pesce, T. Fischer, M. Michael: Regulation of the human immune response to ragweed pollen by immunotherapy. A controlled trial comparing the effect of immmunosuppressive peptic fragments of short ragweed with standard treatment. Clin. exp. Allergy 21 (1991) 457–465

68 Machiels, J.J., M.A. Somville, M.G. Jacquemin, J.M.R. Saint-Remy: Allergen-antibody complexes can efficiently prevent seasonal rhinitis and asthma in grass pollen hypersensitive patients. Allergy 46 (1991) 335–348

69 Malling, H.J.: New ideas in allergen-specific immunotherapy. Amer. J. Rhinol. 4 (1990) 155–158
70 Malling, H.J.: Methods of skin testing. Position Paper: Allergen standardization and skin tests. EAACI Executive Committee. Allergy Suppl. 14 (1993) 55–56
71 Malling, H.J., B. Weeke: Position Paper Immunotherapy of the EAACI. Allergy 48 (1993) 9–35 (and Appendicies)
72 McHugh, S.M., P.W. Ewan: Reduction of increased serum neutrophil chemotactic activity following effective hyposensitization in house dust mite allergy. Clin. exp. Allergy 19 (1989) 327–334
73 McHugh, S.M., B. Lavelle, D.M. Kemeny, S. Patel, P.W. Ewan: A placebo-controlled trial of immunotherapy with two extracts of Dermatophagoides pteronyssinus in allergic rhinitis, comparing clinical outcome with changes in antigen-specific IgE, IgG, ang IgG subclasses. J. Allergy clin. Immunol. 86 (1990) 521–532
74 McIntosh, K., R.K. Chao, H.E. Krause, et al.: Coronavirus infection in acule lower respiratory tract disease off infants. L. Infect. Dis. 130 (1974) 502–507
75 Meltzer, E.O., H.A. Orgel, E.A. Bronsky, C.T. Furukawa, J. Grossmann, C.F. LaForce, R.F.J. Lemanske, B.D. Paull, D.S. Pearlman, P.H. Ratner et al.: A dose-ranging study of fluticasone propionate aqueous nasal spray for seasonal allergic rhinitis assessed by symptoms, rhinomanometry, and nasal cytology. J. Allergy clin. Imunol. 86 (1990) 221–230
76 Menstell, S., H. Enzmann: Die zytologische Beurteilung des Nasenabstriches. HNO 38 (1990) 16–19
77 Meriney, D.K., H. Kothari, P. Chinoy, M.H. Grieco: The clinical and immunologic efficacy of immunotherapy with modified ragweed extract (allergoid) for ragweed hay fever. Ann. Allergy 56 (1986) 34–38
78 Metzger, W.J., H.C. Dorminey, H.B. Richerson, J.M. Weiler, A. Donnelly, D. Moran: Clinical and immunologic evaluation of glutaraldehyde-modified, tyrosine-absorbed short ragweed extract: a double-blind, placebo-controlled trial. J. Allergy clin. Immunol. 68 (1981) 442–448
79 Nordic Council on Medicine. Registration of allergic preparations. Uppsala common Nordic guidelines: NLN publication No. 23 1989
80 Norman, P.S.: Immunotherapy. In Melillo, G., P.S. Norman, G. Marone: Respiratory Allergy. Decker, Toronto 1990 (p. 3–15)
81 Norman, P.S., L.M. Lichtenstein, A. Kagey-Sobotka, D.G. Marsh: Controlled evaluation of allergoid in the immunotherapy of ragweed hay fever. J. Allergy clin. Immunol. 70 (1982) 248–260
82 Nyrén, M., S. Ollmar, I. Nicander, L. Emtestam: An electrical impedance technique for assessment of wheals. Allergy 51 (1996) 923–926
83 Olofsson, T., I. Olsson, P. Venge, B. Elgefors: Serum myeloperoxidase and lactoferrin in neutropenia. Scand. J. Haematol. 18 (1977) 73–80
84 Olson, R., M.H. Karpink, S. Shelanski, P. Atkins, B. Zweiman: Skin reactivity to codeine and histamine during prolonged corticosteroid therapy. J. Allergy clin. Immunol. 86 (1990) 153–159
85 Ortolani, C., E. Pastorello, R.B. Moss, Y.-P. Hsu, M. Restuccia, G. Joppolo, A. Miadonna, U. Cornelli, G. Halpern, C. Zanussi: Grass pollen immunotherapy: a single year double-blind, placebo-controlled study in patients with grass pollen-induced asthma and rhinitis. J. Allergy clin. Immunol. 73 (1984) 283–290
86 Osgood, E.E.: Number and distribution of human hermic cells. Blood 9 (1954) 1141–1149
87 Otsuka, H., A. Mezawa, M. Onishi, K. Okubo, H. Seki, M. Okuda: Changes in nasal metachromatic cells during allergen immunotherapy. Clin. exp. Allergy 21 (1991) 115–120
88 Pastorello, E., V. Pravettoni, M. Mambretti, E. Franck, R. Wahl, C. Zanussi: Clinical and immunological effects of immunotherapy with alum-absorbed grass allergoid in grass-pollen-induced hay fever. Allergy 47 (1992) 281–290
89 Pedersen, B., R. Dahl, B.B. Larsen, P. Venge: The effect of salmeterol on the early- and late-phase reaction to bronchial allergen and postchallenge variation in bronchial reactivity, blood eosinophils, serum eosinophil cationic protein, and serum eosinophil protein X. Allergy 48 (1993) 377–382
90 Pelikan, Z., A. Pelikan, M. Filipek: Cytologic changes in the nasal secretions during the immediate nasal response. J. Allergy clin. Immunol. 82 (1988) 1103–1112
91 Pelikan, Z., A. Pelikan, M. Filipek: Cytologic changes in the nasal secretions during the late nasal response. J. Allergy clin. Immunol. 83 (1989) 1068–1078
92 Petersen, L.J., C. Bindslev-Jensen, L.K. Poulsen, H.J. Malling: Time of onset of action of activistine in the skin of pollenalergic subjects. A double-blind, randomized, placebo-controlled comparative study. Allergy 49 (1994) 27–30
93 Peterson, C.G.B., I. Enander, J. Nystrand, A.S. Anderson, L. Nilsson, P. Venge: Radioimmunoassay of human eosinophil cationic protein (ECP) by an improved method. Establishment of normal levels an turnover in vivo. Clin. exp. Allergy 21 (1991) 561–567
94 Pharmacia: ECP – RIA – Gebrauchsinformation. Sweden Kabi Pharmacia Diagnostics AB, Uppsala 1992
95 Pichler, C.E., A. Maryuardsen, S. Sparholt, H. Løwenstein, A. Bircher, M. Bischof, W.J. Pichler: Specific immunotherpy with Dermatophagoides pteronyssinus and D. farinae in decreased bronchial hyperreactivity. Allergy 52 (1997) 274–283
96 Pipkorn, U., G. Karlsson, L. Enerbäck: The cellular response of the human allergic mucosa to natural allergen exposure. J. Allergy clin. Immunol. 82 (1988) 1046–1054
97 Pipkorn, U., A. Hammarlund, L. Enerbäck: Prolonged treatment with topical glucocorticosteroids results in an inhibition of the allergen-induced weal-and-flare response and a reduction in skin mast cell numbers and histamine content. Clin. exp. Allergy 19 (1989) 19–25

98 Prin, L., M. Capron, A.B. Tonnel, O. Bletry, A. Capron: Heterogeneity of human peripheral blood eosinophils: Variability in cell density and cytotoxic ability in relation to the level and the origin of hypereosinophilia. Intern. Arch. Allergy appl. Immunol. 72 (1983) 336–346

99 Prin, L., J. Charon, M. Capron, P. Gosset, H. Taelman, A.B. Tonnel, A. Capron: Heterogeneity of human eosinophils II: Variability of respiratory burst activity related to cell density. Clin. exp. Immunol. 57 (1984) 735–742

100 Rak, S., L. Hakansson, P. Venge: Immunotherapy abrogates the generation of eosinophil and neutrophil chemotactic activity during pollen season. J. Allergy clin. Immunol. 86 (1990) 706–713

101 Rak, S., O. Löwenhagen, P. Venge: The effect of immunotherapy on bronchial hyperresponsiveness and eosinophil cationic protein in pollen-allergic patients. J. Allergy. clin. Immunol. 82 (1988) 470–480

102 Rak, S., A. Björnson, L. Hakansson, S. Sörenson, P. Venge: The effect of immonutherapy on eosinophil accumulation and production of eosinophil chemotactic activity in the lung of subjects with asthma during natural pollen exposure. J. Allergy clin. Immunol. 88 (1991) 878–888

103 Riechelmann, H. Zytologische Diagnostik. In: Klimek, L., H. Riechelmann, J. Saloga, W. Mann, J. Knop: Allergologie und Umweltmedizin. Schattauer, Stuttgart 1996 (S. 91–102)

104 Romagnani, S.: Regulation of the development of type 2 T-helper cells in allergy. Curr. Opin. Immunol. 6 (1994) 838–843

105 Ruppmann, E.: Zytodiagnostische Untersuchungen im Bereich der oberen Luftwege. Thieme, Stuttgart 1969

106 Saumet, J.L., A. Dittmar, G. Leftheriotis: Non-invasive measurements of skin blood flow: Comparison between plethysmography, Laser-Doppler Flowmeter and heat thermography. Int. J. Microcirc. clin. Exp. 5 (1986) 73–83

107 Secrist, H., C.J. Chelen, Y. Wen, J.D. Marshall, D.T. Umetsu: Allergen immunotherapy decreases interleukin 4 production in CD4+ T cells from allergic individuals. J. exp. Med. 92 (1993) 644–651

108 Serup, J., B. Staberg: Quantification of weal reactions with laser Doppler flowmetry. Allergy 40 (1985) 233–237

109 Simons, F.E.R., J.L. McMillan, K.J. Simons: A double-blind, single dose, crossover comparison of ceterizine, terfenadine, loratadine, astemizol and chlorpheniramine versus placebo: suppressive effects on histamine-induced weals and flares during 24 hours in normal subjects. J. Allergy clin. Immunol. 86 (1990) 540–547

110 Staberg, B., J. Serup: Allergic and irritant skin reactions evaluated by laser Doppler flowmetry. Contact Dermatitis 18 (1988) 40

111 Swain, I.D., L.J. Grant: Methods of measuring skin blood flow. Phys. Med. Biol. 34 (1989) 171

112 Tenland, T.: On laser Doppler flowmetry. Diss. Linköping 1982

113 Turkeltaub, P.C.: In vivo methods of measuring skin blood flow. Phys. Med. Biol. 4 (1989) 371

114 Uematsu, T., Y. Takiguchi, A. Mizuno, K. Sogabe, M. Nakashima: Application of thermography to the evaluation of the histamine skin test in man. J. pharmacol. Methods 18 (1987) 103

115 Van Bever, H.P., W.J. Stevens: Suppression of the late asthmatic reaction by hyposensitisation in asthmatic children allergic to house dust mite (Dermatophagoides pteronyssinus). Clin. exp. Allergy 19 (1989) 399–404

116 Van Metre, T.E., N.F. Adkinson: Immunotherapy for aeroallergen disease. In: Reed, C.E., E.F. Ellis, N.F. Adkinson, J.W. Yunginger: Allergy: Principles and Practice. Mosby, St. Louis 1988 (p. 1327–1343)

117 Van Metre, T.E., N.F. Adkinson, L.M. Lichtenstein, M.R. Mardiney, P.S. Norman, G.L. Rosenberg, A.K. Sobotka, M.D. Valentine: A controlled study of the effectiveness of the Rinkel method of immunotherapy for ragweed pollen hay fever. J. Allergy clin. Immunol. 65 (1980) 288–297

118 Van Metre, T.E., N. Franklin Adkinson, F.J. Amodio, A. Kagey-Sobotka, L.M. Lichtenstein, M.R. Mardiney, P.S. Norman, G.L. Rosenberg: A comparison of immunotherapy schedules for injection treatment of ragweed pollen hay fever. J. Allergy clin. Immunol. 69 (1982) 181–193

119 Varney, V., M. Gaga, A.J. Frew, V.R. Aber, A.B. Kay, S.R. Durham: Usefulness of immunotherapy in patients with severe summer hayfever uncontrolled by antiallergic drugs. Brit. med. J. 302 (1991) 265–269

120 Varney, V.A., Q.A. Hamid, M. Gaga, Sun Ying, M. Jacobson, A.J. Frew, A.B. Kay, S.R. Durham: Influence of grass pollen immunotherapy on cellular infiltration and cytokine mRNA expression during allergen-induced late-phase cutaneous responses. J. Clin. invest. 92 (1993) 644–651

121 Venge, P.: Eosinophil and neutrophil granulocytes. Allergy 48 (1993) 39–47

122 Venge, P.: Soluble markers of allergic inflammation. Allergy 49 (1994) 1–8

123 Walker, S.M., V.A. Varney, M.R. Jacobson, S.R. Durham: Grass pollen immunotherapy: efficacy and safety during a four year follow-up study. Allergy 50 (1995) 405–413

124 Warner, J.O., J.F. Soothill, J.F. Price, E.N. Hey: Controlled trial of hyposensitisation to Dermatophagoides pteronyssimus in children with asthma. Lancet II (1978) 912–915

125 Wendt, F.: Kleines Vademecum haematologicum. Nordmark, Uetersen Stromarn 1983

126 Weyer, A., N. Donat, C. L'Heritier, F. Juillard, G. Pauli, B. David: Grass pollen hyposensitization versus placebo therapy. I. Clinical effectiveness and methodological aspects of a pre-seasonal course of desensitization with a four-grass pollen extract. Allergy 36 (1981) 309–317

127 Wheather, P.R., H.G. Burkitt, V.G. Daniels: Funktionelle Histologie – Lehrbuch und Atlas. Urban & Schwarzenberg, München 1979

128 Winqvist, I., T. Olofsson, I. Olsson: Mechanisms for eosinophil degranulation; release of eosinophil cationic protein. Immunology 51 (1984) 1–8

129 Wolf, H., T. Mewes, W. Mann, M. Bollessen, L. Klimek: Kurzzeit-Hyposensibilisierung reduziert Rhinokonjunktivitis-Symptome und spezifische nasale Reaktivität effizienter als symptomatische Behandlung. Allergo Journal 6 (1997) 42

16 Neue und zukünftige Therapieansätze

H. Renz

Die Hyposensibilisierungstherapie hat sich heute als feste Säule neben der antientzündlichen Pharmakotherapie in der Behandlung von allergischen Soforttypreaktionen etabliert. Hierbei greifen beide Therapieansätze synergistisch und komplimentär ineinander. Eine Hyposensibilisierungstherapie ersetzt nicht die antientzündliche Pharmakotherapie, doch kann durch die Symptomenreduktion (im Idealfall um 80–90%) ein sparender Effekt in bezug auf den Gebrauch der antientzündlichen Pharmakotherapie beobachtet werden. Der Effekt der Hyposensibilisierungstherapie liegt in einer profunden und nachhaltigen Beeinflussung der fehlgeleiteten Immunantwort, die der Ausbildung allergischer und atopischer Erkrankungen zugrunde liegt. Die Effektorebene der allergischen Immunantwort ist schon seit etlichen Jahren relativ gut verstanden. Hier stehen Mastzellen und basophile Granulozyten im Zentrum des Geschehens. Diese Zellen tragen den hochaffinen IgE-Rezeptor, an den allergenspezifisches IgE binden kann, welches nach lokaler Allergenexposition am Erfolgsorgan durch die Anheftung von Allergenmolekülen kreuzvernetzt wird. Dieser Prozeß leitet die Degranulation und Mediatorausschüttung der Effektorzellen ein. Im Rahmen der nun einsetzenden akuten Entzündungskaskade werden zwei unterschiedliche Substanzgruppen der Entzündungsmediatoren freigesetzt. Einerseits handelt es sich um bereits präformiert vorliegende Mediatoren, zu denen als Prototyp das Histamin zu rechnen ist. Andererseits wird innerhalb kürzester Zeit die Neosynthese von Entzündungsmediatoren insbesondere aus dem Arachidonsäurestoffwechsel induziert, welche zur Synthese hochaktiver Leukotrien- und Prostaglandinmetabolite führt. Diese beiden Mediatorgruppen wirken synergistisch auf die verschiedenen Aspekte des Entzündungsgeschehens, zu denen vaskuläres Leakage, Ödembildung und Einstrom von Entzündungszellen an den Ort der Immunantwort zählen.

Welches sind aber die zugrundeliegenden Mechanismen, die die Mastzellaktivität steigern und die IgE-Produktion regulieren? Hier konnten in der letzten Dekade wesentliche Fortschritte im Verständnis der Steuermechanismen der allergischen Soforttypreaktion gewonnen werden. Wesentliche Erkenntnis ist hier die Etablierung der Rolle von T-Zell-Subpopulationen, die sowohl pro- als auch antiallergische Effektorfunktionen ausüben können. Diese Effektorpopulationen werden auch als T-Helfer-(TH1 und TH2)Zellen bezeichnet. Die TH2-Zellen spielen als Dirigenten der allergischen Immunantwort durch die Sekretion der Schlüsselzytokine IL-4, IL-5 und IL-13 eine zentrale Rolle. Über diese Mediatoren wird die IgE-Regulation gesteuert, die Mastzelldifferenzierung und -aktivität reguliert sowie die Funktion der eosinophilen Granulozyten verstärkt.

Den eosinophilen Granulozyten kommt im Rahmen der allergischen Immunkaskade eine führende Funktion zu. Sie spielen im allergischen Entzündungsgeschehen durch Freisetzung von hochbasischen Proteinen als zyto- und neurotoxische Zellen eine dominante Rolle. Insbesondere in der Spätphase der allergischen Soforttypreaktion, also ca. 4–6 Stunden nach Allergenkontakt, entfalten diese Zellen ihr Wirkungsprofil.

Obwohl somit heute die zentralen Mitspieler, zumindest auf zellulärer Ebene im Rahmen der allergischen Reaktion unter Ausbildung der allergieabhängigen Entzündungskaskade bekannt sind, verstehen wir die immunologische Feinregulation insbesondere im Bereich der Allergieentstehung, der primären Sensibilisierung, und die Mechanismen, die zur Chronifizierung der Entzündungsreaktion führen, nur bedingt. Hier besteht noch erheblicher Forschungsbedarf. Andererseits können mit den heute zur Verfügung stehenden immunologischen und molekularbiologischen Untersuchungsmethoden die Wirkprinzipien der klassischen Hyposensibilisierungstherapie näher entschlüsselt werden. Die Ergebnisse dieser Untersuchungen zeigen, daß die Hyposensibilisierung hierbei direkt auf die immunologische Fehlregulation insbesondere auf der Ebene der T-Zellen einwirkt. Basierend auf diesen neuen Erkenntnissen können nun Ansätze experimentell evaluiert und später klinisch erprobt werden, die dahin zielen, die noch offenen Probleme und Schwierigkeiten, die sich auch im Rahmen der klassischen Hyposensibilisierungstherapie aufzeigen, anzugehen.

Modifikation der klassischen Hyposensibilisierungstherapie

Eines der Hauptprobleme bei der klassischen Hyposensibilisierungstherapie besteht in dem Auftreten von Nebenwirkungen. Diese Nebenwirkungen sind üblicherweise als klassische Soforttypreaktionen charakterisiert, die sich entweder lokal oder in manchen Fällen auch generalisiert manifestieren. Die Ursache dieser Nebenwirkungen liegt im wesentlichen in der biochemischen Struktur der Allergene begründet, die für die Therapie eingesetzt werden. Hierbei handelt es sich bei der klassischen Hyposensibilisierungstherapie um native Allergenextrakte, die entweder als wäßrige Lösungen oder nach chemischer Modifikation administriert werden. Entscheidend ist hierbei, daß die Allergene als großmolekulare Komplexe vorliegen und die IgE-Bindungsstellen nach wie vor an ihrer Oberfläche tragen. Für die Erkennung der Allergene durch IgE-Antikörper sind definierte dreidimensionale Strukturen der Allergene verantwortlich, die auch als B-Zell-Epitope bezeichnet werden. Somit können sich diese Allergenmoleküle auch mastzellständig an IgE-Antikörper binden und über Kreuzvernetzung mehrerer IgE-Antikörper die Degranulation der Effektorzellen und damit die Auslösung der Soforttypreaktion induzieren, die sich dann als Nebenwirkung im Rahmen der Therapie manifestiert (Abb. 16.**1**).

Um diesen ungewünschten Mechanismus der Mastzelltriggerung zu umgehen und die Effektivität der Hyposensibilisierung zu erhöhen, ist man der Frage nachgegangen, ob eine modifizierte Immuntherapie nicht derart gestaltet sein könnte, daß sie einerseits die therapeutische Effektivität behält, also die T-Zell-Funktionen nachhaltig beeinflußt, aber andererseits nicht mehr über Nebenwirkungen verfügt. Die T-Zell-Funktionen werden insbesondere über die Allergenpräsentation durch antigenpräsentierende Zellen reguliert. Hierbei werden Allergene durch antigenpräsentierende Zellen phagozytiert, intrazellulär degradiert und kleine Fragmente der Allergene (Peptide) auf die Oberfläche der antigenpräsentierenden Zellen zurücktransportiert, wobei sie dort an Histokompatibilitätsantigene der Klasse II (MHC-Klasse II) gebunden sind. Dieser MHC-Peptidkomplex wird nun vom T-Zell-Rezeptor auf der T-Zell-Seite erkannt. Diese kognitive Ebene der T-Zell-Aktivierung initiiert die Differenzierung einer ruhenden T-Zelle in eine Effektorzelle. Die auf MHC-Molekülen präsentierten Peptide werden daher auch als T-Zell-Epitope bezeichnet.

Ziel der modifizierten Hyposensibilisierungstherapie ist es nun, nicht mit dem Gesamtallergen zu therapieren, sondern nur noch diejenigen Fraktionen des Allergens zu administrieren, welche T-Zell-Epitopcharakter haben. Eine solche Peptidtherapie wurde zuerst für das Katzenallergen Fel d 1 in Tiermodellen evaluiert. In eleganten Studien konnte hierbei demonstriert werden, daß Mäuse, die zunächst mit dem Gesamtallergen sensibilisiert wurden, sich durch Verabreichung des Majorepitops, welches eine Länge von ca. 50 Aminosäuren aufweist und Teil des Fel-d-1-Moleküls ist, wieder desensibilisieren ließen. Der Effekt der Desensibilisierung war gekennzeichnet durch eine erniedrigte T-Zell-Aktivierung mit verminderter IL-2-Produktion und Immunglobulinsynthese.

Um eine solche Peptidtherapie aus dem experimentellen Stadium in die klinische Realität zu überführen, müssen eine Reihe von Voraussetzungen erfüllt sein: Zunächst gilt es, diejenigen

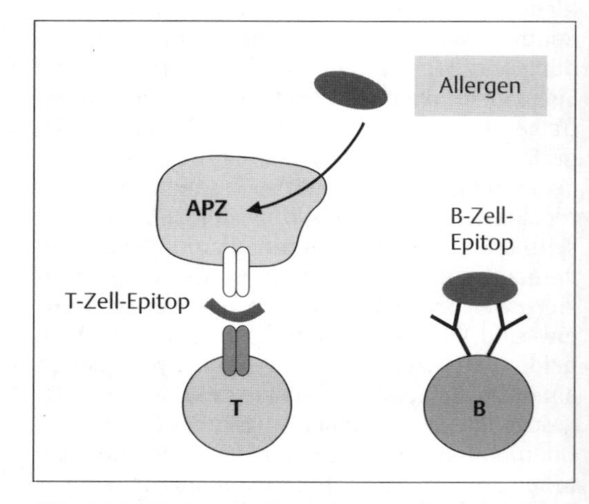

Abb. 16.**1** Die Immunologie der T- und B-Zell-Epitope (APZ = antigenpräsentierende Zelle)

Portionen des Allergens zu charakterisieren, die auch beim Allergiker als T-Zell-Epitope fungieren. Hierbei stellten sich bereits erste Schwierigkeiten ein. Zunächst ist es in einer großen Zahl von Studien in verschiedenen Laboratorien und mit unterschiedlichen Allergenen gelungen, solche T-Zell-Epitope zu kartieren. Die Ergebnisse zeigten, daß es in der Tat sogenannte Major-Epitope gibt, d.h. Peptide, die von den T-Zellen der meisten Allergiker erkannt werden. Neben diesen Major-Epitopen existieren aber auch eine Reihe von Minor-Epitopen, die ebenfalls immunogen sind, also die T-Zell-Antwort induzieren können, aber nur bei einer geringeren Population der Allergiker von klinischer Bedeutung sind. Eine bis heute unbeantwortete Frage ist es, ob die Therapie mit einem Major-Epitop ausreicht, die Sensibilisierung gegen das gesamte Allergen auch im Menschen zu unterdrücken, oder ob es nicht vielmehr notwendig ist, die Patienten mit einem Peptidcocktail zu behandeln.

Obwohl die ersten klinischen Studien mit solchen Katzenallergenpeptiden einen klinischen Erfolg zeigten, stellten sich bei den Patienten Nebenwirkungen ein, die in ihrer klinischen Ausprägung und den zu Grunde liegenden Pathomechanismen grundsätzlich zu unterscheiden sind von den oben beschriebenen Nebenwirkungen der konventionellen Hyposensibilisierungstherapie. Patienten, die mit Peptiden behandelt worden sind, entwickelten Nebenwirkungen nicht vom Soforttyp, sondern vom verzögerten Typ, die sich also 4–6 Stunden nach Allergenadministration einstellten. Hier kam es zu lokalen Rötungen und Schwellungen am Ort der Allergenapplikation bis hin zu Asthmaanfällen mit langdauernder Bronchoobstruktion. Weiterführende Untersuchungen zeigten, daß es sich hierbei um eine (ungewollte) Stimulation von allergenspezifischen T-Zellen handelte, in dem Sinne, daß die verabreichten Major-Epitope eben von den vorhandenen allergenreaktiven T-Zellen erkannt wurden und dieser Erkennungsprozeß die Aktivierung der vorhandenen proallergischen T-Zellen induzierte. Im Grunde genommen belegen diese Nebenwirkungen das Konzept der verzögerten Soforttypreaktion, die hiermit eindeutig als T-Zell-abhängig identifiziert werden konnte.

Die molekularbiologischen Fortschritte, die zur Aufklärung der Aminosäurensequenzen und Epitop-Charakterisierung der Allergene beitrugen, haben auch noch eine andere wichtige Information in jüngster Zeit liefern können: Das Vorkommen von sogenannten Isoformen. Hierunter versteht man leicht modifizierte Allergene, die sich in manchen Fällen nur in einer Aminosäure (Punktmutation) von der Allergen-„Uniform“ unterscheiden (Abb. 16.**2**). Ein Beispiel wäre die Birkenpollenallergie. Birkenpollenallergene an verschiedenen Bäumen unterscheiden sich zum Teil nur in einer oder wenigen Aminosäuren voneinander, wir sprechen also von Isoformen des Birkenpollenallergens Bet v. Solche Isoformen können natürlich auch künstlich im Labor erzeugt werden, wobei das Ziel darin besteht, Isoformen zu synthetisieren, die zwar noch von T-Zellen erkannt werden, diese aber nicht mehr aktivieren, sondern deaktivieren. In der Tat konnte eine japanische Arbeitsgruppe eine dieser Isoformen für das Zederpollenallergen synthetisieren und zeigen, daß in der Zellkultur die Isoform allergenreaktive T-Zellen von Allergikern deaktivieren kann. Die therapeutische Verabreichung solcher Isoformen könnte also dazu beitragen, daß die Nebenwirkungsrate deutlich vermindert wird, da ja dann auch keine B-Zell-Epitope mehr injiziert werden und andererseits die Effektivität deutlich gesteigert wird. Allerdings bleibt es offen, ob eine solche Therapie auch unter In-vivo-Bedingungen die entsprechenden Resultate zeigt.

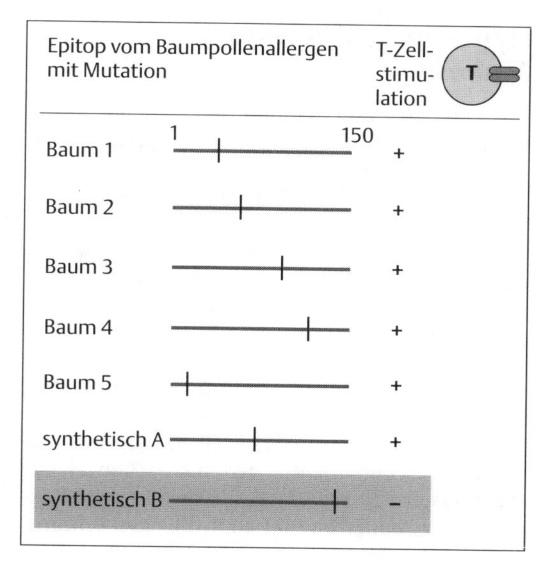

Abb. 16.**2** Allergie Isoformen

Hyposensibilisierung über die Mukosa

Die Akzeptanz und Compliance der Hyposensibilisierung könnte dadurch wesentlich erhöht werden, wenn es gelänge, von der Injektionstherapie auf eine orale Applikationsform umsteigen zu können. Dies gilt insbesondere für den Einsatz der Hyposensibilisierung bei Kindern. Daher ist es nicht verwunderlich, daß schon seit etlichen Jahren Bemühungen im Gange sind, eine solche lokale Immuntherapie zu entwickeln. Verschiedene Applikationsformen sind hierbei denkbar. Sie reichen von der oralen Hyposensibilisierung bis hin zur sublingualen und konjunktivalen Verabreichung. Ein wesentlicher Grund für die positiven klinischen Effekte der klassischen Hyposensibilisierung liegt insbesondere in der exakten dosisgesteuerten und kontrollierten Administration der Allergenextrakte. Damit wird auch schon ein wichtiges Problemfeld der lokalen Immuntherapie deutlich. Da es im Gastrointestinaltrakt zur enzymatischen Degradation der Allergenmoleküle kommt, ist eine dosisgesteuerte Aufnahme der Allergene nicht unbedingt gewährleistet. Ferner müssen diese Allergene auch die Mukosabarriere überwinden können. Auch dies ist für großmolekulare Substanzen nicht unbedingt gewährleistet. Allerdings sind heute durchaus Darreichungsformen vorstellbar, die die pharmakodynamische und pharmakotherapeutische Wirksamkeit von oral verabreichten großmolekularen Substanzen sicherstellen könnten. Hier werden in der nächsten Zeit sicherlich enorme Fortschritte zu verzeichnen sein und es bleibt dann klinischen Studien überlassen, zu evaluieren, ob eine solche lokale oder orale Immuntherapie die konventionelle subkutane Verabreichung ersetzen könnte. Dennoch bleibt vom immunpathogenetischen Konzept her die Frage offen, ob eine direkt an der Mukosa bzw. den mukosadrainierenden Lymphknoten ablaufende Immunmodifikation dieselbe Wirksamkeit aufweist, wie die systemische Immunmodulation. Es bleibt zu bedenken, ob unterschiedliche und spezialisierte antigenpräsentierende Zellen, wie wir sie z.B. als Spezialisten in der gastrointestinalen Mukosa antreffen, mit ähnlicher Effektivität Allergene den T-Zellen präsentieren, wie dies von anderen Spezialisten der Allergenpräsentation her bekannt ist.

Gentherapeutische Hyposensibilisierung

Die Aufklärung der Aminosäurensequenz und der sie kodierenden DNA-Sequenzen läßt auch eine andere Form der Hyposensibilisierung möglich erscheinen. Wie die ersten Gehversuche der klinischen Gentherapie gezeigt haben, ist es möglich, DNA-Sequenzen in entsprechende Zielzellen einzuschleusen, und zwar mit solcher Effektivität, daß diese Zielzellen die eingeschleuste DNA inkorporieren, ablesen und die darin enthaltenen Informationen in funktionstüchtige Proteine translatieren. Eine solche Form der DNA-Einschleusung wäre auch grundsätzlich vorstellbar für DNA-Sequenzen von Allergenen. Der Weg der Einschleusung könnte mittels DNA-Injektionen erfolgen, die dann von allergenpräsentierenden Zellen aufgenommen werden, welche nun beginnen, die Allergene selbst zu synthetisieren. Diese müßten dann den T-Zellen dargeboten werden, wobei man sich erhofft, eine antiallergische T-Zell-Antwort (TH1-Antwort) zu induzieren, die dann einen allergenprotektiven Charakter hätte (Abb. 16. **3**).

Dieser Ansatz wurde in der Tat bereits in tierexperimentellen Untersuchungen evaluiert. Es konnte gezeigt werden, daß derartig gengeimpfte Mäuse vor einer Allergisierung geschützt sind. Aber auch hier stehen wir erst ganz am Anfang der Entwicklung und natürlich noch weit davon entfernt, eine solche Therapie den Patienten zugänglich zu machen. Hier gibt es eine Reihe von Problemfeldern, die einer intensiven Bearbeitung bedürfen: Welche Zellen nehmen die injizierte DNA auf? Sind es nur die allergenpräsentierenden Zellen oder auch andere? Wie stabil wird die DNA in die Zielzellen inkorporiert und wie lange produzieren dann derartig transfizierte Zielzellen die Allergene? Führt die DNA-Injektion mit daraus resultierender Allergenproduktion und Peptidpräsentation auch immer zur Induktion einer antiallergischen Immunantwort oder könnte es auch sein, daß eine proallergische Immunantwort mit IL-4- und IL-5-Produktion das Resultat eines solchen therapeutischen Manövers wäre? Reicht eine einmalige DNA-Injektion oder müssen mehrere Injektionen in nachfolgenden Abständen durchgeführt werden? Dieses sind nur einige der Problemfelder, auf denen Gentherapeuten gegenwärtig arbeiten, um Applikationsform und Nutzen einer solchen Therapiemaßnahme evaluieren und abschätzen zu können.

Abb. 16.**3** Prinzip der DNA-Vakzinierung

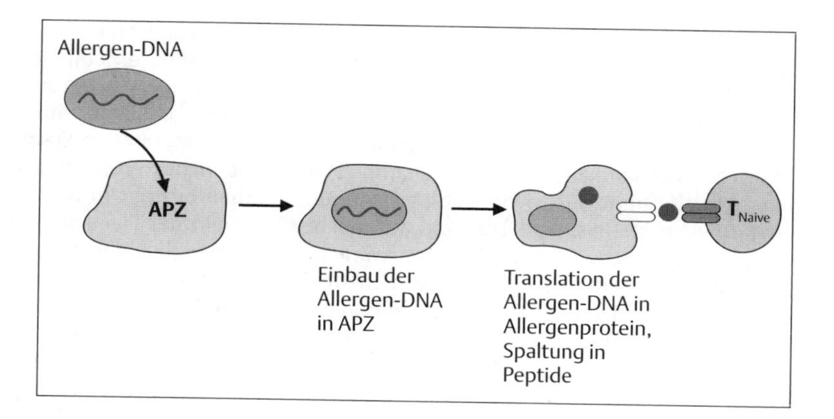

Dennoch ist die Attraktivität eines solchen Konzeptes nicht zu unterschätzen, da hiermit gleich und kostensparend große Kollektive und insbesondere Risikopersonen vor einer Allergie geschützt werden könnten.

Anti-T-Zelltherapie

Die klassische Hyposensibilisierungstherapie wird ergänzt durch die antiinflammatorische Pharmakotherapie. Diese beiden Säulen stehen im Zentrum des antiallergischen therapeutischen Regimes (Abb. 16.**4**). Die Einführung der lokalen Steroidtherapie hat einen wesentlichen Fortschritt auf der Ebene der antientzündlichen Pharmakotherapie gebracht. Hierbei ist zu bedenken, daß eine der wesentlichen Wirkmechanismen der Steroide in der funktionellen Inaktivierung der T-Zellen besteht. Neben den Steroiden gibt es aber auch eine Reihe anderer antiinflammatorischer T-Zell-gerichteter Therapiestrategien. Hierzu zählt z.B. das aus der Transplantationsimmunologie bekannte Immunsuppressivum Cyclosporin A. Der Einsatz von Cyclosporin A wird jedoch durch die erheblichen Nebenwirkungen limitiert, die sich z.B. in der negativen Beeinflussung der Nierenfunktion manifestieren können. Diese Nebenwirkungen können durch eine Dosisreduktion und durch ein Low-dose-Regime deutlich abgeschwächt werden. Auch ist eine lokale Cyclosporin-A-Therapie denkbar. Diese wird gegenwärtig insbesondere in Form der topischen Applikation bei der atopischen Dermatitis evaluiert.

Steroide und Cyclosporin beeinflussen die Funktionsfähigkeit aktivierter T-Zellen und nehmen hierbei keine Rücksicht auf spezifische Effektor-T-Zell-Populationen. Da das inflammatorische Infiltrat bei allergischen Erkrankungen durch den Einstrom von CD4-positiven aktivierten T-Zellen dominiert wird, wäre es auch denkbar, zielgerichteter diese CD4-T-Zellen zu antagonisieren. Eine Möglichkeit hierzu besteht in der

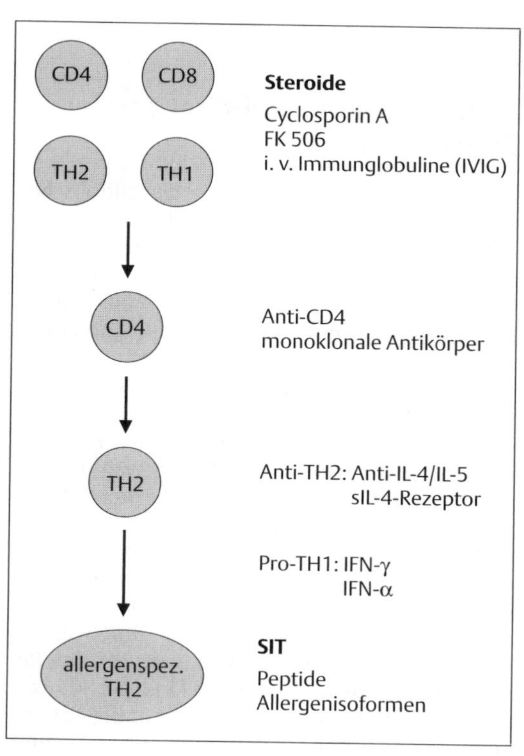

Abb. 16.**4** Experimentelle Ansätze zur T-Zell-Therapie

Verabreichung von humanisierten monoklonalen Antikörpern, die gegen CD4-Moleküle gerichtet sind. Diese Form der Therapie hat sich bereits bei der rheumatoiden Arthritis bewährt. Somit stehen Anti-CD4-Antikörper zur Verfügung, deren klinische Wirksamkeit, Pharmakodynamik, Pharmakokinetik und Nebenwirkungsprofil hinreichend evaluiert sind. Eine Therapie mit solchen monoklonalen Anti-CD4-Antikörpern wäre insbesondere bei schweren Verlaufsformen denkbar, um hier zielgerichtet die Helferzellpopulationen auszuschalten. Durch die Humanisierung dieser Antikörper ist es möglich, solche Substanzen auch wiederholt zu applizieren, ohne eine gegen den Antikörper gerichtete Immunantwort zu induzieren.

Die Humanisierung besteht in dem gentechnologischen Kombinieren der Antigenbindungsstrukturen (die von einem murinen monoklonalen Antikörper stammen) mit einem humanen Antikörper, der dann nicht mehr als fremd erkannt wird. Der Einsatz solcher Antikörper bei allergischen Erkrankungen steht gegenwärtig noch aus. Doch ist damit zu rechnen, daß wir in nächster Zeit über solche therapeutischen Manöver aus verschiedenen Zentren erfahren werden.

Zielgerichtete Modifikation der Zytokinproduktion

Zumindest in der akuten Phase der allergischen Entzündung läßt sich die T-Zellaktivierung charakterisieren über ein in Richtung TH2 verschobenes Zytokinprofil. Da diese Zytokine maßgeblich an den immunpathologischen Abläufen beteiligt sind, wäre eine Antagonisierung und funktionelle Inaktivierung wünschenswert. Ein erster Versuch in dieser Richtung bestand in der Substitution, also systemischen Applikation von humanem rekombinantem (gentechnologisch hergestelltem) IFN-γ. IFN-γ wurde Patienten mit atopischer Dermatitis appliziert, in der Vorstellung, die verminderte TH1-Immunantwort zu stärken und parallel den TH2-antagonisierenden Effekt nutzbar zu machen. Die Ergebnisse von groß angelegten Studien, die auch mit doppelblind-placebo-kontrollierten Protokollen durchgeführt wurden, haben eine Reihe von interessanten Resultaten aufgezeigt: Zum einen fand sich klinisch eine Population von Patienten, die in der Tat von einer solchen IFN-γ-Therapie profitierte. Auch bei schweren Verlaufsformen konnte hier eine Besserung erzielt werden. Zum anderen gab es auch eine erhebliche Population von Patienten, die keine Besserung ihrer Hautsymptomatik zeigte, ja sogar zum Teil eine Verschlechterung ihrer atopischen Dermatitis beobachtete. Ein erhebliches Problem der Auswertung solcher Studien besteht in dem nicht zu unterschätzenden Effekt der Placebowirkung. Dieses Phänomen ist hinlänglich bekannt, macht aber dennoch die Beurteilung eines Therapieeffekts entsprechend schwierig. In einer doppelblind-placebo-kontrollierten Studie muß der Effekt der zu untersuchenden Substanz signifikant über dem Placeboeffekt liegen. Dieses Ziel ist naturgemäß bei chronischen Entzündungserkrankungen nur schwer zu erzielen.

Es wäre wünschenswert, Responder- und Nonresponder von vornherein identifizieren zu können, um somit die Effektivität einer IFN-γ-Therapie zu erhöhen. Doch leider sind bis heute keine deutlichen Unterschiede in den Immunparametern gefunden worden, die eine Voraussage eines IFN-γ-Therapieeffektes ermöglichen. Eine Erklärung für die unterschiedliche therapeutische Wirksamkeit dieser Substanz könnte auch in einer Verschiebung des Zytokinprofils in unterschiedlichen Stadien der Erkrankung begründet liegen. Die klassische TH1/TH2-Fehlverteilung der Immunreaktion findet sich vor allem in akuten Läsionen, während sich die chronische Phase der Entzündungsreaktion durch eine Redistributierung der T-Zellfunktionen auszeichnet, also es kommt neben der IL-4- und IL-5-Produktion auch zu einer überschießenden IFN-γ-Produktion. Wenn nun in einer solchen Situation der Patient mit zusätzlichem IFN-γ therapiert wird, so hätte dies sicherlich keinen positiven Effekt auf den Krankheitsverlauf.

Alternativ wäre es auch möglich, die überschießende Produktion der TH2-Zytokine IL-4 und IL-5 zu antagonisieren. Der Einsatz von monoklonalen Antikörpern wird durch die Ausbildung einer Anti-Antikörperreaktion limitiert. Wie oben ausgeführt, könnte eine Humanisierung solcher Antikörper die Immunogenität deutlich vermindern. Doch sind solche humanisierten Antikörper gegenwärtig für IL-4 und IL-5 nicht verfügbar. Eine Alternative könnte hier der Einsatz von sogenannten löslichen Zytokinrezeptoren darstellen. Hierbei handelt es sich um auch natürlicherweise vorkommende lösliche Zytokinrezeptoren, die von immunkompetenten Zellen sezerniert werden können und deren Funktion die Bindung der Zytokine an einen Rezeptor im löslichen Milieu ist. Der funktionelle Effekt der Ausbildung eines Komplexes zwischen Zytokin und seinem löslichen Rezeptor ist bis heute noch nicht hinreichend geklärt. Auf der einen Seite sind solche löslichen Zytokinrezeptoren mittlerweile für eine große Zahl von Mediatoren identifiziert worden, deren Detailfunktion ist aber nach wie vor unklar. Einerseits könnten die löslichen Rezeptoren als Antagonisten bei überschießender Zytokinproduktion im Sinne einer negativen Rückkoppelung agieren, andererseits könnte die Bindung von Zytokinen an ihre löslichen Rezeptoren aber auch agonistische Effekte auslösen. Es ist nämlich durchaus vorstellbar, daß eine solche Zytokin-Rezeptorbindung reversibel ist, und das Zytokin z.B. nach Transport des Zytokins in ein Kompartment, welches entfernt vom Produktionsort liegt, wieder von seinem löslichen Rezeptor dissoziiert und dann fernab vom Produktionsort nach wie vor seine funktionelle Wirkung entfalten könnte. Für beide Möglichkeiten gibt es eine Reihe von direkten und indirekten Evidenzen, und die detaillierten Regulationsmechanismen der löslichen Rezeptorproduktion sind nach wie vor noch ungeklärt.

Dennoch lassen sich solche löslichen Interleukinrezeptoren gentechnologisch herstellen. Derartige Substanzen sind sowohl für das menschliche als auch das murine Immunsystem verfügbar. Unsere und andere Arbeitsgruppen haben langjährige Erfahrungen im Einsatz dieser Substanzen bei verschiedenen allergischen Modellen. So konnten wir in einem Mausmodell zu Allergie und Asthma zeigen, daß der lösliche IL-4-Rezeptor die Entwicklung einer allergischen Immunantwort einschließlich der Ausbildung von positiven Hauttestreaktionen und bronchialer Hyperreagibilität unterdrücken kann. Zellkulturexperimente mit Lymphozyten von allergischen Patienten führten zu ähnlichen Ergebnissen. Nunmehr bleibt die Frage zu beantworten, inwieweit diese Substanz auch bei Patienten wirksam sein könnten.

An diesen Beispielen wird deutlich, daß beide Eckpfeiler der klassischen Allergietherapie, nämlich die konventionelle Hyposensibilisierung und die antientzündliche Pharmakotherapie mit Beeinflussung der T-Zellen und der Effektorpopulationen einem stetigen Wandel unterliegen mit dem Ziel, die Effektivität der therapeutischen Regime zu erhöhen und die Frequenz und den Schweregrad der Nebenwirkungen zu reduzieren. Eine Reihe von attraktiven Konzepten werden gegenwärtig auf den verschiedenen Ebenen der experimentellen und klinischen Evaluationen überprüft. Es kann erwartet werden, daß sie die klassische Hyposensibilisierungstherapie mit ihren Indikationen, Behandlungsapplikationen und Behandlungsschemata auf eine neue Ebene heben werden. Eine neue Dimension wird auch erwartet werden können im Hinblick auf die direkte Beeinflussung der Immunfunktion durch entsprechende Immunmodulation und Antagonisierung von Effektorfunktionen. Eine weitere Ebene ergibt sich aus der Verknüpfung beider Therapiekonzepte. Wäre es nicht möglich, die Effektivität der konventionellen Immuntherapie durch eine zumindest in der Initialphase begleitende Immunmodulation zu verstärken? Und ist es nicht auch vorstellbar, daß solche therapeutischen Strategien eingesetzt werden, um im Sinne einer Primärprävention den Ausbruch des allergischen Phänotyps von vornherein zu verhindern? Hieraus wird deutlich, daß die Zukunft der Allergietherapie in Behandlungskonzepten liegt, die weit über das hinausgehen, was wir heute als State of the art bezeichnen. Diese dramatischen Fortschritte sind allerdings nur möglich durch einen interdisziplinären Forschungsansatz, bei dem Kliniker der verschiedenen Disziplinen zusammen mit Immunologen, Molekularbiologen, Epidemiologen und Genetikern arbeiten.

Literatur

1 Briner, T.J., M.C. Kuo, K.M. Keating, B.L. Rogers, J.L. Greenstein: Peripheral T-cell tolerance induced in naive and primed mice by subcutaneous injection of peptides from the major cat allergen Fel d I. Proc. natl. Acad. Sci. USA 90 (1993) 7608–7761

2 Donnelly, J.J., J.B. Ulmer, M.A. Liu: DANN vaccines. Life Sci. 60 (1997) 163–172

3 Fynan, E.F., R.G. Webster, D.H. Fuller, J.R. Haynes, J.C. Santoro, H-L. Robinson: DANN vaccines: a novel approach to immunization. Int. J. Immunopharmacol. 17 (1995) 79–83

4 Ferreira, K. Hirtenlehner, A. Jilek et al.: Dissection of immunoglobulin E and T lymphocyte reactivity of isoforms of the major birch pollen allergen Bet v 1: potential use of hypoallergenic isoforms for immunotherapy. J. exp. Med. 183 (1996) 599–609

5 Ferreira, F., K. Hirtenlehner, P. Briza et al.: Isoforms of atopic allergens with reduced allergenicity but conserved T cell antigenicity: possible use for specific immunotherapy. Int. Arch. Allergy Immunol. 113 (1997) 125–127

6 Hoyne, G.F., M.G. Calow, M.C. Kuo, W.R. Thomas: Characterization of T-cell responses to the house dust mite allergen Der p II in mice. Evidence for

major and cryptic epitopes. Immunology 78 (1993) 65–73

7 Norman, P., J. Ohman jr., A. Long et al.: Treatment of cat allergy with T-cell reactive paptides. Amer. J. respir. Crit. Care Med. 154 (1996) 1623–1628

8 Raz, E., H. Tighe, Y. Sato et al.: Preferential induction of a Th 1 immune response and inhibition of specific IgE antibody formation by plasmid DANN immunization. Proc. nat. Acad. Sci. USA 93 (1996) 5141–5145

9 Smith, A.M., M.D. Chapman: Reduction in IgE binding to allergen variants generated by sitedirected mutagenesis: Contribution of disulfide bonds to the antigenic structure of the major house dust mite allergen Der p II. Molec. Immunol. 22 (1996) 399–405

10 Stadler, B., M. Rudolf, M. Vogel, S. Miescher, A. Züricher, F. Kricek: Can active immunization redirect an anti-IgE immune response? Int. Arch. Allergy Immunol. 112 (1997) 216–218

11 Valenta, R., D. Kraft: Recombinant allergens for diagnosis and therapy of allergic diseases. Curr. Opin. Immunol. 7 (1995) 751–756

12 Yssel, H., S. Fasler, J. Lamb, J.E. de Vries: Induction of non-responsiveness in human allergen-specific type 2 T helper cells. Curr. Opin. Immunol. 6 (1994) 847–852

Sachverzeichnis

Z